Einleitung

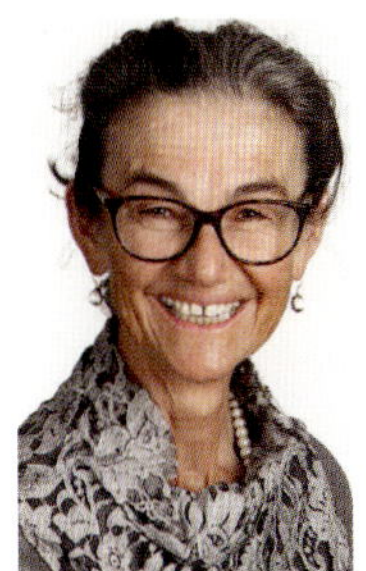

Kalchschmied Elisabeth,
Schuldirektorin (bis 2020)

Schule für Medizinische
Assistenzberufe am AZW
für Gesundheitsberufe
der Tirol Kliniken

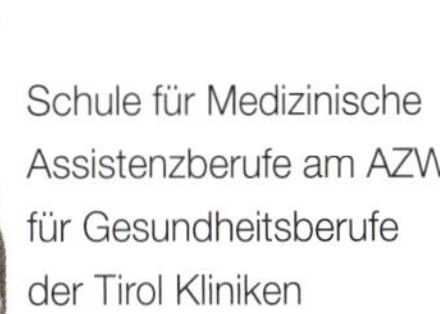

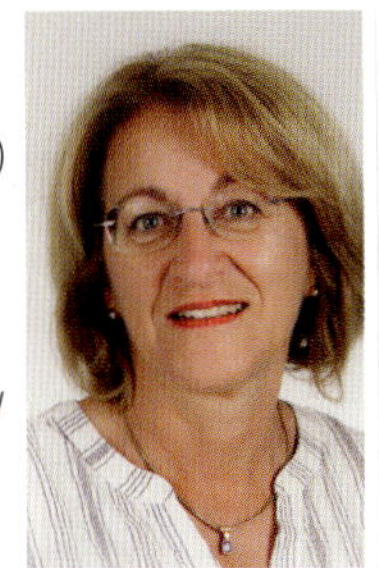

Das Aufgaben- und Qualifikationsprofil der Gipsassistenz ist seit 2013 gesetzlich geregelt und in der Diplomausbildung zur Medizinischen Fachassistenz (MFA) verankert. Bis zu diesem Zeitpunkt war es nur Ärzten vorbehalten, Patienten mittels Gipstechnik zu behandeln. Für den Unterricht zur Ausbildung zur Gipsassistenz fehlte es an Fachliteratur und so entstand im Jahr 2016, unterstützt von Ärzten der Universitätsklinik Innsbruck und den Bezirkskrankenhäusern das erste Buch *„Reposition und Gipstechnik"* für Lernende und Lehrende. Das Buch wurde sehr gut angenommen, sodass die Autoren beschlossen, eine zweite überarbeitete und um einige Kapitel erweiterte Auflage herauszugeben.

Das vorliegende Buch umfasst, neben den schon in der ersten Auflage beschriebenen Methoden der Gipstechnik, weitere spezielle Anwendungen der Versorgung von Verletzungen und Fehlstellungen, wie zum Beispiel den Becken-Bein-Gips, den Minerva-Gips und diverse funktionelle Gipsverbände. Ebenso wurden einige Kapitel der ersten Auflage überarbeitet und dem aktuellen Wissensstand angepasst. Praxisnahe Beschreibungen und aussagekräftiges Bildmaterial machen dieses Buch zu einem wertvollen Lehrbuch im Rahmen der Ausbildung und dient als praxisorientiertes Nachschlagewerk für Gipsassisten, aber auch für alle Ärzte, die ihr Wissen erweitern und ihren Patienten eine optimale Versorgung bieten möchten.

Ein Dank gilt allen Autoren und Mitwirkenden, die wieder mit viel Engagement und Motivation ein Fachbuch *„Aus der Praxis für die Praxis"* verfasst haben, das ein fundiertes Basiswissen für eine standardisierte Versorgung aller Patienten vermittelt und so einerseits zur Qualitätssicherung in der konservativen Therapie beiträgt, aber auch als eine wichtige Grundlage für ein erfolgreiches teamorientiertes Arbeiten zwischen den verschiedenen Berufsgruppen dient.

Für die Mitarbeit gilt unser besonderer Dank:

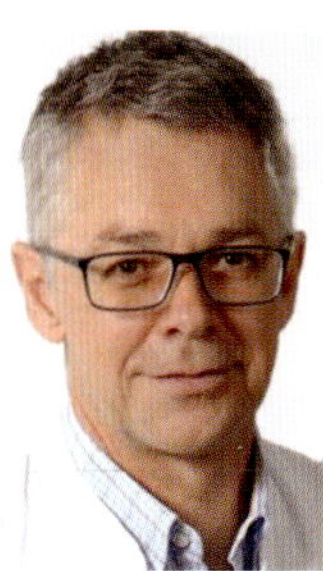

Burkhart Huber,
Prim. Dr.
Rehabilitationszentrum
Bad Häring
AUVA

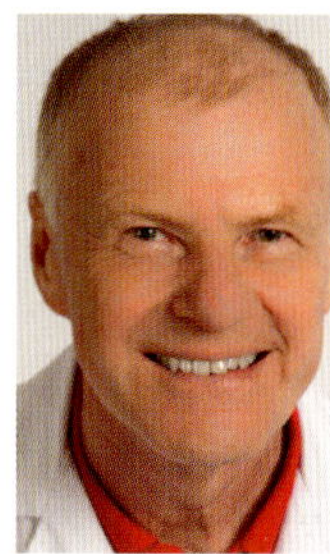

Robert Kadletz,
Prim. Dr. i. R.
Bezirkskrankenhaus
St. Johann

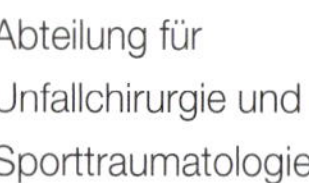

Abteilung für
Unfallchirurgie und
Sporttraumatologie

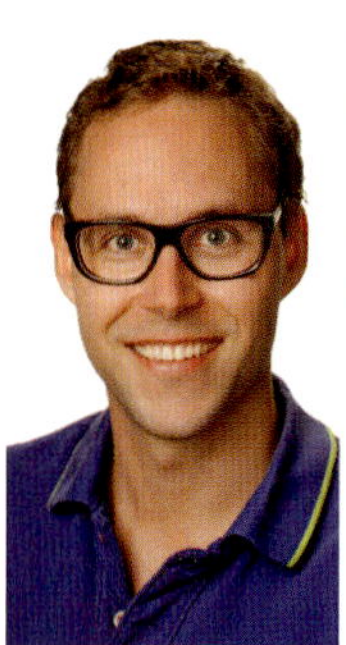

Gernot Schmidle,
Priv.-Doz. Dr.
Tirol Kliniken
Univ. Klinik für
Unfallchirurgie und
Sporttraumatologie

Leitender OA der Hand-,
Ellbogenchirurgie und
Reumatologie

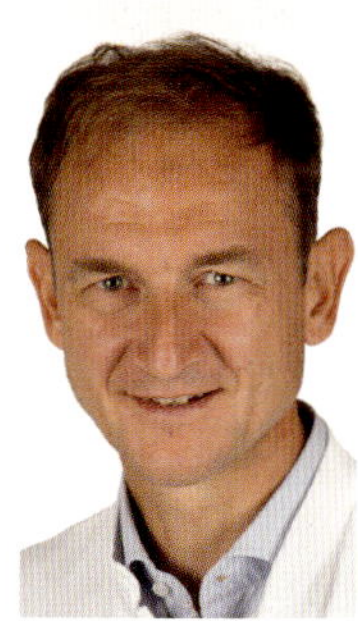

Rainer Biedermann,
Priv.-Doz. Dr.
Tirol Kliniken
Univ. Klinik für
Orthopädie und
Traumatologie

Leitender OA der
Fußchirugie, Kinder- und
Neuroorthopädie

- **Dr. Matthias Braito** für das Einbringen seiner fachlichen Expertise
- **Rudolf Vallaster, Nicolae Fejes,** Kollegen am Bezirkskrankenhaus St. Johann, für ihre fachlichen Beiträge und ihre praktische Mitarbeit
- **Johannes Riediger** für die Fotografien und die hervorragende fotografische Bildbearbeitung
- **Univ. Prof. Dr. Werner Jaschke**, Direktor i. R. der Klinik für Radiodiagnostik, für das zur Verfügungstellen des radiologischen Bildmaterials
- **Schülerinnen und Schülern** an der Schule für Medizinische Assistenzberufe am AZW Innsbruck, die sich als Models zur Verfügung gestellt haben
- **Dr. Elisabeth Zerlauth** für die akribische Arbeit als Lektorin und ihren kritischen Blickwinkel von außen sowie für die angenehme Zusammenarbeit
- **Firma ISM – Satz- und Reprostudio GmbH** für die graphische Umsetzung
- **Micha Reisinger** für die Gestaltung des Covers und einer Grafik
- **Firma Essity** für die Unterstützung und Bereitstellung der Gipsmaterialien
- **Firma Green Medical Medizintechnik** für die Bereitstellung der multifunktionellen Gipsliege
- **Firma 3 M** für die Unterstützung und Bereitstellung der Gipsmaterialien
- **Firma OTZ (OrthopädieTechnikZentrum** Innsbruck) und
- **Firma De Soutter Medical Austria** für die Unterstützung

Rudolf Bucher, Innsbruck, im Juli 2022

Reposition und Gipstechnik

Aus der Praxis für die Praxis

Rudolf Bucher

2. erweiterte und überarbeitete Auflage

Studia Verlag 2022

Das vorliegende Buch versteht sich in erster Linie als Lehr- und Arbeitsbuch, das daher im Besonderen nach gut lesbaren Formulierungen verlangt. In allen Texten sind Frauen und Männer gleichermaßen angesprochen und gemeint. Im Sinne der besseren Lesbarkeit wurde die männliche Form gewählt.

STUDIA Verlag,
Herzog-Siegmund-Ufer 15, A-6020 Innsbruck
verlag@studia.at

Umschlaggestaltung: Micha Reisinger, Wien
Layout: Studia Verlag, Innsbruck
Fotos: Johannes Riediger, Innsbruck
Fotos: © Fotolia
Röntgenaufnahmen: Innsbrucker Univ.-Klinik für Radiologie

Druck und Buchbinderei: Kraler Druck, Vahrn, Italien
Printed in Italia 2022
ISBN 978-3-99105-20-9

Vorwort

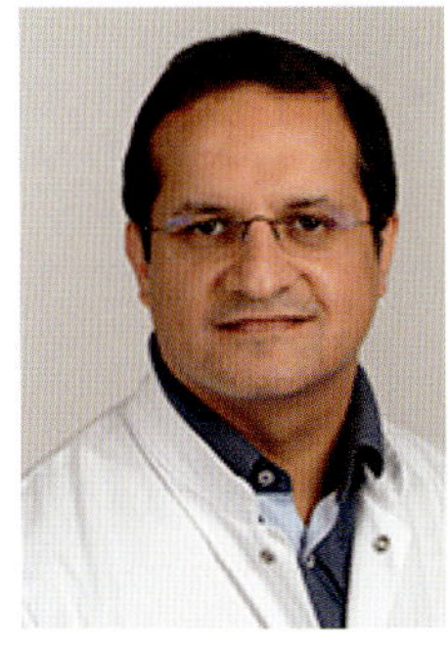

Gipsverbände haben in der Orthopädie und Traumatologie eine lange Tradition und eine wichtige Rolle. Die moderne operative Orthopädie und Traumatologie entstand aus der Lehre und Erfahrung der konservativen Orthopädie und der Unfallchirurgie. In den folgenden Situationen kamen und kommen Gipsverbände am häufigsten zur Anwendung:

- bei gedeckter Reposition und Retention akuter Frakturen
- bei prä- und postoperativer „Ruhigstellung“
- zur Erlangung einer gesicherten Wundheilung bei Wunden direkt über einem Gelenk
- zur sukzessiven Korrektur von Fehlstellungen und Deformitäten vor allem in der Kinderorthopädie um dic wichtigsten Indikationen zu nennen.

Leider bringt der Gipsverband auch mögliche Gefahren mit sich: Druckstellen, Durchblutungs- und Nervenstörungen. Gerade bei Kindern, Patienten mit Polyneuropathie und bettlägerigen Patienten kann ein nicht der Situation entsprechend angelegter Gips große und irreversible Schäden anrichten.

Gerade deshalb sind die Lehre der Gipstechnik und die Weitergabe des Wissens von großer Bedeutung. Rudolf Bucher hat mit seinem Team bereits 2016 ein Skriptum verfasst, welches von der Leserschaft mit Freude angenommen wurde. In der aktuellen Auflage wurden State of the Art-Techniken und neue Materialien ergänzt und in systemischer Weise und sehr illustrativ aufbereitet. Dabei floss die große klinische Erfahrung von Rudolf Bucher und seinem Team in das Buch mit ein. Die Abbildungen sind von hoher Qualität und didaktisch sehr gut gelungen, die angeführten negativen Beispiele sehr lehrreich.

Das Buch richtet sich nicht nur an Gipsassistenten, sondern auch an Assistenzärzte für das Fach Orthopädie und Traumatologie. Am meisten werden jedoch unsere Patienten davon profitieren, denn ihnen kommt unsere Behandlung am letzten Stand des Wissens zugute.

Ich kann das Buch nur empfehlen und wünsche, im Sinne unserer Patienten, eine große Verbreitung.

Univ.-Prof. Dr. Rohit Arora

Direktor der Univ. Klinik für Orthopädie
und Traumatologie in Innsbruck

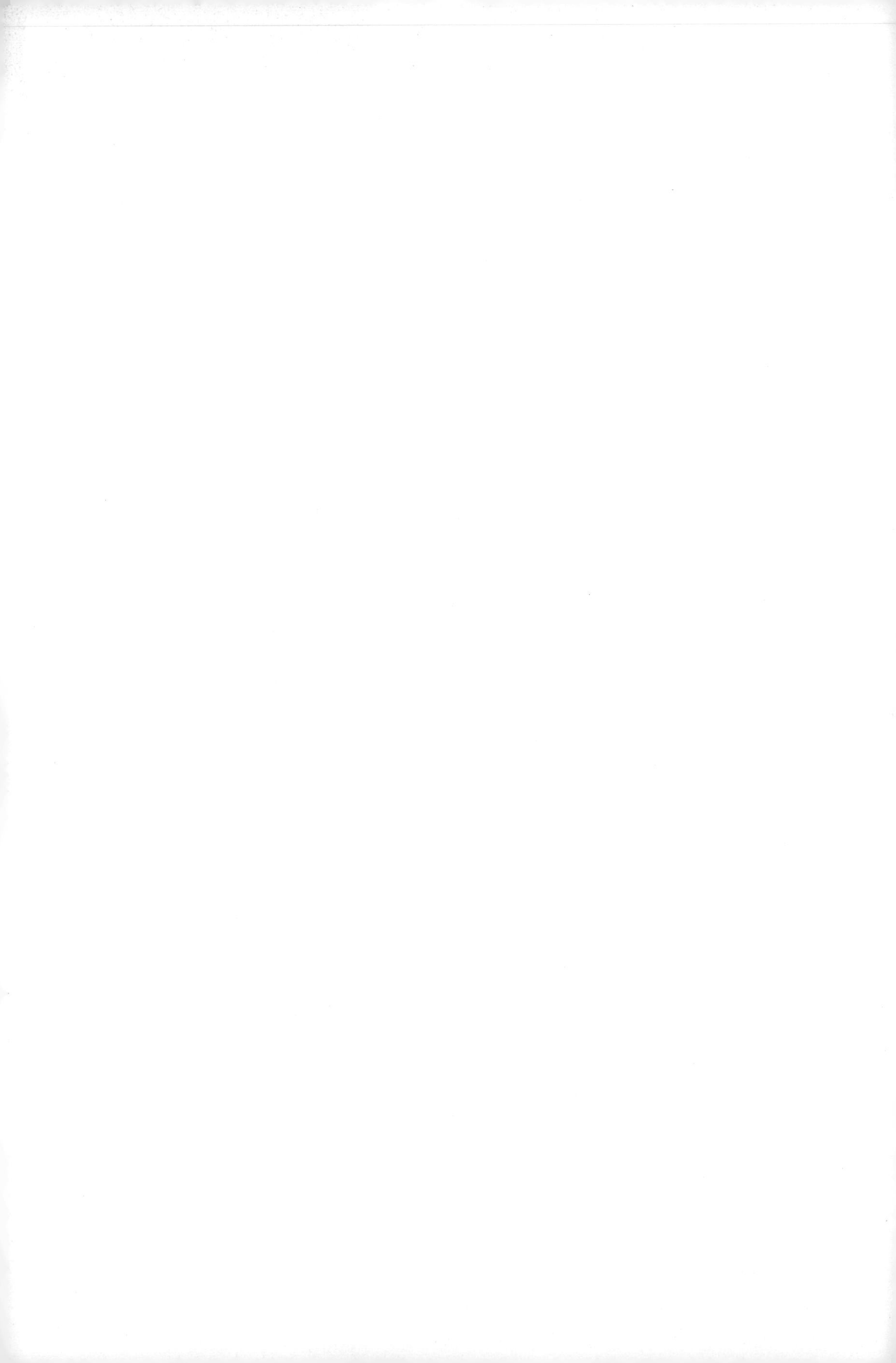

Vorwort der Autoren

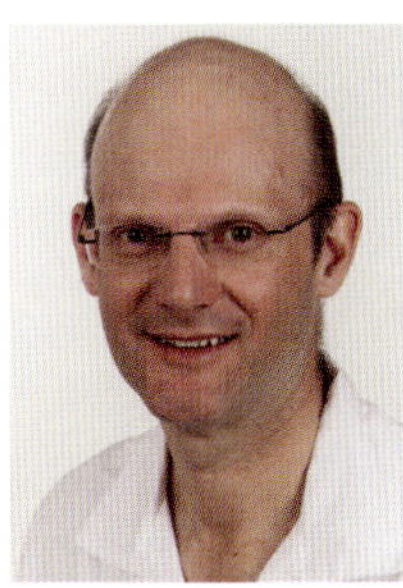

Bucher Rudolf,
MFA, Autor

Tirol Kliniken
Univ. Klinik für
Orthopädie
und Traumatologie

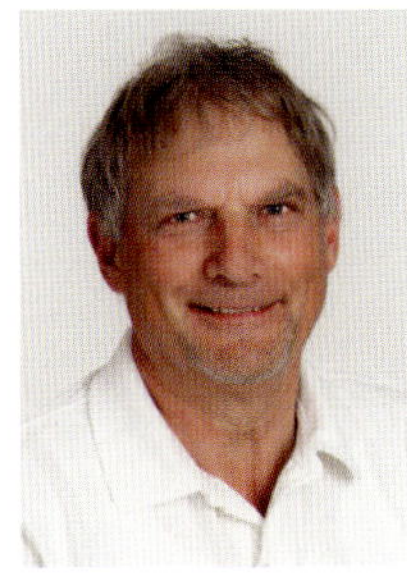

Westerthaler Helmut,
MFA, Co-Autor

Tirol Kliniken
Univ. Klinik für
Orthopädie
und Traumatologie

Dieses Buch entstand aus den umfangreichen Unterrichtsvorbereitungen im Zuge der neuen Ausbildung zum Gipsassistenten bzw. zum diplomierten Medizinischen Fachassistenten (MFA). Das Skriptum wurde immer umfangreicher, sodass ein Zusammenfassen der theoretischen Texte und der zahlreichen Anschauungsbeispiele zu einem übersichtlich strukturierten Buch sinnvoll erschien.

Eine Grundvoraussetzung, um mit Kunststoff-Stützverbänden richtig und korrekt arbeiten zu können, ist das primäre Beherrschen der Technik mit Weißgips. Daher wird in der Ausbildung großer Wert darauf gelegt, dass das Anlegen von Weißgips technisch einwandfrei ausgeführt und die dafür notwendigen Materialien sorgfältig verwendet werden.

Das Buch sollte zudem helfen, häufig beobachtete Fehler beim Anlegen eines Stützverbandes zu vermeiden. Nichts geht schneller, als einem Patienten durch unsachgemäßes „Handwerk" Schmerzen zuzufügen oder eine gefährliche Schwellung zu verursachen. Solche Fehler und Folgen können leicht vermieden werden, wenn gewisse Regeln bei Anlage eines Stützverbandes strikt eingehalten werden.

Ein großes Kapitel ist dem Thema der konservativen Behandlung gewidmet. Die Reposition von Frakturen und die anschließende Versorgung mit einem Stützverband – ob Weißgips oder mit einem Kunststoff-Stützverband – verlangt eine enge Zusammenarbeit mit dem Arzt. Dies entscheidet, ob eine konservative Behandlung gelingt oder ein operativer Eingriff notwendig wird.

Wir möchten uns bei allen bedanken, die uns bei der Erstellung des Buches oder als Sponsor unterstützt haben und ganz besonders bei unseren Gipskollegen sowie den Schülern der Schule für Medizinische Assistenzberufe am Ausbildungszentrum West für Gesundheitsberufe Innsbruck.

1 Allgemeine Hinweise

1.1 Verantwortlichkeit

Der Arzt ist verantwortlich für:

- Indikation
- Art der *Immobilisation*
- Dauer der Ruhigstellung
- Komplikationen aus medizinischen Gründen

Immobilisation: Ruhigstellung

Der Gipsassistent ist verantwortlich für:

- Ausführung der Ruhigstellung
- Komplikationen aus technischen Gründen

Die enge und abgestimmte Zusammenarbeit zwischen Arzt und Gipsassistent ist Voraussetzung für eine erfolgreiche Immobilisation. Sowohl Indikation als auch *Fixation* müssen stimmen.

Fixation: mechanische Ruhigstellung einzelner Körperteile

1.2 Grundsätzliches zu Gipsverbänden

- Der Patient wird, sofern er selbst noch mobil ist, im Wartesaal aufgerufen; liegende Patienten gilt es dort abzuholen.
- Der Patient wird seinem Allgemeinzustand und den Erfordernissen entsprechend sitzend oder liegend behandelt.
- Die Indikation sowie die Entscheidung, welcher Gipsverband angelegt werden soll, obliegt dem Arzt (Weißgips, Combicast, Longuette, Spaltgips …).
- Alle gewickelten Gipsverbände werden prinzipiell von den Extremitäten zum Körper geführt.
- Der Patient soll über das, was beim Anlegen des Stützverbandes passiert bzw. wie er sich dabei selbst verhalten sollte (z.B. sich entspannen, die verletzte Extremität möglichst locker halten …), informiert werden.
- Vor dem Anlegen des Gipsverbandes muss jeglicher Schmuck (Ringe, Armbänder, Uhren …), der sich im Bereich oder *distal* des Verbandes befindet, entfernt werden.
- Gipsverbände sind in der entsprechenden Funktionsstellung (vgl. Kap. 14) auszuführen, es sei denn, der Arzt ordnet etwas anderes an (z.B. Kleinert-Gipslonguette oder Unterschenkelgips in Spitzfußstellung …).
- Vor dem eigentlichen Anlegen des Gipsverbandes müssen alle benötigten Materialien vollständig und griffbereit aufliegen.

distal: körperfern

- Unter einem Gipsverband darf niemals Haut auf Haut zu liegen kommen (vgl. Finger, Oberarm, Brüste …). Um dies zu vermeiden, sollten Tupfer eingelegt oder ein Trikot(Strumpfschlauch) übergezogen werden.
- Bei frischen Verletzungen dürfen prinzipiell keine geschlossenen Stützverbände wegen der Schwellungsgefahr angelegt werden. Dabei gilt die Faustregel:
  Alles, was am Gipsverband klebt – ob bei Weißgips oder Kunststoffstützverband – muss gespalten werden: Krepppapierbinde klebt am Gipsverband – gehört gespalten! Zweiter Strumpf klebt am Stützverband – gehört gespalten!
  Der erste Strumpf hingegen liegt direkt auf der Haut und sollte in keinem Fall gespalten werden! Durch das Spalten würden sich Falten am Strumpf bilden.
- Nach der Behandlung ist der Patient darüber aufzuklären, dass er die verletzte Extremität zur Abschwellung hochlagern soll und der Gipsverband (auch Kunststoffgips) nicht nass werden darf (vgl. Informationsblatt, S. 201)

1.3 Indikation zur Ruhigstellung

Folgende Indikationen können zu einer Ruhigstellung führen:

Knochenbrüche
Sehnenverletzungen
Infektionen
Unterstützung der Wundheilung
Linderung des Wundschmerzes

Eine Ruhigstellung sollte nicht leichtfertig angeordnet werden. Sie muss korrekt ausgeführt werden.

2 Mögliche Komplikationen

Jede Immobilisation ist für den Patienten eine Maßnahme, die ihn in seinem Bewegungsablauf und in seinem Alltag stark beeinträchtigt. Die Ruhigstellung kann daher mit Komplikationen verbunden sein, welche sich primär oder auch erst sekundär auswirken. Da wir nicht unter den Gipsverband sehen können, gilt folgender Grundsatz:

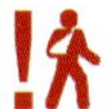

Jeder Patient, der über Beshwerden im Gipsverband klagt, hat recht und ist prinzipiell ernst zu nehmen!

2.1 Mögliche primäre Komplikationen und deren Ursachen

Komplikation	Ursache(n)
Druckstellen	Falten im Polstermaterial, Gipsbewegung im feuchten Zustand, unsachgemäßes Halten beim Anlegen eines Gipsverbandes
Kompartmentsyndrom	Als Folge von Schwellung nach Fraktur, Entzündung oder postoperativ, bei fehlender Hochlagerung
Zirkulationsstörung	Zu enge Fixation bei frischem Trauma, nachträgliche Stellungskorrektur
Mazeration der Haut	Große Feuchtigkeit unter dem Gips
Allergische Reaktion	Unverträglichkeit gegenüber einem der verwendeten Materialien
Nervenschädigung	Ungenügende Polsterung (*Peroneusparese*), mangelhafte Sensibilitätskontrolle, unkorrekte Gipstechnik

Kompartementsyndrom: Ansteigen des Gewebedrucks, der zu verminderter Gewebsdurchblutung führt und damit Gewebe- und Organschädigungen zur Folge hat

Mazeration: Aufweichen der Haut als Folge von Feuchtigkeit

Peroneusparese: Vorfußlähmung

2.2 Symptome eines zu eng angelegten Gipsverbandes

Schmerzen
Kribbeln
Sensibilitätsstörungen
Schwellung oder/und kühle, blasse Finger oder Zehen
Motorische Ausfälle (Finger oder Zehen)

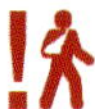

Bei einem dieser Symptome ist umgehend der Arzt zu verständigen oder aufzusuchen!

2.3 Mögliche sekundäre Komplikationen

Muskelatrophie
Kontrakturen
Versteifung von Gelenken
Thrombosen
Allgemeine Immobilisationsschäden *(Pneumonie, Dekubitus, Ulcus)*
Morbus Sudeck (komplexes regionales Schmerzsyndrom)

Muskelatrophie: sichtbare Umfangabnahme eines Skelettmuskels; Muskelschwund

Kontraktur: Verkürzung, Schrumpfung von Muskeln, Sehnen oder Bändern

Pneumonie: Entzündung des Lungengewebes

Dekubitus: Druckgeschwür

Ulcus: Geschwür

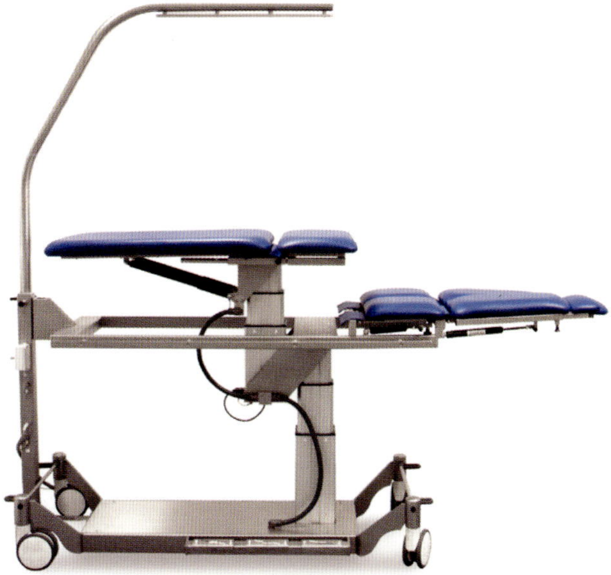

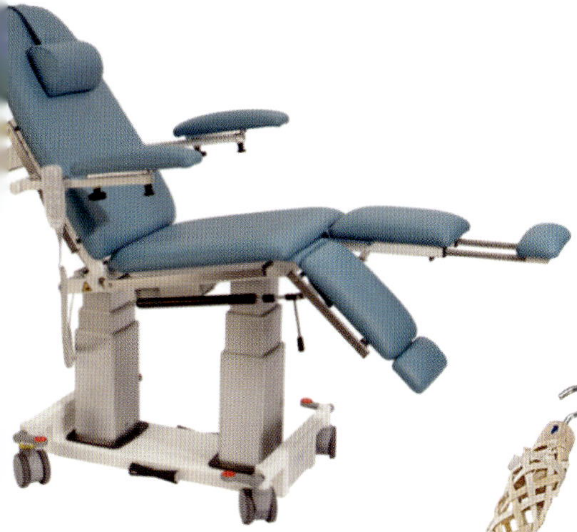

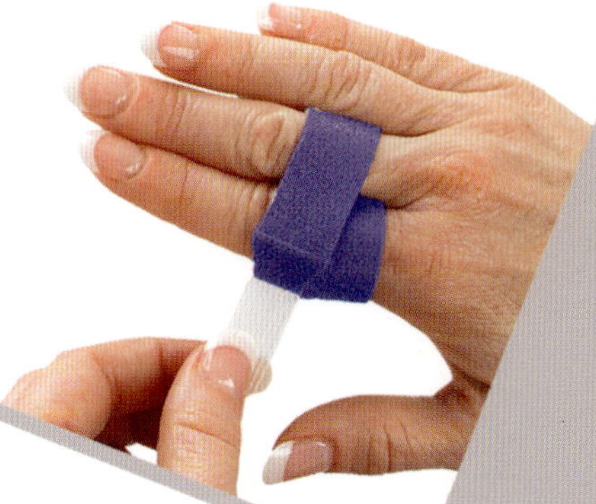

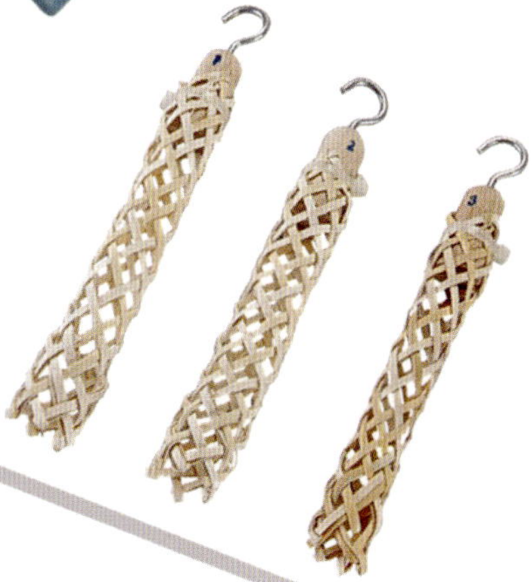

3 Einrichtung des Gipsraumes und Lagerungsmöglichkeiten für den Patienten

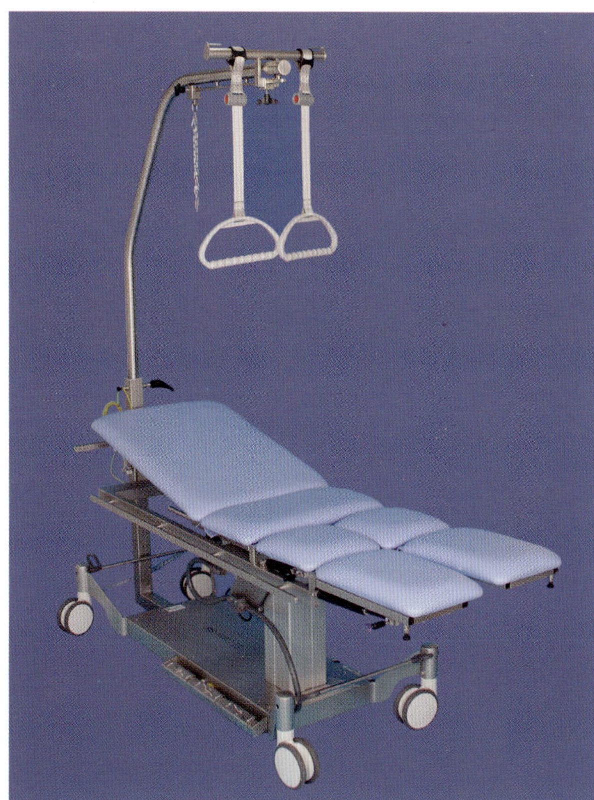

13.01 Moderne Gipsliege mit Extensionseinrichtungen

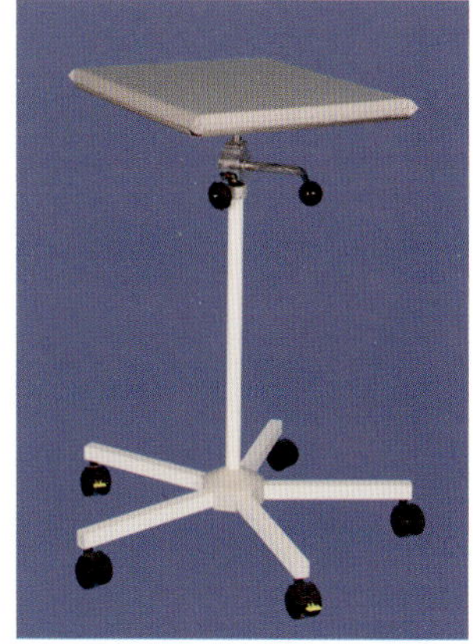

13.03 Beistelltisch zur Lagerung der oberen Extremitäten

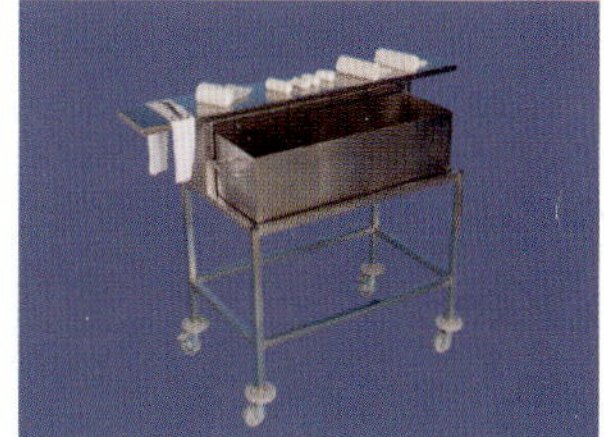

13.04 Gipswanne aus Niro mit großer Ablage

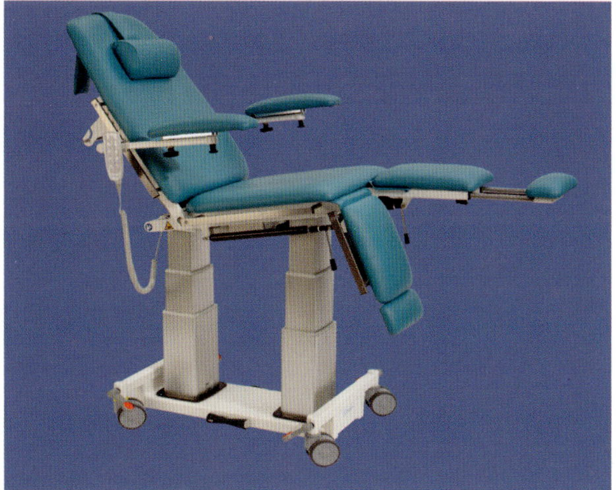

13.02 Moderne Gips-Sitz-Liege mit verschiedenen Lagerungshilfen, ohne Extensionseinrichtungen

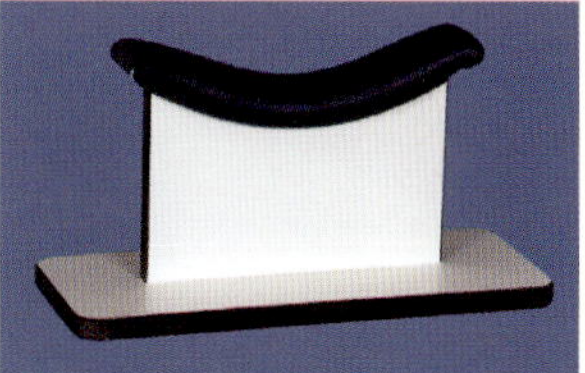

13.05 Kniebock für US-Gipsverband

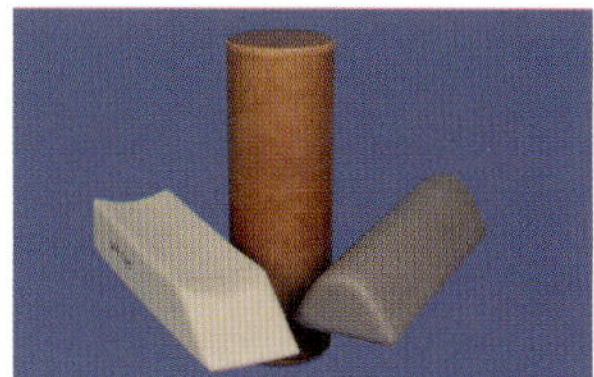

13.06 Lagerungspolster, Lagerungshilfen

4 Werkzeug und Zubehör zum Bearbeiten und Abnehmen von Stützverbänden

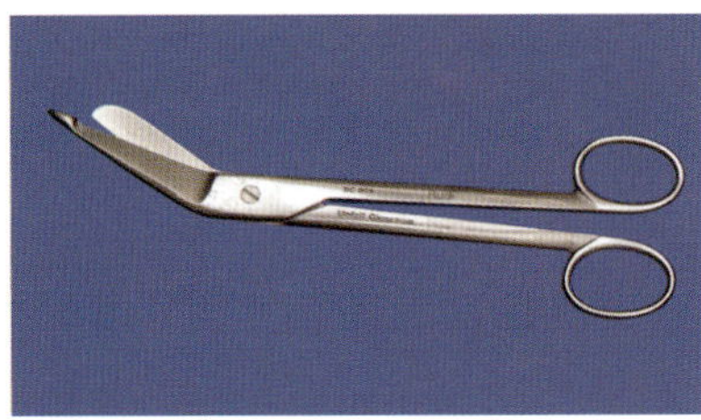

14.01 Verbandsschere

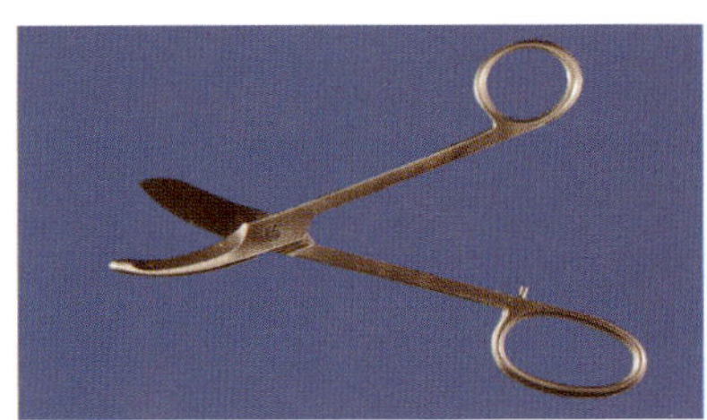

14.02 Spezialschere zum Ausschneiden von Kunststoff-Stützverbänden (Softcast)

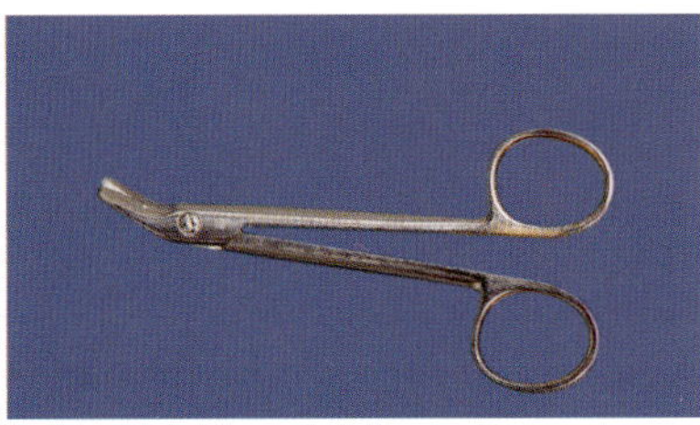

14.03 Gipsschere zum Spalten und Zuschneiden von Gipsverbänden

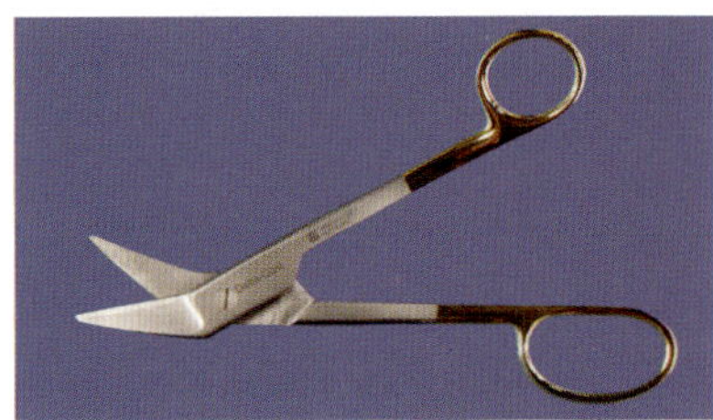

14.04 Spezialschere zum Ausschneiden und Spalten von Softcast-Stützverbänden

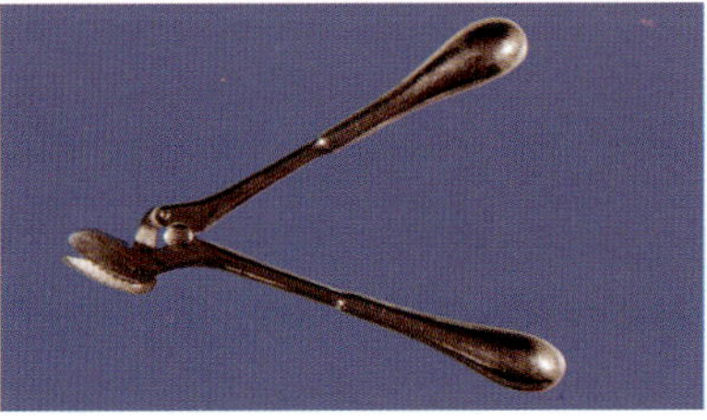

14.05 Gipsscheren – klein und groß zum Abnehmen von Weißgipsverbänden

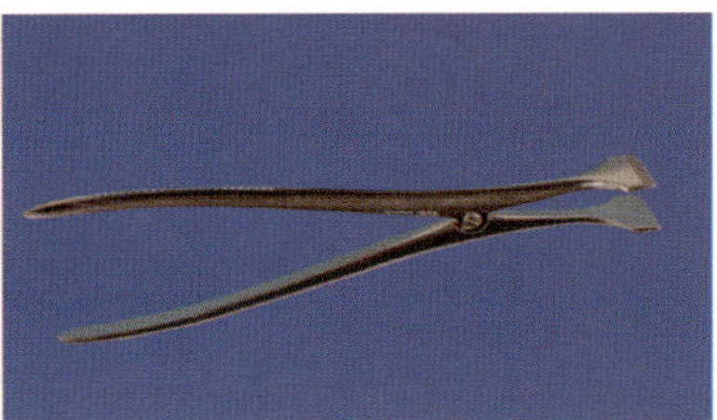

14.06 Gipsspreizer

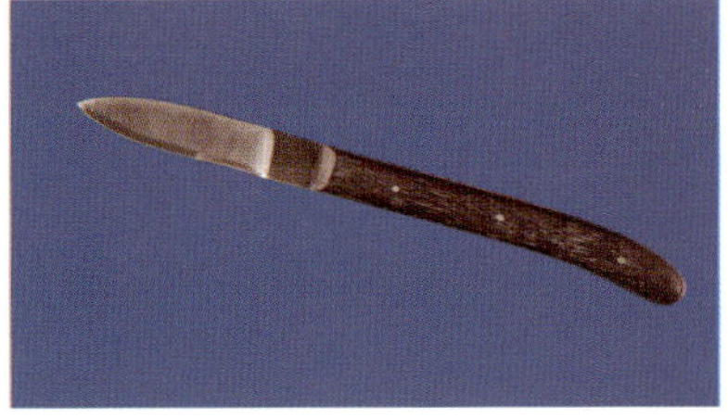

14.07 Gipsmesser

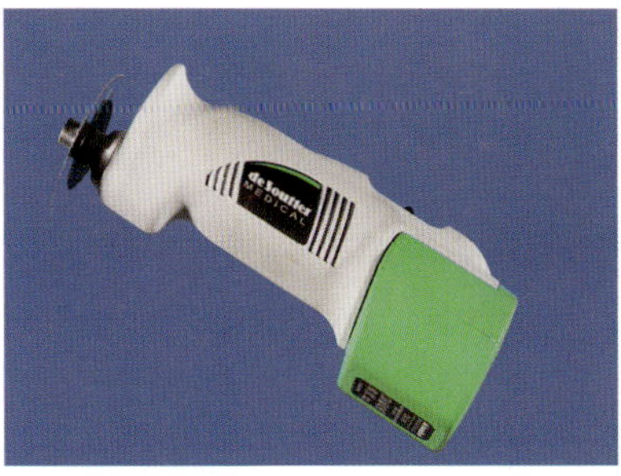

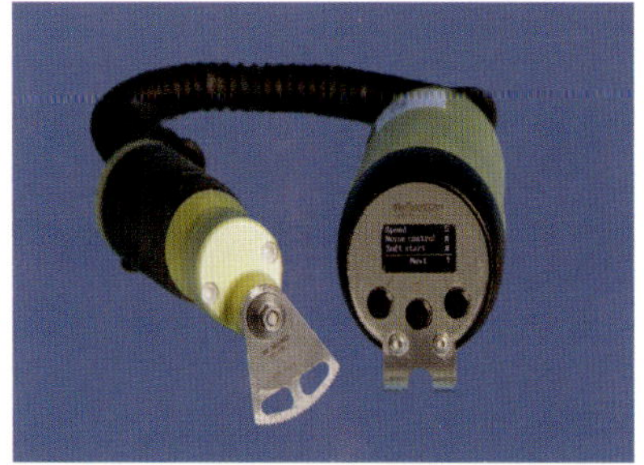

15.01 Beispiele für Gipssägen (oszillierende Sägen) zum Abnehmen von Kunststoff- und Weißgipsverbänden

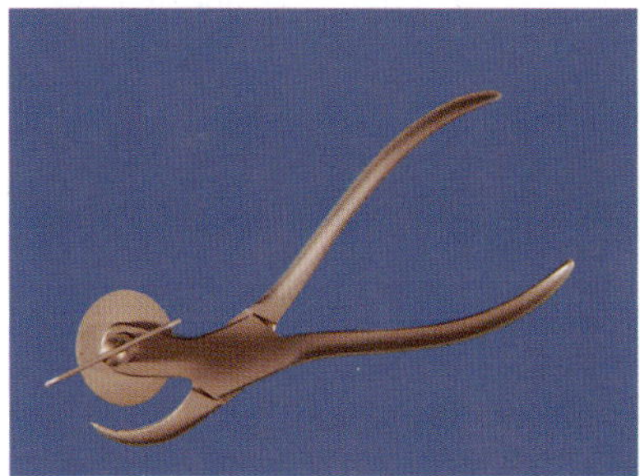

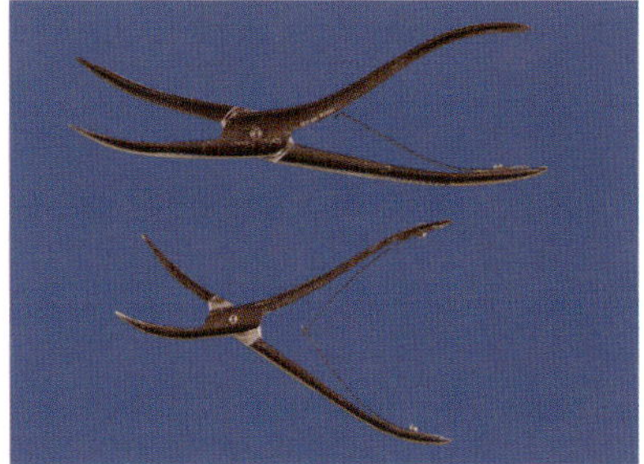

15.02 Ringschneider zum Entfernen von Ringen bei geschwollenen Fingern (li)
15.03 Rabenschnabel groß und klein zum Aufdehnen von Rändern bei Weißgipsverbänden (re)

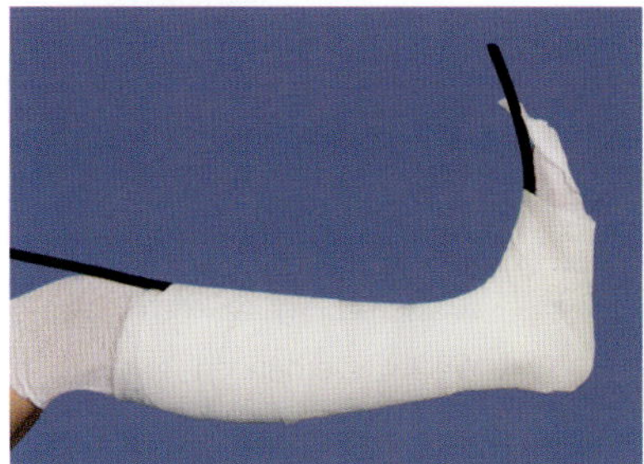

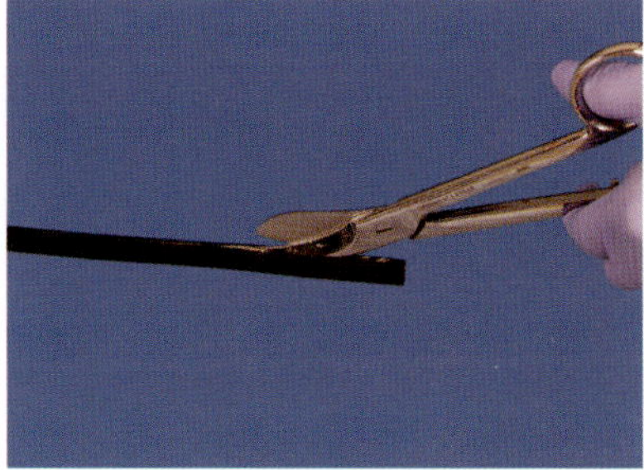

15.04 Spaltschlauch (li) wird zwischen Polsterung und Krepppapierbinde eingelegt, um den ausgehärteten Gipsverband mithilfe der Gipsschere (re) spalten zu können.

Bei einer konservativen Frakturbehandlung der oberen Extremitäten sorgt der Spaltschlauch bei zarten Unterarmen oder bei Kindern für zu viel Spielraum. Alternativ sollten daher in diesen Fällen ein Filzstreifen oder die Zweistrumpftechnik (vgl. S. 19) zur Anwendung kommen.

5 Der Weißgips

5.1 Allgemeines zum Material Weißgips

Gips ist ein Naturprodukt. Der gemahlene Gips wird mit einem wasserlöslichen Bindemittel auf den Mullträger fixiert und mit diesem fest verankert, sodass beim Tauchen ins Wasserbad kein Auswaschen des Gipses vom Trägermaterial möglich ist.

Die Verarbeitung von Gips ist relativ einfach, soweit man gewisse Grundregeln beachtet:

- Die Tauchzeit kurz halten, damit der Gips nicht zu viel Wasser speichert.
- Die Gipsbinde oder Longuette darf nicht im Tauchwasser gedrückt werden.
- Die getauchte Gipsbinde oder Longuette sollte zügig verarbeitet werden.
- Der Gipsverband sollte noch während des Abbindens (vor dem Aushärten) anmodelliert werden.
- Die Gipsbinde sollte man beim Wickeln locker „laufen lassen", ohne zu „schnüren"; der Bindenkopf zeigt nach oben und darf nicht zu weit ausgerollt werden.
- Gips muss in einer Masse verarbeitet werden, nur so garantiert er ausreichend Stabilität.
- Ein bereits abgebundener Gipsverband verbindet sich mit keinen neuen Gipslagen.
- Druckstellen beim Halten des feuchten Gipsverbandes oder durch vorzeitiges Ablegen sind unbedingt zu vermeiden.
- Unter einem Gipsverband dürfen keine halbelastischen Binden, Pflaster, Sprühpflaster oder Naturwatte belassen werden.
- Anzahl und Größe der Binden (Gipsbinden, Krepppapier, Bandagen …) sind der Größe und Statur des Patienten anzupassen.

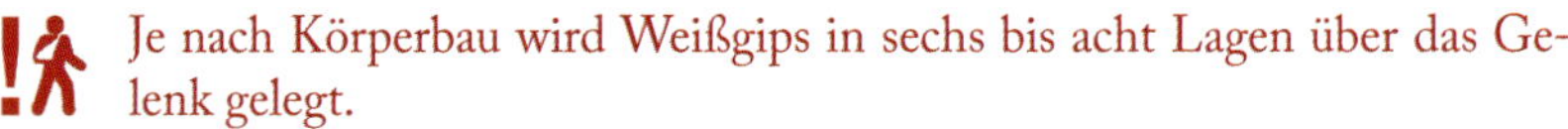
Je nach Körperbau wird Weißgips in sechs bis acht Lagen über das Gelenk gelegt.

5.2 Richtlinien zur richtigen Anwendung von Weißgips

Wassertemperatur: Ca. 20–23 °C

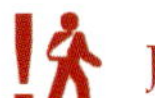
Je wärmer das Wasser, desto schneller härtet der Gips aus!

Tauchzeit: Ca. 2–4 Sek.
Verarbeitungszeit: Ca. 2–5 Min.
Die offene Verarbeitungszeit variiert je nach Gipsart:

Schnellgipsbinde (z. B. Biplatrix) benötigt 2–3 Min.
Hartgipsbinden (z. B. Platrix) benötigen 3–5 Min.

Trocknungszeit: Ca. 24–48 Std. Eine erste Belastung ist frühestens nach vier Stunden erlaubt! Erst nach vollständiger Trocknung ist der Verband **voll** belastungsfähig. Diese Zeitspanne ist zudem von der Umgebungstemperatur und der Luftfeuchtigkeit abhängig.

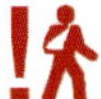
Nasser Gipsverband darf nicht zugedeckt werden, da die Feuchtigkeit sonst nicht entweichen kann!

5.3 Polsterung bei Weißgipsverbänden – ja oder nein

Die Polsterung ist einer der wichtigsten Komponenten beim Anlegen eines Stützverbandes. Man unterscheidet zwischen einer **Vollpolsterung** – für den Fall, dass **keine** Fraktur vorliegt – und einer **Randpolsterung** oder Aussparung der Frakturstelle, wenn eine Fraktur vorliegt. Von dieser Faustregel ausgeschlossen sind (ältere) Patienten, deren Hautweichteilmantel (Seidenhaut, Cortisonhaut) geschädigt ist, oder wenn das Ziel des Stützverbandes eine reine Schmerzbehandlung und keine konservative Frakturbehandlung mit Reposition bzw. Retention ist (z. B. Ruhigstellung bis zur geplanten Operation). Die Polsterung gilt es also, an die jeweilige Situation anzupassen.

Bei der konservativen Behandlung einer Fraktur darf nur eine Randpolsterung angewickelt werden. Der Frakturbereich selbst darf nicht gepolstert werden! Zusätzliche Polsterung sind bei besonders druckgefährdeten Stellen anzubringen (vgl. „Druckgefährdete Stellen", S. 199).

Im Folgenden einige Beispiele für Polsterungen – sowohl der Voll- als auch der Randpolsterung, die an den oberen und an den unteren Extremitäten zur Anwendung kommen.

5.3.1 Polsterung, wenn keine Fraktur vorliegt

Distorsion: Verstauchung, Verdrehung, Zerrung

- *Distorsionen*
- Weichteilverletzungen
- Entzündungen
- Prä- und postoperative Ruhigstellung
- Sehnenverletzungen

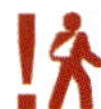 In diesen Fällen darf gepolstert werden!

Arbeitsschritte:

1. Strumpf faltenfrei überziehen
2. Randpolsterung anwickeln
3. Angemessene Polsterung mit Polsterwatte gleichmäßig anwickeln
4. Bei frischer Verletzung Spaltschlauch einlegen
5. Krepppapier anwickeln
6. Geschlossenen Gipsverband anlegen; bei frischen Verletzungen: Spaltgips oder Gipslonguette

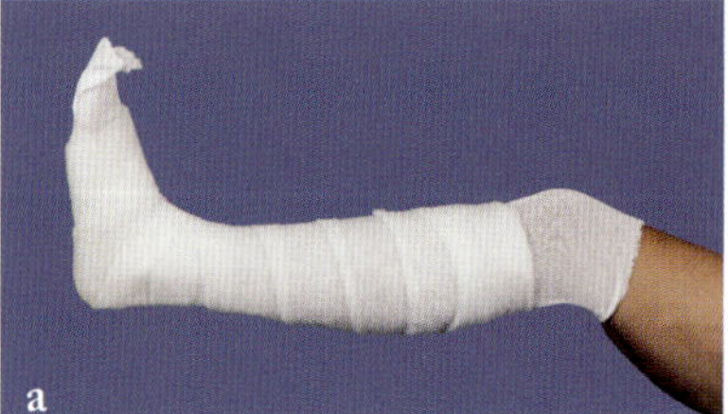

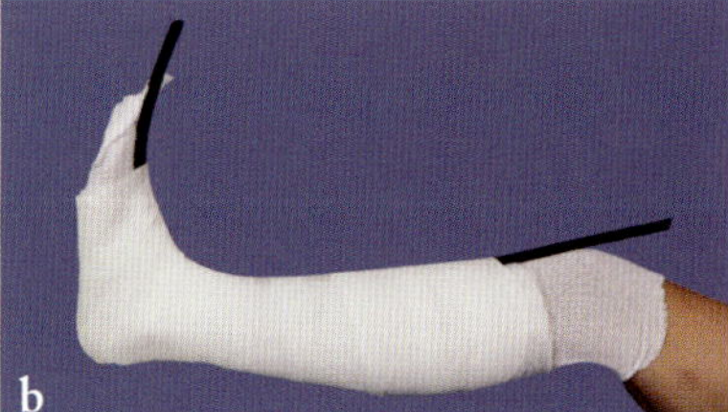

18.01 Randpolsterung und gleichmäßig dünne Polsterungbinde (a); Spaltschlauch mit Krepppapier angewickelt (b)

Die Polsterung sollte auch hier nicht zu dick angewickelt werden. Zu viel Watte würde beim Anlegen des Gipsverbandes komprimiert werden. Und da sie nach außen hin nicht nachgeben kann, drückt die Polsterung auf die entsprechenden Weichteile und verursacht Schwellung und Schmerz.

5.3.2 Posterung, wenn eine Fraktur vorliegt

- Grünholz-Frakturen
- Dislozierte Frakturen
- Nicht dislozierte Frakturen
- Intraartikuläre Frakturen

In diesen Fällen sollte nicht gepolstert werden (vgl. „Druckgefährdete Stellen", S. 199)!

Bei der konservativen Behandlung einer Fraktur mit Weißgips können verschiedene Polsterungstechniken zur Anwendung kommen:

Arbeitsschritte – Variante A

1. Strumpf faltenfrei überziehen
2. Ausschließlich Randpolsterung anwickeln, an exponierten Stellen zusätzlich polstern (Abb. 19.01 b)
3. Krepppapier anwickeln
4. Geschlossenen Gipsverband anlegen; bei frischen Verletzungen: Spaltgips oder Gipslonguette

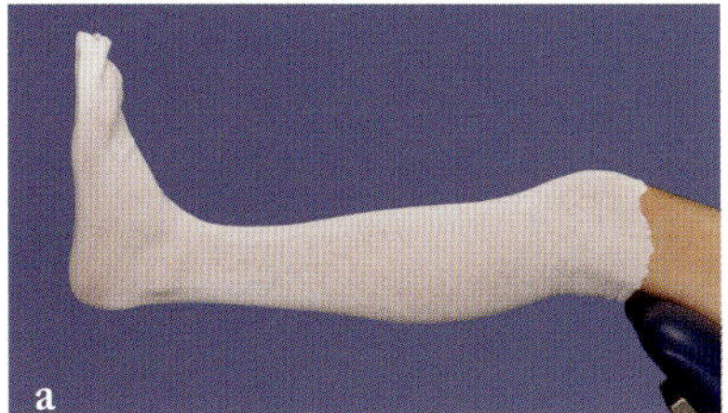
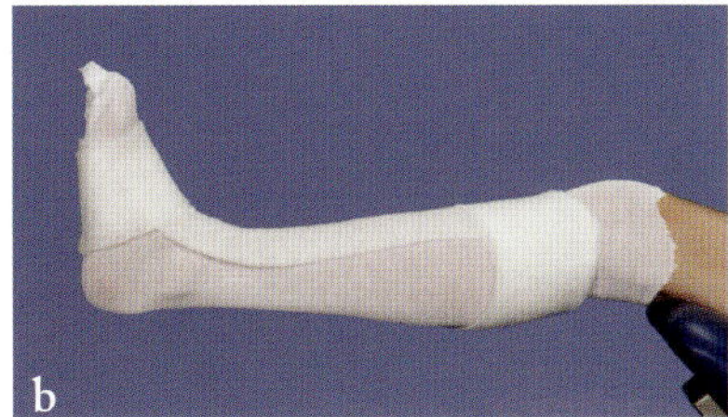

19.01 Trikotschlauch überziehen (a); Randpolsterung mit Teilpolsterung an der Schienbeinkante bei sehr schlanken Patienten möglich (b)

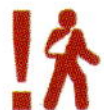
Bei der Anlage eines Weißgipsverbandes ohne Krepppapierbinde würde die Polsterwatte Gips und Wasser aufnehmen; sie bliebe lange feucht, woduch sich die Gefahr von Hautmazeration und Druckstellen erhöht.

Arbeitsschritte – Variante B

1. Strumpf faltenfrei überziehen
2. Zweiten Strumpf überziehen; keine Polsterwatte erforderlich
3. Klebepolsterung an exponierten Stellen anbringen – Abb. 19.02 b kein Krepppapier erforderlich!
4. Gipsverband anlegen
5. Gipsverband zwischen den beiden Strümpfen spalten

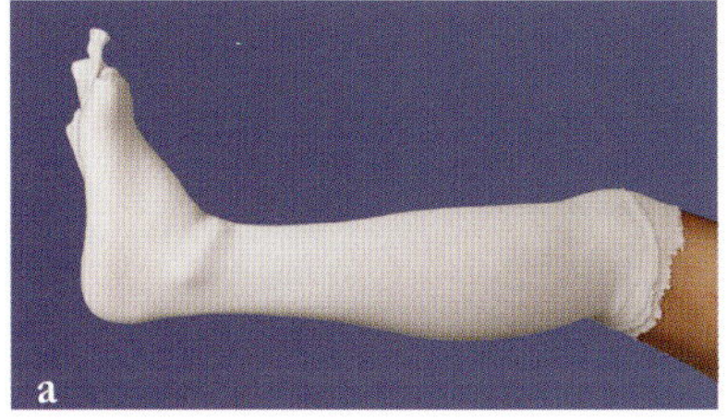
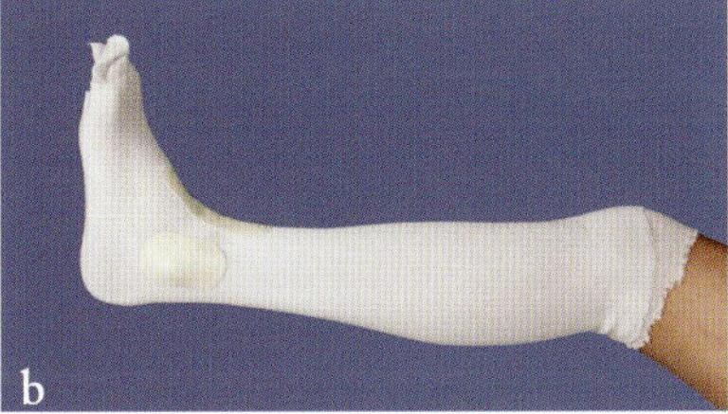

19.02 Zweistrumpftechnik (a); Klebepolsterung an exponierten Stellen (b)

! Die Zweistrumpftechnik beim Anlegen eines Weißgipses eignet sich gut bei Frakturen der oberen Extremität, wo kein Spaltschlauch (Spielraum!) verwendet werden sollte. Bei frischen Verletzungen kann der Gips dennoch ohne Hautkontakt geschnitten werden – nämlich zwischen den beiden Strümpfen. Bei der Zweistrumpftechnik ist auch bei Weißgips kein Krepppapier notwendig. Der zweite Strumpf sollte auf keinen Fall gespalten werden; durch das Zusammenziehen des Stumpfes würden sich sonst Falten bilden.

6 Dimension eines Gipsverbandes

In der Regel gilt es bei einer Fraktur-Behandlung, die beiden benachbarten Gelenke ruhigzustellen. Ausgenommen davon sind gelenknahe Frakturen, wie z.B. ein peripherer Speichenbruch, bei denen die Fixation etwa **zwei Finger breit vor** dem nächsten freien Gelenk enden sollte. Durch eine zu kurze Bemessung des Verbandes, d. h. einer zu geringen Dimension des Gipsverbandes, ist keine Stabilität gewährleistet (Hebelwirkung, Druckstellen).

Konkrete Beispiele:

- Bei einer distalen Speiche wird ein UA-Gips angelegt.
- Bei einer UA-Fraktur wird ein OA-Gips angelegt.

Ausnahmen: Spezialgipse wie z.B. Desault, Sarmiento-Brace oder wenn eine andere ärztliche Anordnung vorliegt.

6.1 Dimension eines Unterarm-Gipsverbandes

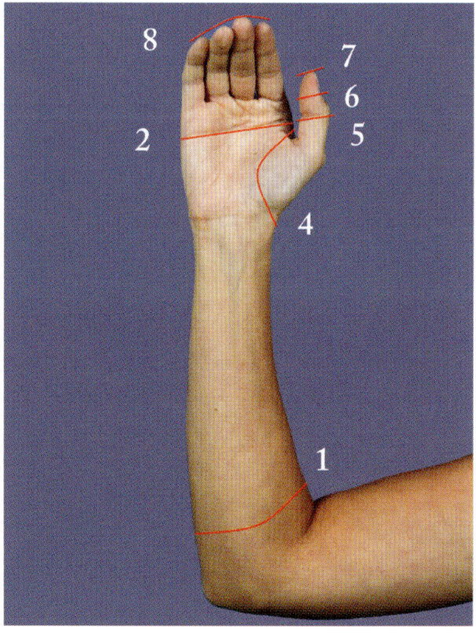

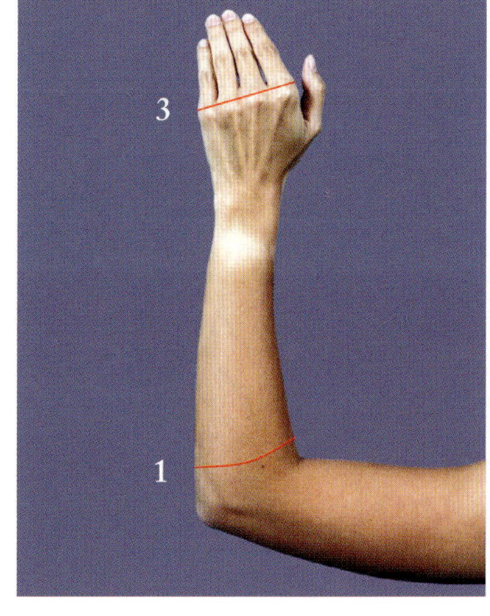

20.01

1 Bis zwei Finger breit oberhalb der Ellenbeuge
2 Bis zur Hohlhandfalte
3 Über die MCP-Gelenke
4 Daumen frei beweglich
5 Daumenendglied frei beweglich
6 Daumen bis zum Nagelbett
7 Bis zur Daumenspitze
8 Einschluss der Langfinger

- Gipsverband über die Fingergrundgelenke ③ bis zwei Finger breit unterhalb der Ellenbeuge ① anlegen
- Daumen frei beweglich ④
- Faustschluss möglich ②

- **Mit kurzem Daumen:** Endglied frei beweglich ⑤
- **Gipsverband bis Nagelbett** ⑥: Neutralstellung des Daumens bei einer Daumenseitenbandverletzung (lt. AVO)
- **Mit langem Daumen:** Gipsverband bis Daumenkuppe ⑦ bei Verletzungen am Daumenstrahl
- **Strecksehne am Daumen:** Gipsverband bis Daumenkuppe in Autostopp-Stellung (7); zur Entlastung der Strecksehne wird der Daumen abduziert.
- **Mit Einschluss der Langfinger:** *Palmare* Gipslonguette ⑧

palmar: handflächenseitig

6.2 Dimension eines Unterschenkel-Gipsverbandes

- Gipsverband von den Zehengrundgelenken ② bis zwei Finger breit unterhalb der Kniekehle ① bzw. einen Finger breit über oder unter dem Fibulaköpfchen ④ – „Reiterstiefel"; Zehen frei beweglich ②
- Gipsverband mit langer Zehenplatte ③ bei Vor- und Mittelfußverletzungen

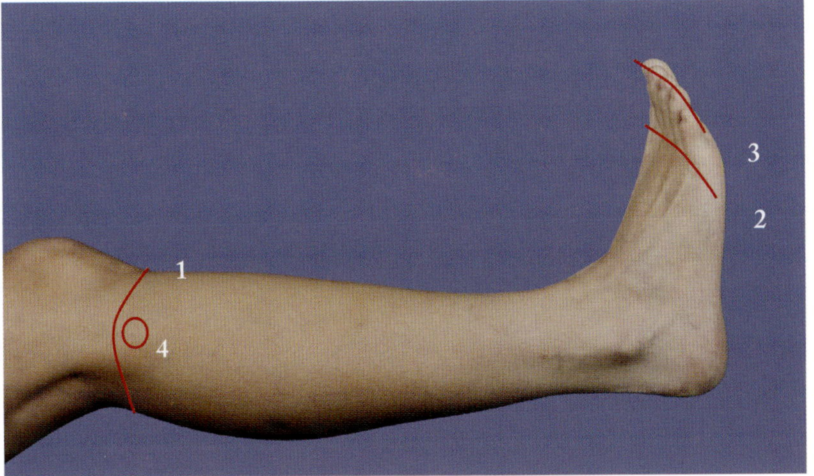

21.01

1 Abschluss wie bei einem Reiterstiefel
2 Zehen frei beweglich
3 Lange Zehenplatte
4 Fibulaköpfchen

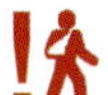

Unbedingt auf Freilagerung des Fibulaköpfchens (4) achten, andernfalls droht eine Vorfußlähmung (lt. AVO)!

7 Materialien zum Anlegen eines Gipsverbandes

7.1 Trikotschlauch (Strumpf) als Hautschutz

Um das Tragegefühl und den Tragekomfort auf der Haut zu erhöhen, hat sich ein Trikotschlauch bestens bewährt. Diese Strümpfe werden in unterschiedlichen Breiten angeboten und müssen in jedem Fall **faltenfrei** angelegt werden.

7.2 Polsterwatte

Der Trikotschlauch stellt keine ausreichende Polsterung zwischen Haut und Gipsverband dar; eine solche ermöglichen die synthetischen Polsterbinden, die sich ihrer leichten Handhabung wegen bestens dazu eignen. Man unterscheidet zwischen einer **Vollpolsterung**, die bei allen Verletzungen ohne Fraktur angebracht werden kann, und einer **Teilpolsterung**, die im Fall einer Fraktur zum Einsatz kommt. Von dieser Faustregel ausgeschlossen bleiben Prä- und postoperierte Patienten (lt. AVO; vgl. Kap. 5.3).

7.3 Krepppapierbinde

Eine Krepppapierbinde hat sich bislang als das beste Bindeglied zwischen Weißgips und Polsterung bewährt. Sie bildet eine glatte Oberfläche und fixiert gleichzeitig die Polsterung, wenn sie unter leichtem und gleichmäßigem Zug – ohne zu schnüren – angewickelt wird. Die Krepppapierbinde hält Gips und Wasser von der Haut und der Polsterung fern.

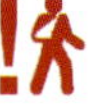 Polsterwatte mit Gips getränkt wird hart und verursacht Druckstellen.

7.4 Mullbinde

Die Mullbinde wird bei einer Fraktur der oberen Extremität nur für die Hohlhandtour oder zum Fixieren der Gipslonguette (z. B. bei Radiusfraktur) verwendet, da sie nicht elastisch ist. Bei frischen Verletzungen muss nach dem Aushärten des Gipsverbandes die Mullbinde gemeinsam mit der Krepppapierbinde gespalten werden, ausgenommen in der Hohlhand.

 Die Hohlhandtour wird prinzipiell nicht gespalten.

7.5 Halbelastische Binde

Die halbelastische Binde ist längs- und querelastisch und wird deshalb bei fast allen Gipslonguetten oder Spaltgipsen als zirkuläres Befestigungsmaterial verwendet.

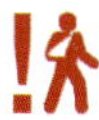

Wundverbände werden trocken aufgelegt und nie mit Pflaster oder elastischen Binden unter einem Gipsverband fixiert! Andernfalls droht die Gefahr von Einschnürungen und Mazerationen der Haut.

7.6 Netzschlauch

Bei Gipsverbänden und Verbänden, die nur mittels Bandagen fixiert werden, empfiehlt es sich, einen Netzschlauch überzuziehen. So kann der Verband nicht verrutschen und rollt sich nicht auf.

7.7 Kohäsive Bandage

Die kohäsive Bandage klebt in sich selbst, rollt sich nicht auf und ist sehr leicht in der Anwendung. Trotzdem ist beim Anwickeln dieser Bandage Vorsicht geboten: Wird dabei ein zu starker Zug ausgeübt, wirkt die Bandage wie ein zirkulärer Schluss, was bei Verletzungen mit großer Schwellneigung aber zu vermeiden ist. Den Einsatz der kohäsiven Bandage gilt es daher genau abzuwägen; alternativ kann der Stützverband auch mit einer halbelastischen Binde angewickelt werden.

7.8 Gehsohle

Die Gehsohle ist wie ein Turnschuh mit einer Gummisohle versehen und wird mit Klettverschlüssen befestigt. Er findet Anwendung bei folgenden Indikationen: US-Gehgips, OS-Gehgips, Geisha-Schuh, Teilbelastung bei US-Spaltgips (lt. AVO)

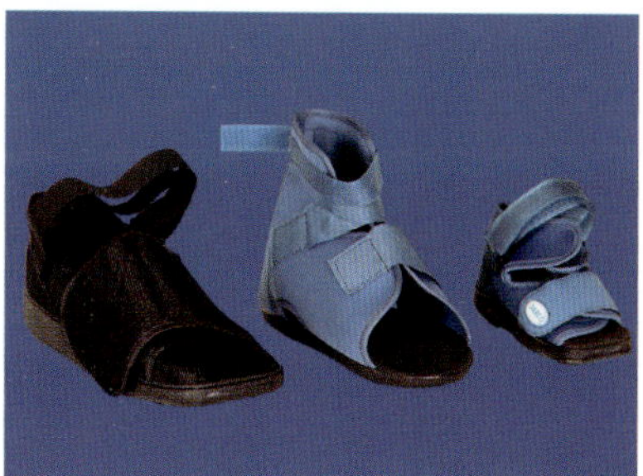

23.01 Verschiedene Gehsohle

8 Wie sich Kunststoffverbände voneinander unterscheiden

Neben dem Weißgips kommen bei Frakturen und/oder sonstigen Verletzungen zwei Arten von Kunststoff-Stützverbänden zum Einsatz: der **rigide** und der **semirigide** Kunststoffverband, auch **Cast** genannt. Kunststoffverbände sind in etwa halb so schwer wie Weißgipsverbände.

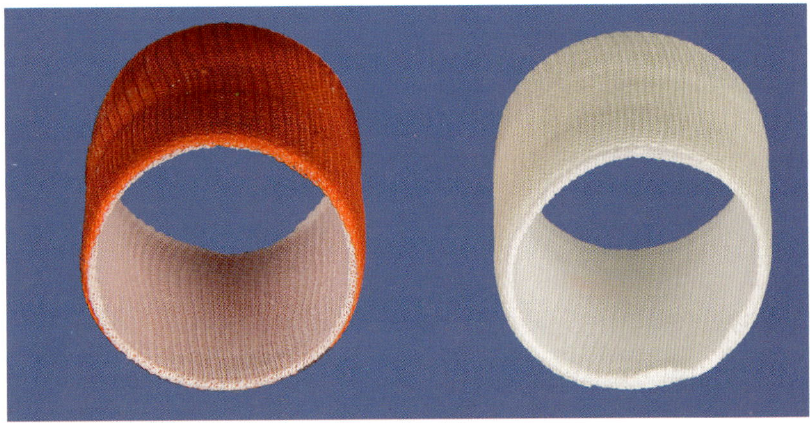

24.01 Kunststoffverbände. Combicast (li.) und Hardcast (re.)

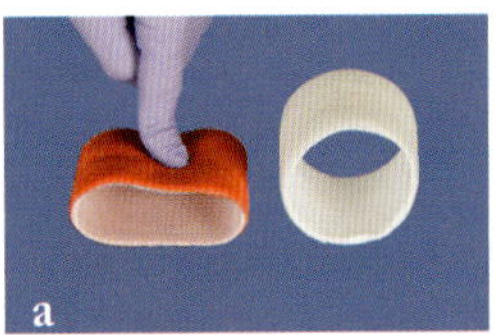

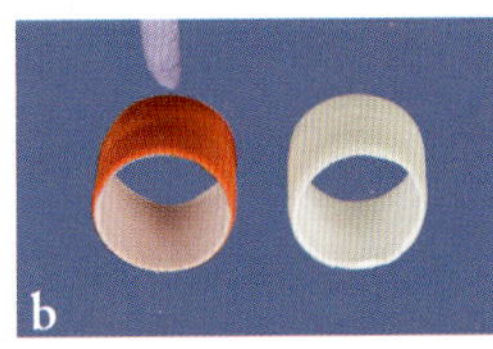

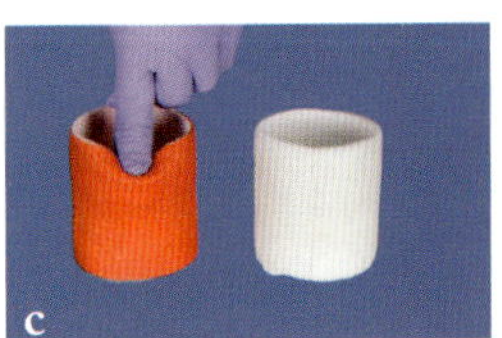

24.02 Combicast ist bei Druck elastisch (a), nimmt nach Druck wieder die ursprüngliche Form an (b) und hat weiche Kanten (c).

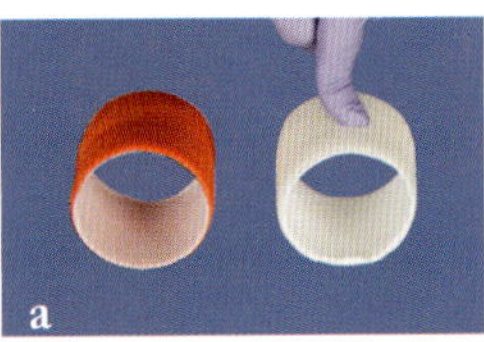

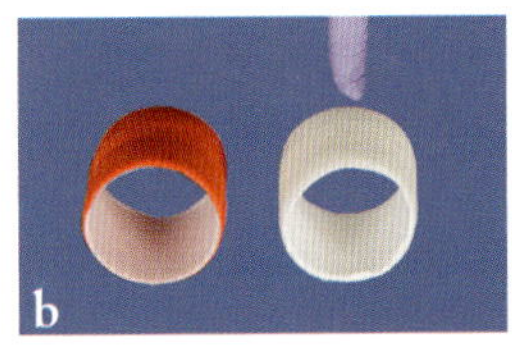

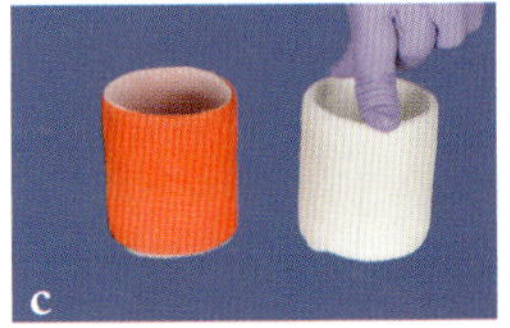

24.03 Hardcast ist starr (a), bleibt immer in der ursprünglichen Form (b) und hat scharfe Kanten (c).

9 Semirigide Stützverbände

Ein **semirigider synthetischer Stützverband** besteht aus einem Polyestergewebe, das mit wasseraktivierbarem Polyurethanharz beschichtet ist. Das Trägermaterial besteht aus einem synthetischen elastischen Kunststoffgeflecht. Die unterschiedliche Zusammensetzung des Harzes ist dafür verantwortlich, ob der Cast weich und elastisch bleibt (**Softcast 3M**) oder hart und starr wird (**Scotchcast 3M = Hardcast**).

Andere Kunststoff-Stützverbände härten je nach Dicke bzw. Anzahl der Schichten (je mehr Lagen desto härter der Stützverband) aus. Auf diese Weise wird ein elastischer oder härterer Endzustand erreicht. Kommt dieser Kunststoff-Stützverband mit Wasser in Berührung (es genügt auch die Luftfeuchtigkeit), setzt eine chemische Reaktion ein, die das Harz aushärten und den Stützverband semirigid (halbstarr) werden lässt.

Reine Softcast 3M-Verbände bleiben elastisch und garantieren Zugfestigkeit, aber keine Druckfestigkeit; somit erfordern sie eine spezielle Technik beim Anlegen. Von den Materialeigenschaften her stehen sie den Tapeverbänden näher als den Gips- oder Hardcastverbänden. Die Vorteile von Softcast 3M-Verbänden liegen neben der Zugstabilisierung in ihrer positiven Wirkung auf die Weichteile (Schwellungs- und Ödemhemmung – vgl. elastische Binde). Patienten bestätigen den sehr hohen Tragekomfort, der Anwender (Gipser) kann rasch und sauber damit arbeiten, wissend, dass das Material auch kleinere Fehler in der Anwendung verzeiht.

Sind Zug- und Druckstabilisierung (z. B. beim Halten von Achsenstellungen), also Abstützung auf längere Strecken nötig, erweist sich ein Softcastverband als ungenügend; er muss mit Hardcast-Longuetten verstärkt werden, was einem **Combicast** entspricht.

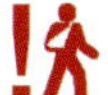

Semirigide Stützverbände werden in den allermeisten Fällen mit einer Hardcast-Longuette verstärkt, darum der Name „Combicast“.

Die Verarbeitung von Kunststoffverbänden ist mit Nitril-Einmal-Handschuhen durchzuführen, ein Hautkontakt sollte vermieden werden.

Zudem ist zu beachten:

- Sauberes Arbeiten ist erforderlich (keine Falten wickeln).
- Binden müssen nicht getaucht werden (längere Abbindezeit).
- Softcast-Binden werden überlappend verarbeitet.
- Um ausreichend Stabilität zu erhalten, ist eine Kombination mit einer Longuette aus Hardcast erforderlich (Combicast).
- Druckstellen beim Halten des feuchten Kunststoffverbandes oder durch vorzeitiges Ablegen sind zu vermeiden!

- Kunststoffverbände sind gegen Wasser und Feuchtigkeit resistent, nicht aber jedes Polstermaterial. Daher sei davor gewarnt, einen synthetischen Stützverband als „Badegips“ oder wasserfesten Stützverband zu empfehlen!
- Combicast-Stützverbände können entweder leicht mit einer Schere gespalten (entfernt) oder abgewickelt werden.
- Combicast-Stützverbände sind für Röntgenstrahlen sowie für Luft und Wasserdampf durchlässig.
- Sollte beim Duschen Wasser in den Gipsverband eindringen, ist dieser kalt trocken zu föhnen oder ganz zu erneuern.

9.1 Polstermaterialien

Bei Softcast-Verbänden ist zu beachten, dass das Harz durch den Trikotschlauch dringt und sich mit der Haut verklebt, weshalb unter dem Verband entweder zwei Strümpfe (Zweistrumpftechnik) überzuziehen sind oder eine dünne Lage synthetischer Polsterwatte angewickelt werden muss.

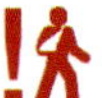

Vorsicht bei Frakturen: Das Polstern lässt immer einen gewissen Spielraum frei, ein Anmodellieren ist möglich!

Die **selbstklebende Polsterung** (z. B. **Microfoam 3M**) wird in erster Linie bei der konservativen Behandlung oder bei abnehmbaren Schienen als zusätzliche Polsterung eingesetzt und zwar besonders an druckgefährdeten Stellen oder als Randpolsterung (z.B. an Knochenvorsprüngen; vgl. Grafik „Druckgefährdete Stellen“, S. 199).

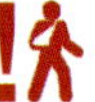

Die selbstklebende Polsterung wird nicht auf die Haut gelegt, sondern auf den übergezogenen Strumpf.

Polsterung für einen „Badegips“

Ein sogenannter Badegips darf nur angelegt werden, wenn keine Wunden vorliegen und die Haut absolut intakt ist. Für einen Badegips (auch „Schwimmgips“ genannt) gibt es zum Überziehen Endlos-Schläuche in verschiedenen Größen oder auch eine in sich klebende Polsterung (**Delta-Dry, BSN**), die angewickelt wird und kein Wasser annimmt. Nur diese Polsterung eignet sich für einen Stützverband, der mit Wasser in Berührung kommen darf. Unter diesem Stützverband darf auch kein Baumwollstrumpf übergezogen werden. Nach dem Duschen oder Schwimmen ist der Kunststoffverband mit klarem Wasser durchzuspülen!

9.2 Polsterung bei einem Combicast-Stützverband – ja oder nein

Wie schon für den Weißgipsverband gilt auch für Combicast-Stützverbände: Die Polsterung ist eine der wichtigsten Komponenten bei der Anlage des Stützverbandes. Sie kann entscheidend sein für die konservative Behandlung. Unterschieden wird zwischen einer **Vollpolsterung** und der sogenannten **Zweistrumpftechnik.**

9.2.1 Polsterung, wenn keine Fraktur vorliegt

- Distorsionen
- Weichteilverletzungen
- Entzündungen
- Sehnenverletzungen

Arbeitsschritte – Semirigider Kunststoff-Stützverband (nicht abnehmbar)

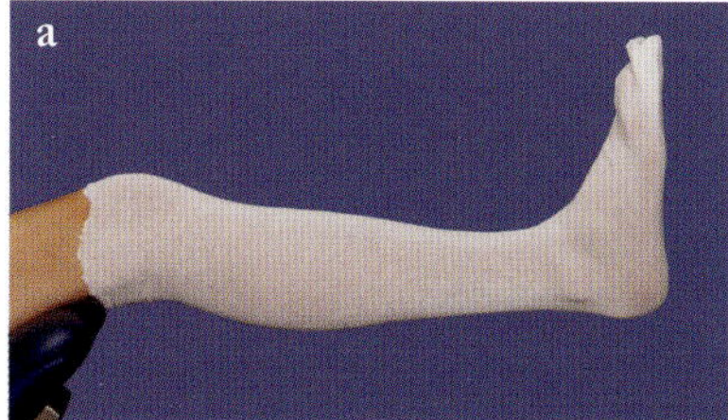

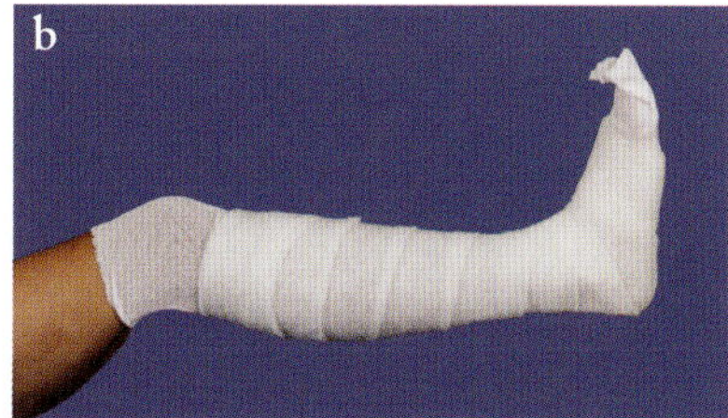

27.01 Technik mit einem Strumpf, durchgepolstert

1. Strumpf faltenfrei überziehen
2. Randpolsterung anwickeln
3. Angemessene Polsterung mit Polsterwatte gleichmäßig anwickeln; keine Krepppapierbinde notwendig (Abb. 27.01)
4. Geschlossenen Kunststoff-Stützverband anlegen
5. Bei frischen Verletzungen spalten

Arbeitsschritte – Semirigider Kunststoffverband (abnehmbar)

1. Ersten Strumpf faltenfrei überziehen
2. Zweiten Strumpf überziehen (Abb 28.01 a) (somit keine Polsterwatte erforderlich)
3. Klebepolsterung an exponierten Stellen anbringen (Abb 28.01 b)
4. Kunststoff-Stützverband ohne Zug anwickeln
5. Kunststoff-Stützverband spalten
6. Geschnittene Ränder abkleben

Liegt keine Fraktur vor, können beide Techniken zum Einsatz kommen. Bei der Technik mit Polsterwatte (Abb. 27.01) sollte nur dünn gepolstert werden. Das semirigide Verhalten des Stützverbandes macht eine eigentlich nicht notwendig.

9.2.2 Doppelstrumpf, wenn eine Fraktur vorliegt

Grünholz-Fraktur: Wulstfraktur bei Kindern

- *Grünholz-Fraktur*
- Nicht dislozierte Fraktur
- Leicht dislozierte Fraktur

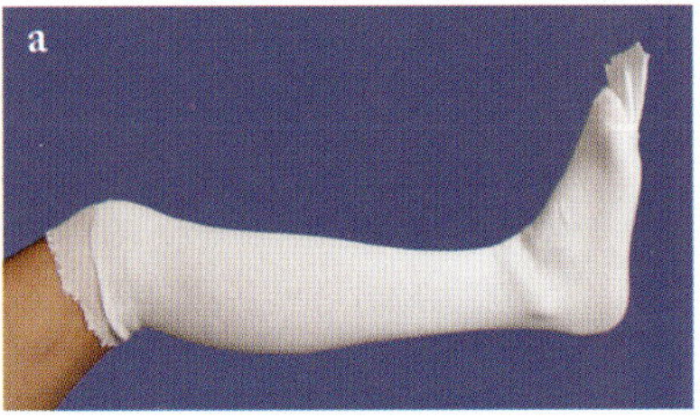

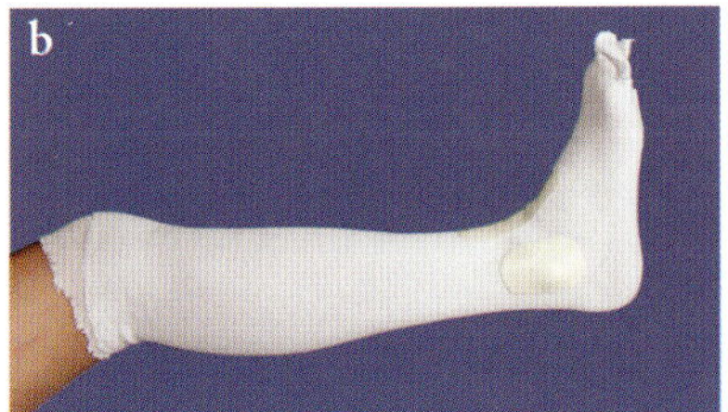

28.01 Zweistrumpftechnik (a); Klebepolsterung an exponierten Stellen (b)

In diesen Fällen sollte nicht gepolstert werden (vgl. „Druckgefährdete Stellen“, S. 199).

Zweistrumpftechnik zur Frakturbehandlung

1. Ersten Strumpf faltenfrei überziehen
2. Zweiten Strumpf überziehen; keine Polsterwatte erforderlich
3. Klebepolsterung an exponierten Stellen anbringen; kein Krepppapier erforderlich
4. Kunststoff-Stützverband anlegen
5. Bei frischen Verletzungen Kunststoff-Stützverband spalten

9.3 Anwendungsmöglichkeiten eines semirigiden Kunststoff-Stützverbandes

Generell endet jeder Stützverband oder jede Gipslonguette zwei Finger breit vor dem nächsten Gelenk. Kunststoffverbände können wegen ihrer semirigiden Struktur und nach ärztlicher Anordnung auch etwas „zierlicher", sprich kürzer, angefertigt werden. Der Kunststoffverband sollte so angelegt werden, dass z.B. das Handgelenk noch frei beweglich ist, oder er ragt in etwa eine Handbreite über das Gelenk hinaus (lt. AVO).

Ein Combicast-Stützverband am Beispiel Unterarm

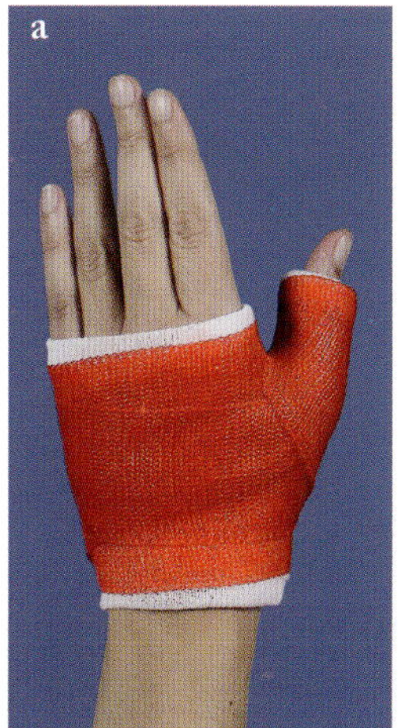

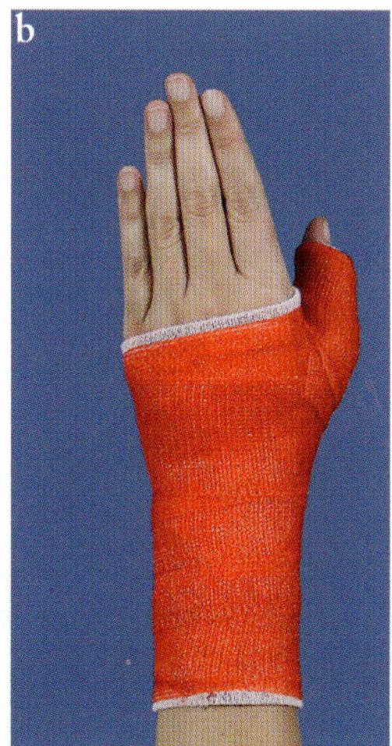

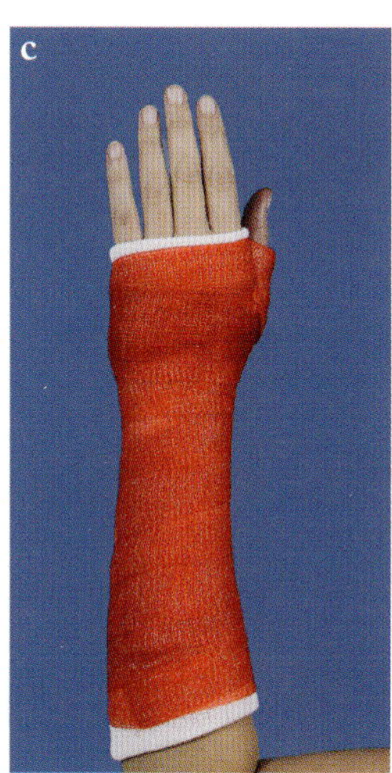

29.01 Das Handgelenk ist frei beweglich(a); .ein UA-Handschuh sollte ca. eine Handbreite über das Handgelenk ragen (b); ein UA-Combicast endet zwei Finger breit vor der Ellenbeuge (c)

Ein Combicast-Stützverband am Beispiel Unterschenkel

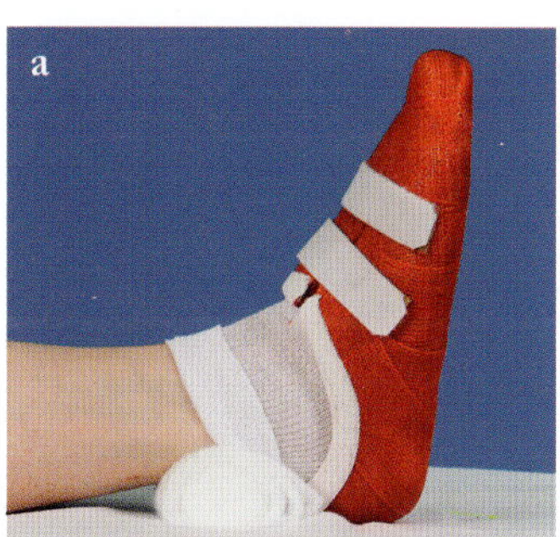

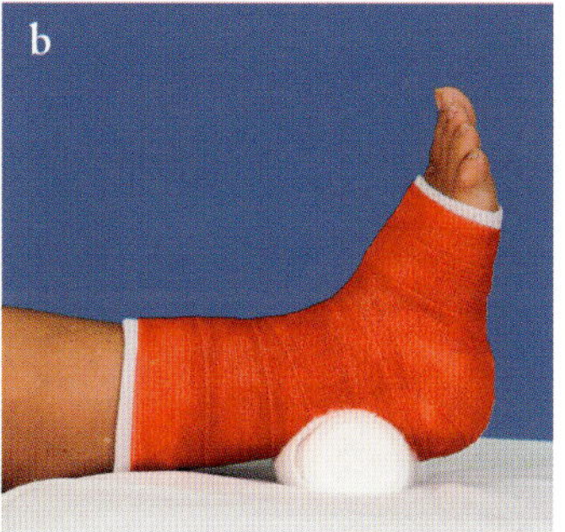

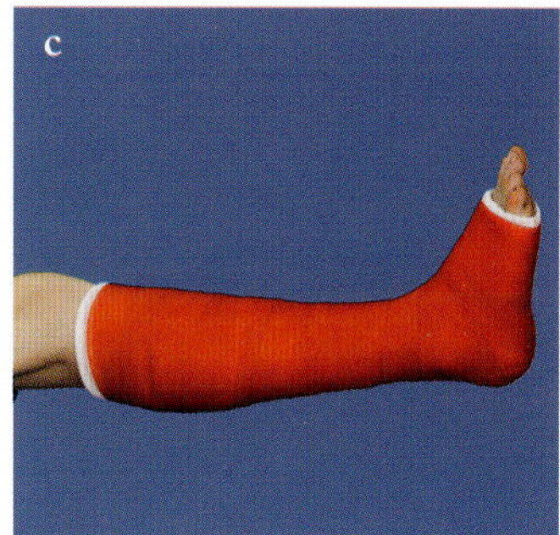

29.02 Bei einem Geisha-Schuh oder Kletterpatschen ist das Sprunggelenk frei beweglich (a); ein Gipsstiefel muss bis zum Muskelansatz der Wade reichen (b); ein US-Combicast-Stützverband (c)

9.4 Verarbeitungsmöglichkeiten eines Combicast-Stützverbandes

Arbeitsschritte – Unterarm-Combicast

- Strumpf über den Unterarm ziehen (Abb. 30.01 a)
- Randpolsterung mit dünner durchgehender Polsterung anwickeln (Abb. 30.01 b)
- Erste Softcast-Binde zirkulär **trocken** verarbeiten
- Hardcast-Longuette zur Stabilisierung anlegen (Abb. 30.01 c, d)
- Strumpfenden umschlagen
- Zweite Softcast-Binde **nass** anwickeln oder trocken verarbeiten und anschließend mit einer nassen elastischen Bandage anwickeln (längere Abbindezeit)
- Daumen ausschneiden, Ränder abkleben (Abb. 30.01 e, f)
- Gespaltenen Stützverband mit kohäsiver Bandage schließen

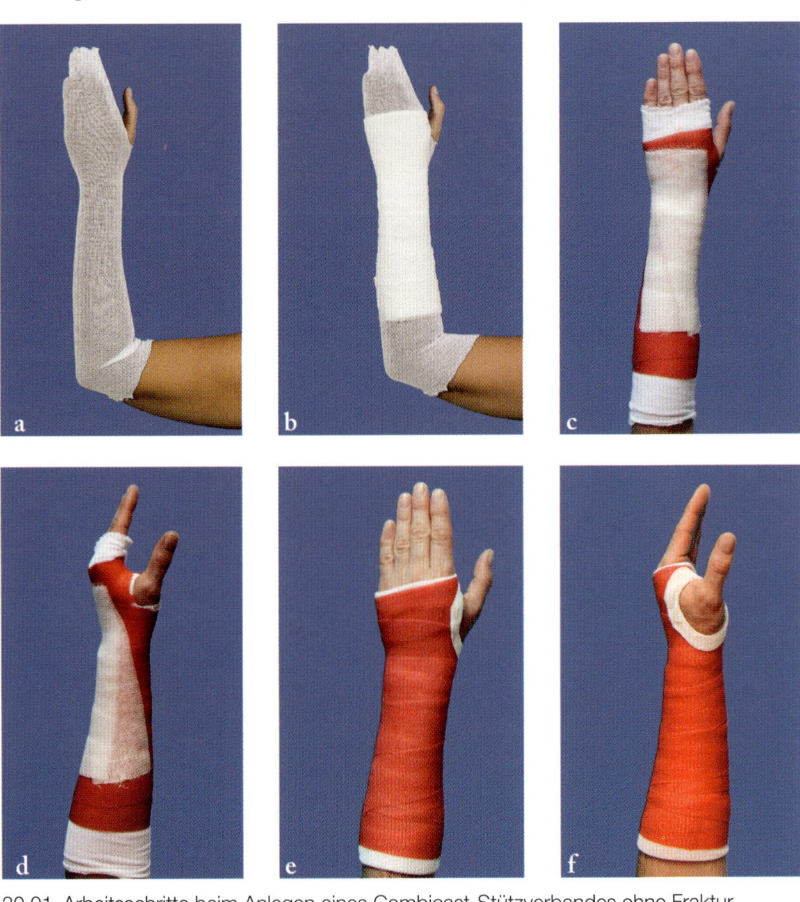

30.01 Arbeitsschritte beim Anlegen eines Combicast-Stützverbandes ohne Fraktur

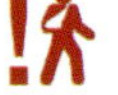
Diese Verarbeitung mit Combicast (am Beispiel des Unterarms) gilt für alle Verletzungen **ohne Fraktur**!

Arbeitsschritte – Unterschenkel-Combicast

- Ersten Strumpf über Unterschenkel ziehen (Abb. 31.01 a)
- Zweiten Strumpf überziehen und selbstklebende Polsterung an exponierten Stellen anlegen (Abb. 31.01 b)
- Erste Softcast-Binde zirkulär anwickeln (**trocken** verarbeiten)
- Hardcast-Longuette zur Stabilisierung in Steigbügeltechnik anlegen (Abb. 31.01 c)
- Strumpfenden umschlagen
- Zweite Softcast-Binde **nass** anwickeln oder trocken verarbeiten und anschließend nasse elastische Bandage anwickeln (längere Abbindezeit)
- Stützverband laut AVO spalten
- Gespaltenen Stützverband mit kohäsiver Bandage schließen (Abb. 32.01 b)

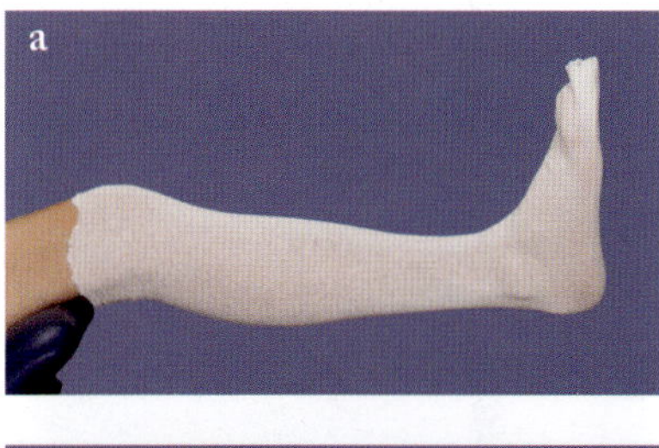

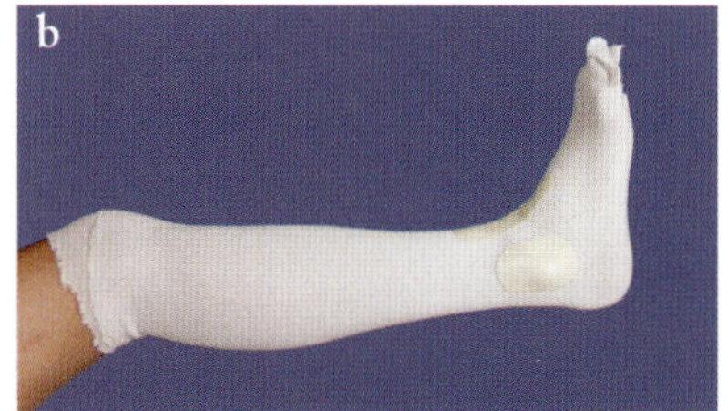

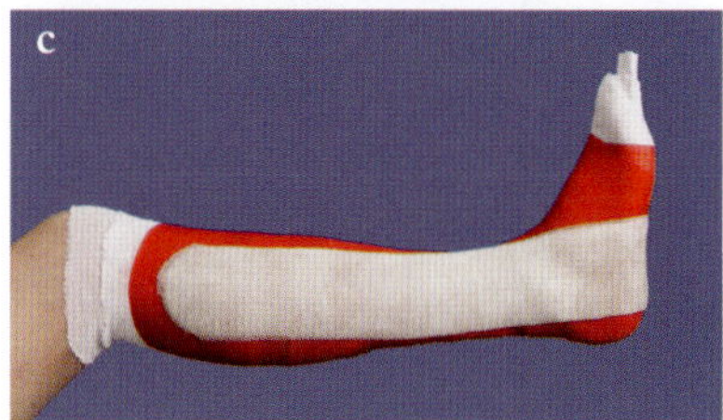

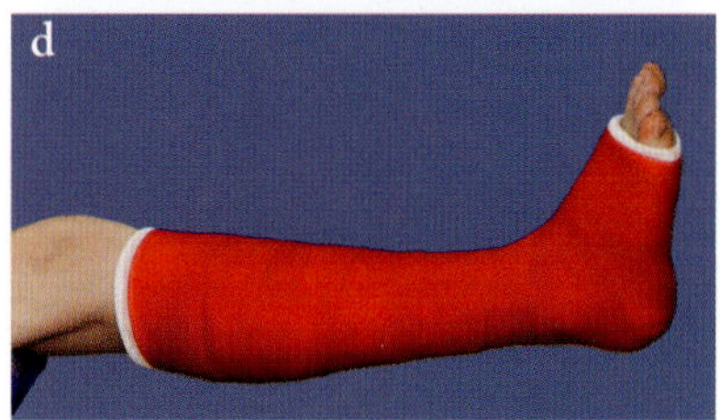

31.01 Arbeitsschritte beim Anlegen eines US-Comicast-Stützverbandes mit Zweistrumpf- (a); und Steigbügeltechnik (b)

Diese Verarbeitung mit Combicast (am Beispiel des Unterschenkels) gilt für alle Verletzungen **mit Fraktur!**

9.5 Combicast-Stützverband abnehmbar

Arbeitsschritte

- Zwei Strümpfe überziehen
- Selbstklebende Polsterung an exponierten Stellen anlegen
- Erste Softcast-Binde zirkulär **trocken** verarbeiten
- Hardcast-Longuette zur Stabilisierung anlegen
- Enden des oberen Strumpfes umschlagen
- Zweite Softcast-Binde **nass** anwickeln oder trocken verarbeiten und anschließend mit einer nassen elastischen Bandage anwickeln (längere Abbindezeit)
- **Stützverband mit einer Einkerbung spalten** (Abb. 32.01 a, b, c)
- Optional mit Klettverschluss oder kohäsiver Bandage schließen (Abb. 32.01 c)

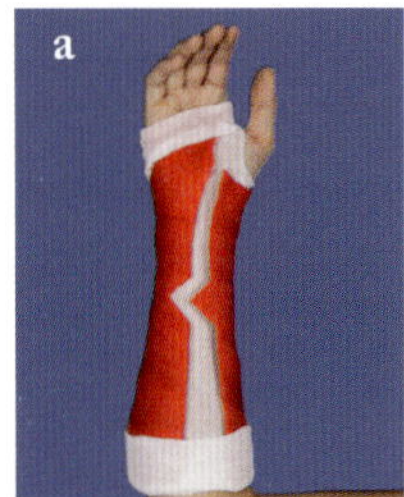
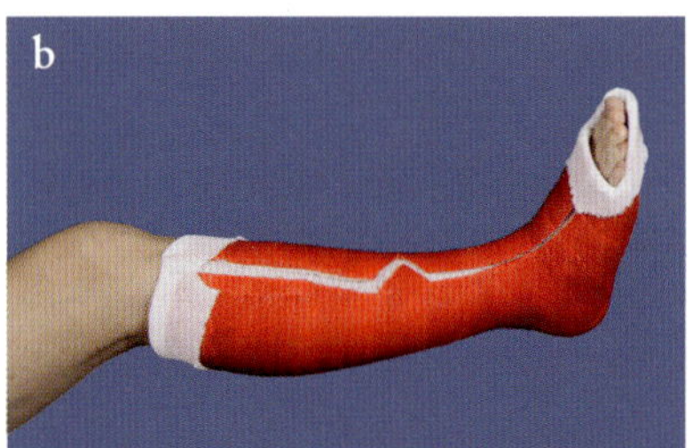
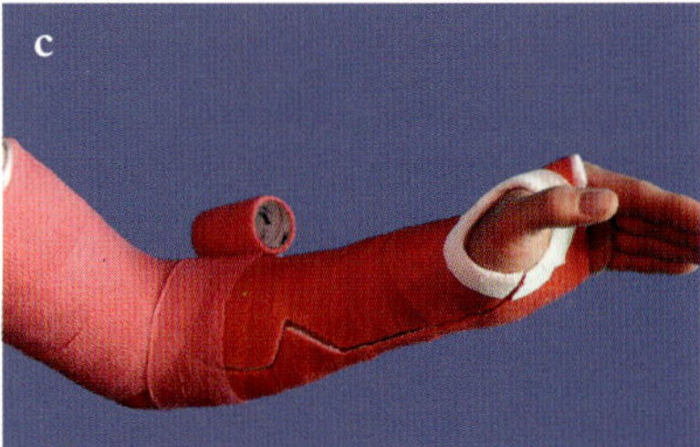

32.01 Ein Combicast-Stützverband, gespalten mit einer Einkerbung

Die abnehmbare Schiene ist ein mit einer Einkerbung gespaltener Combicast-Stützverband. Die Einkerbung ermöglicht dem Patienten – dank des vorgegebenen Fixpunktes – ein leichteres Anlegen der Schiene und wirkt zugleich stabilisierend.

9.6 Der Sarmiento-Brace

Der Sarmiento-Brace (kurz auch nur „Brace" genannt) ist eine zirkuläre, individuell angepasste Kunststoffmanschette, welche die gebrochenen Fragmente durch gleichmäßige, feindosierte Weichteilkompression schient.

Indikation

- OA-Schaftfraktur
- US-Schaftfraktur

Dimension des Stützverbandes

- Die benachbarten Gelenke bleiben funktionell frei beweglich.

! Nach drei Wochen sind die Fragmente durch einen plastisch verformbaren *Kallus* fixiert. Für weitere drei Wochen kann nun ein Sarmiento-Brace (lt. AVO) angepasst werden, der eine frühfunktionelle Behandlung ermöglicht.

Kallus: neugebildetes Knochengewebe

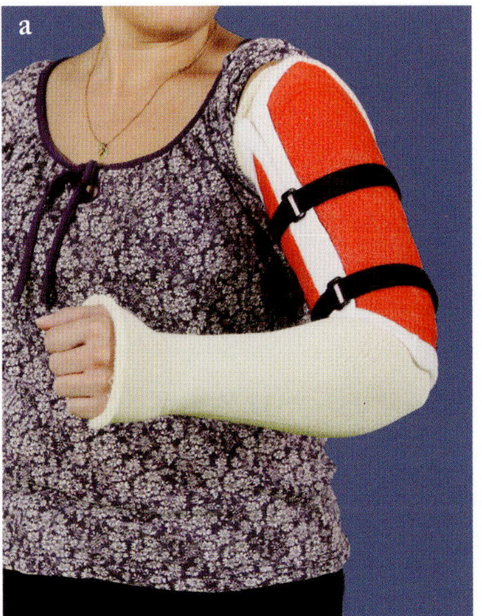

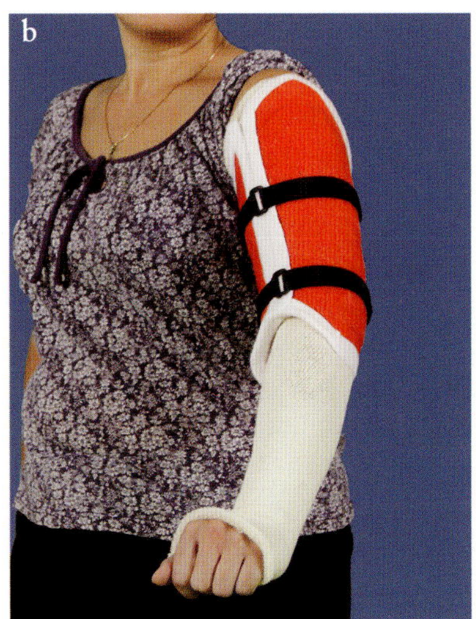

33.01 Ein Oberarm-Brace: Ein Beugen (a) und Strecken (b) sollte möglich sein.

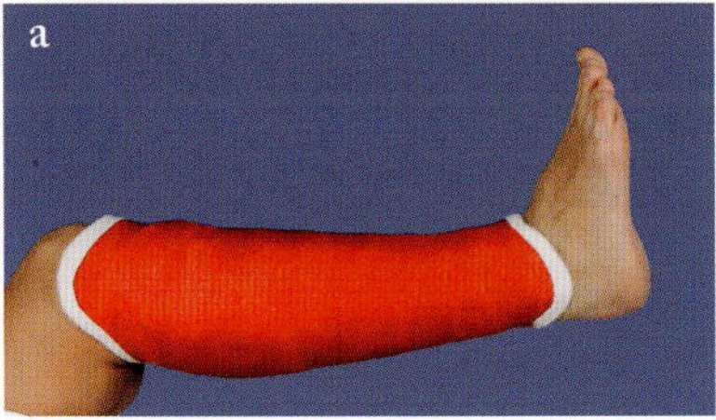

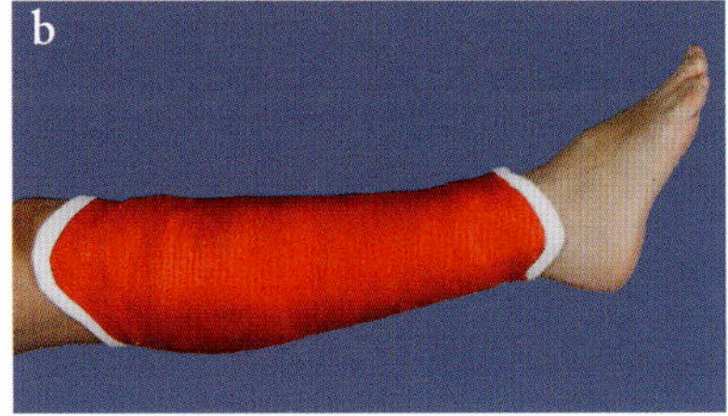

33.02 Ein Unterschenkel-Brace: Kniegelenk (a) und Sprunggelenk (b) bleiben frei beweglich.

10 Rigide Stützverbände

Ein rigider synthetischer Stützverband ist ein mit Polyurethanharz imprägniertes Glasfasergewebe. Er ist sowohl in Rollen als auch in Form von Longuetten erhältlich. Die Verarbeitung eines rigiden Stützverbandes ist mit Nitril-Einmal-Handschuhen durchzuführen, Hautkontakt sollte vermieden werden.

Wiederum gilt:

- Sauber arbeiten (keine Falten wickeln)
- Erste Binde trocken verarbeiten (längere Abbindezeit)
- Hardcast-Binden überlappend verarbeiten
- Bereits drei bis vier Lagen reichen aus, um einen festen Verband zu erzielen, der aber noch nicht belastet wird (Hardcast-Longuette als Verstärkung ist nicht notwendig).
- Bei fünf bis acht Lagen ist der Hardcast voll belastbar (Gehgips).
- Hardcast hat scharfe Ränder, die daher gut gepolstert werden müssen (Verletzungsgefahr).
- Druckstellen beim Halten des feuchten Kunststoffverbandes oder durch vorzeitiges Ablegen sind zu vermeiden!
- Kunststoffverbände sind gegen Wasser und Feuchtigkeit resistent, nicht aber jedes Polstermaterial. Daher sei davor gewarnt, einen synthetischen Stützverband als „Badegips“ oder wasserfesten Verband zu empfehlen!
- Hardcast-Verbände sind leicht, röntgenstrahlen sowie luft- und wasserdampfdurchlässig.
- Hardcast wird sehr hart und kann nur mittels einer oszillierenden Säge in der sogenannten „Schalentechnik“ entfernt werden (Der Stützverband wird innen- und außenseitig aufgeschnitten); ein Aufspreizen des Stützverbandes ist nicht möglich.
- Sollte beim Duschen Wasser in den Stützverband eindringen, ist dieser **kalt trocken zu föhnen** oder ganz zu erneuern.

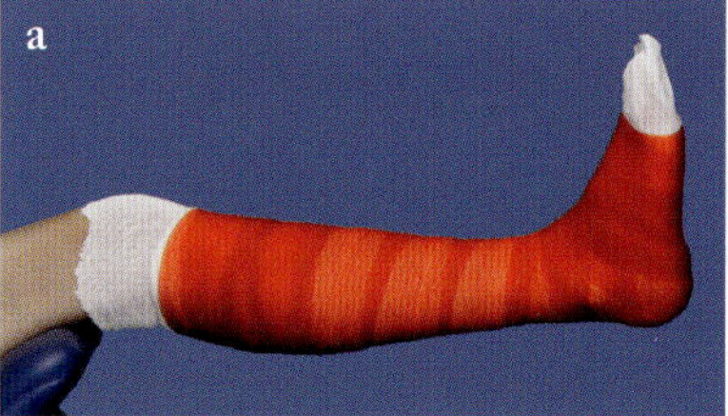

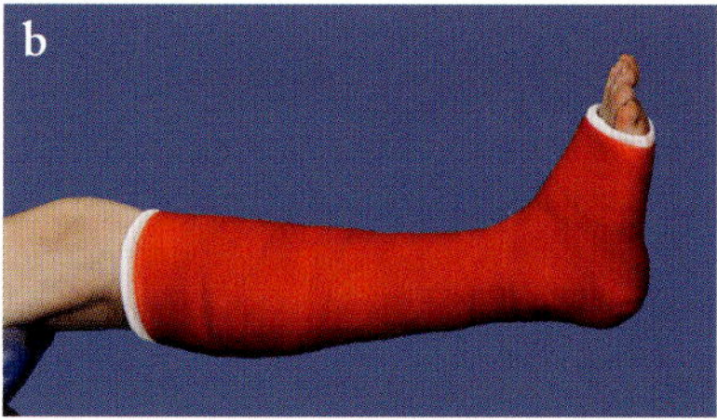

34.01 Bei einem rigiden Stützverband erübrigt sich die Versteifung durch eine zusätzliche Hardcast-Longuette.

10.1 Richtlinien zur Anwendung eines rigiden Stützverbandes

Da der rigide Stützverband sehr hart wird und scharfe Kanten hat, muss er gut gepolstert werden!

Wassertemperatur: Ca. 20–23 °C
Tauchzeit: Ca. 2–4 Sek.
Verarbeitungszeit: Ca. 3–6 Min.
Trocknungszeit: Ca. 1 Std. (Belastung nach 1 Std. möglich)

10.2 Polsterung bei einem rigiden Stützverband

1. Strumpf faltenfrei überziehen
2. Randpolsterung und gleichmäßige Polsterung mit Polsterwatte anwickeln
3. Hardcast-Stützverband anlegen

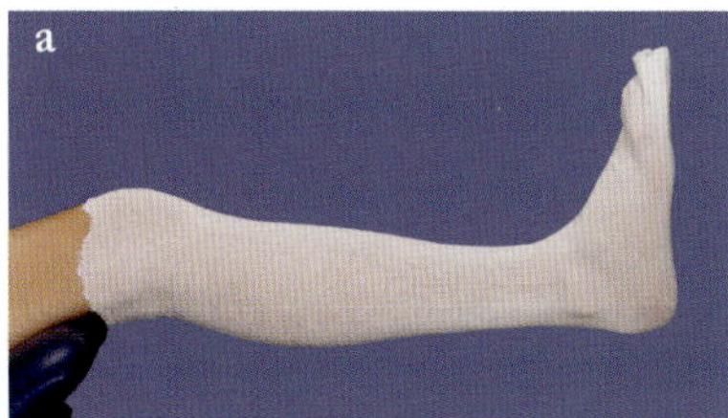

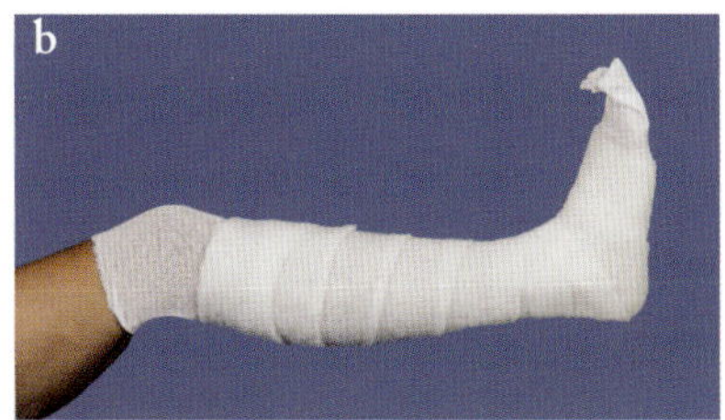

35.01 Strumpf überziehen (a); Randpolsterung mit durchgehender Polsterung (b)

Rigide Kunststoffverbände müssen gut gepolstert werden, weshalb sie für die konservative Behandlung einer Fraktur nur bedingt geeignet sind.

11 Hardcast-Fertiglonguette

Vorteile einer Hardcast-Fertiglonguette

- gut modellier- und anpassbar
- einfach in der Anwendung
- keine zusätzliche Polsterung nötig
- formstabil
- leicht
- hautfreundlich
- röntgendurchlässig
- für Patienten leicht abnehmbar

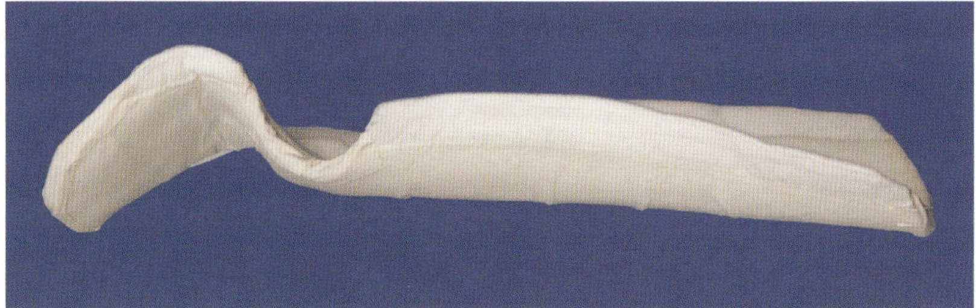

36.01 Eine Hardcast-Fertiglonguette, angepasst an die zu stützende Extremität

11.1 Richtlinien zur Anwendung einer Hardcast-Fertiglonguette

Hardcast besteht aus mehreren Lagen Glasfasergewirk, das mit wasseraktivierbarem Polyurethanharz beschichtet ist. Eine Seite ist mit einem luft- und wasserdampfdurchlässigen, ungewebten Vlies überzogen, die andere Seite mit einem luft- und wasserdampfdurchlässigen Filz. Kommt die Castschiene mit Wasser oder Luftfeuchtigkeit in Kontakt, setzt eine chemische Verbindung ein, die das Material rigide werden lässt. Fertiglonguetten sind in verschiedenen Größen erhältlich und jeweils in einem Folienbeutel verpackt. Sie stehen aber auch in einem Spenderkarton zur Verfügung, dem die jeweils erforderliche Menge (Länge) entnommen werden kann.

Wassertemperatur: Ca. 20–23 °C
Fertiglonguette nach dem Tauchen im Wasserbad mit einem Leintuch gut trocknen.
Verarbeitungszeit: Ca. 3–6 Min.
Trocknungszeit: Ca. 1 Std.

Arbeitsschritte

- Material (Hardcast) auf die gewünschte Größe zuschneiden (Abb. 37.01 a)
- Material in Wasser aktivieren
- Material mit einem Leintuch gut trocknen
- Hardcast mit einer elastischen Binde anwickeln
- Gewünschte Form anmodellieren (Abb. 37.01 b)
- Vorstehendes Material abschneiden
- Gewünschte Stellung halten
- Auch ausgehärtetes Material lässt sich nachträglich noch zuschneiden
- Nach dem Aushärten Hardcast-Longuette abnehmen
- Schnittränder mit Klebefilz abkleben (Achtung, Hardcast hat scharfe Kanten!)
- Hardcast-Longuette mit einer geeigneten Bandage anwickeln (Abb. 37.01 c, d)

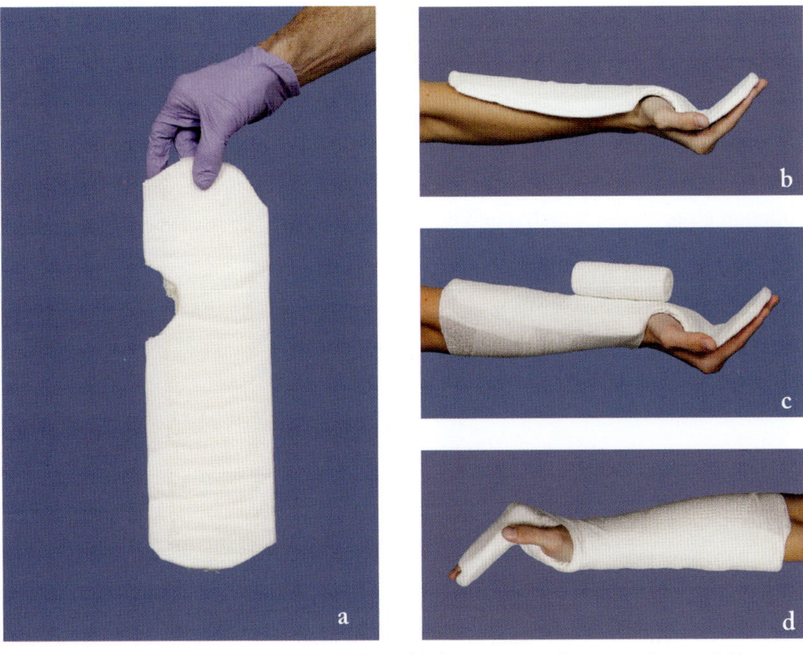

37.01 Hardcast-Fertiglonguette zuschneiden (a); Longuette auflegen und anmodellieren (b); mit Bandage anwickeln und in Funktionsstellung aushärten (c)

12 Thermoplastisches Material

Das Schienenmaterial besteht aus thermoplastischem Polyester, das mit einem Polyurethanschaum beschichtet wurde. Dieses Material eignet sich besonders gut für Schienen im Fingerbereich, als Stützverband oder auch als Stoß-Schutz nach einem Eingriff, kann aber auch als Nasenschiene verwendet werden.

Thermoplastisches Material ist wasserabweisend und perforiert, wodurch eine gute Luftzirkulation gewährleistet ist.

12.1 Vorteile von thermoplastischem Material

- einfach in der Anwendung
- gut modellier- und anpassbar
- form- und rotationsstabil
- leicht im Gewicht
- hautfreundlich
- ohne scharfe Kanten
- röntgendurchlässig
- nicht auf der Haut, sondern in sich selber haftend

Anlegen einer thermoplastischen Schiene

- Thermoplastisches Material auf die gewünschte Größe zuschneiden
- Je nach Materialstärke (0,8 oder 1,6 mm) zwischen 1-3 Min. erwärmen, bis die Oberfläche glasig wird.
- Strumpf über den verletzten Finger ziehen
- Material an der Luft kurz abkühlen lassen, bis es Körpertemperatur erreicht hat.
- **Anmodellieren** und die beiden Enden zusammenpressen, überstehendes Material abschneiden.
- Gewünschte Stellung halten, Material auskühlen lassen; zur Beschleunigung kann Schiene mit Eisbeutel oder Kältespray gekühlt werden.
- Auch ausgehärtetes Material lässt sich nachträglich noch zuschneiden.
- Nach dem Aushärten sollte Patient übermäßige Hitze und Feuchtigkeit vermeiden.

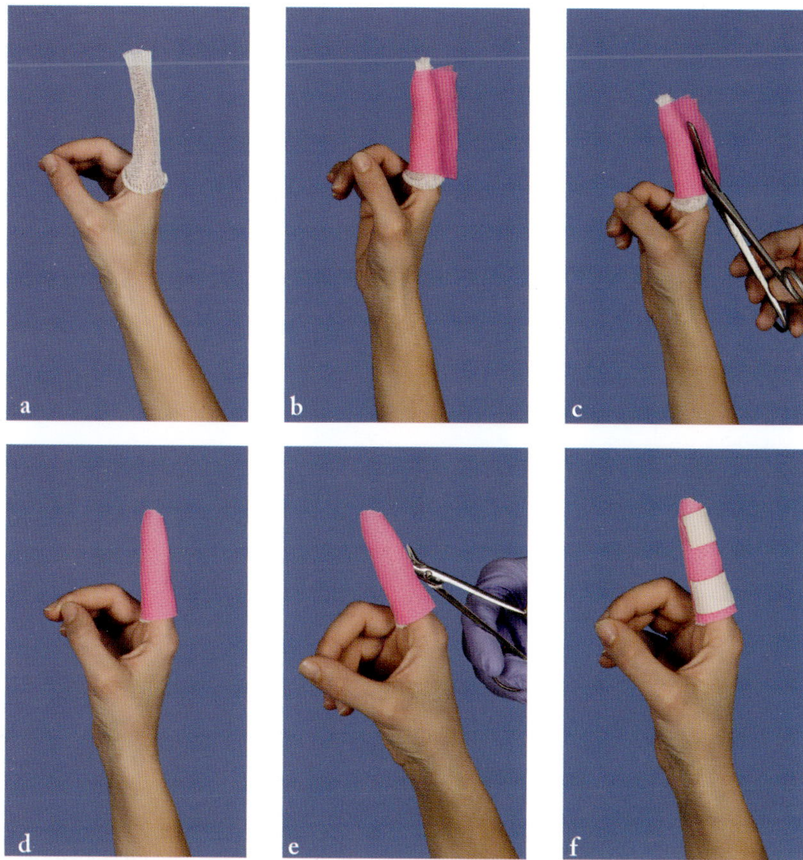

39.01 Anlegen einer thermoplastischen Schiene – PIP- oder DIP-Gelenk; eine thermoplastische Schiene kann bei Bedarf gespalten (Abb. 39.01 e) und mit Tape oder Klett verschlossen und als abnehmbare Schiene verwendet werden (Abb. 39.01 f).

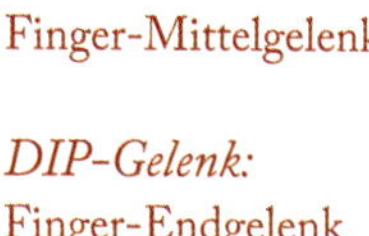
PIP-Gelenk:
Finger-Mittelgelenk

DIP-Gelenk:
Finger-Endgelenk

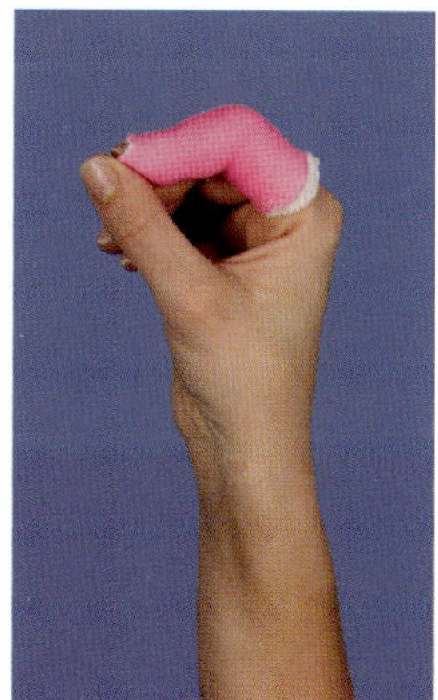

39.02 Beim Riss der Strecksehne am DIP-Gelenk ist eine Überstreckung des Endgelenkes mit gleichzeitiger Beugung im PIP-Gelenk notwendig.

13 Gipsverbände im Vergleich

13.1 Allgemeines

Bevor man einen Gipsverband anlegt, sollte Folgendes geklärt sein:

reponieren: in die Ursprungsform zurückführen; einrichten

- Hat der Patient eine Fraktur, eine Wunde, oder ist eine OP notwendig?
- Steht die Fraktur in Achse oder muss sie *reponiert* werden?
- Darf gepolstert werden oder nicht?
- Ist die Verletzung frisch? Wie stark ist die Schwellung?
- Soll der Gipsverband abnehmbar sein (Nachtlagerungsschiene)?
- Ist der Patient mobil oder bettlägerig?
- Liegt der Patient auf einer Intensivstation?
- Welches Material soll verwendet werden? Weißgips, Combi-, Hardcast ...?

Die Entscheidung, welches Gipsmaterial verwendet werden soll, ist abhängig von mehreren Faktoren. Art und Ort der Verletzung, der Schwellungszustand, der Zeitpunkt im Verlauf der konservativen oder operativen Behandlung, aber auch die Erfahrung des Gipsassistenten mit den unterschiedlichen Materialen spielen hierbei eine Rolle. Das leichteste und teuerste Material ist nicht immer die beste Wahl. Vorzüge des klassischen Weißgipses sind die geringen Kosten und die einfache Handhabung, die gerade beim Ungeübten behandlungsrelevante Anwendungsfehler reduzieren. Weißgips ist bei komplexen Frakturen oder Schwellungen für die Akutversorgung gut geeignet. Direkt nach einer Operation wird ebenfalls ein Weißgips verwendet, da die Wunde nachblutet und der Stützverband ohnehin in kurzen Abständen gewechselt werden muss. Zwei Kernfragen bleiben: (1) Welche Aufgaben muss der Verband erfüllen und (2) welches Material kann risikofrei und kosteneffizient eingesetzt werden? Die letzte Entscheidung bezüglich der Auswahl von Art und Material trifft immer der behandelnde Arzt!

13.2 Gewichtsunterschiede

Eine Kniegipshülse aus Weißgips wiegt 2-3 kg. Auch wenn sie noch so gut anmodelliert wurde, rutscht der Verband aufgrund des Gewichtes mit der Zeit nach unten und scheuert am Vorfuß. Eine Kniegipshülse aus Combicast hingegen wiegt nur 1 kg, kann problemlos anmodelliert werden und rutscht wegen des geringen Gewichtes kaum.

! Je größer der Gipsverband, desto größer fällt auch der Gewichtsunterschied zwischen Weißgips und Kunststoff-Stützverband aus. Je größer der Stützverband, desto mehr macht es auch Sinn, einen Kunststoff-Stützverband zu verwenden. Desault, Mieder, Kniegipshülse oder auch orthopädische Stützverbände können ausnahmslos mit Combicast gemacht werden. Aber auch hier liegt die letzte Entscheidung beim behandelnden Arzt.

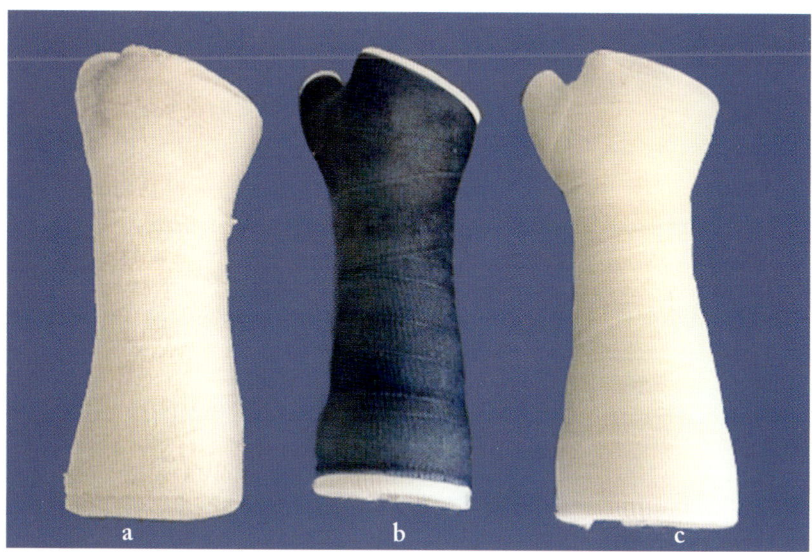

41.01 Gewichtsunterschiede am Beispiel eines Kahnbeingipses: Weißgips (a) wiegt 0,40 kg, Combicast (b) 0,25 kg und Hardcast (c) 0,20 kg

13.3 Unterschiede hinsichtlich Stütz- und Fixationseffekt

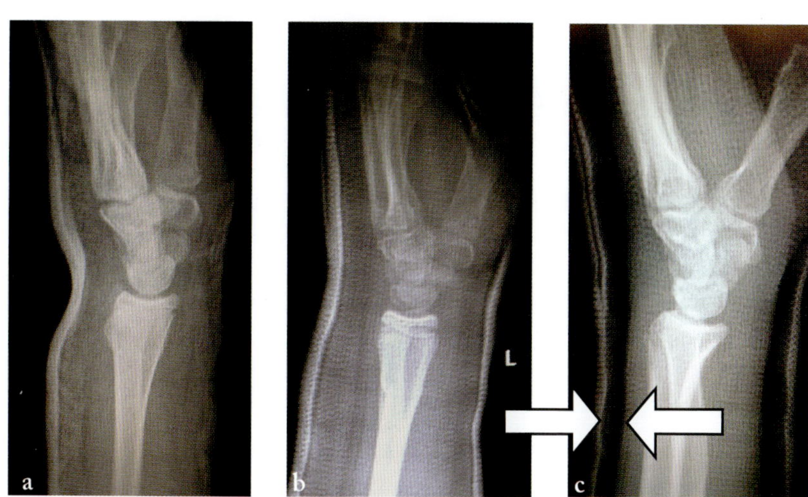

41.02 Weißgips (a) – kein Spielraum; Combicast (b) – wenig Spielraum; Hardcast (c) – sehr viel Spielraum

Je größer der Abstand zwischen Stützverband und Fraktur ist, desto geringer fallen Stütz- und Fixationseffekte aus!

13.4 Der Weißgipsverband

Vorteile:

- Weißgipsverbände können mit einer Lage Papier direkt auf der Haut angelegt werden (kein Spielraum).
- Sie lassen sich am entsprechenden Körperteil gut anmodellieren.
- Sie eignen sich gut für einen Spaltgips, da das Material nicht „federt".
- Weißgipsverbände sind bestens geeignet bei dislozierten Frakturen, wo Druck und Gegendruck ausgeübt werden müssen.
- Weißgipsverbände sind kostengünstig.

Nachteile:

- Weißgipsverbände sind schwerer. Je größer der benötigte Gipsverband, desto größer fällt der Gewichtsunterschied zu Kunststoffverbänden aus.
- Gehgipse aus Weißgips haben eine kürzere Lebensdauer.

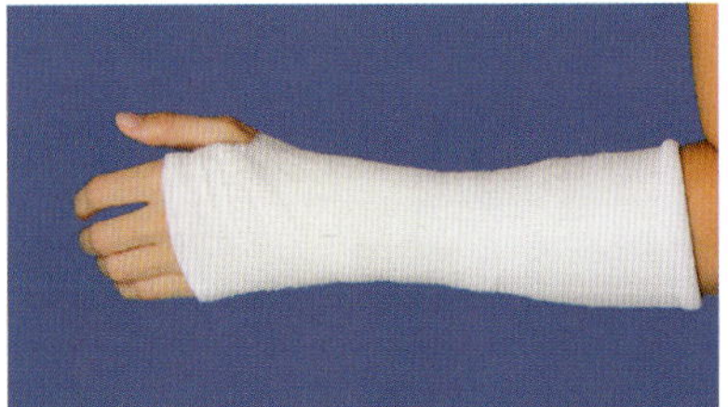

42.01 UA-Gipslonguette

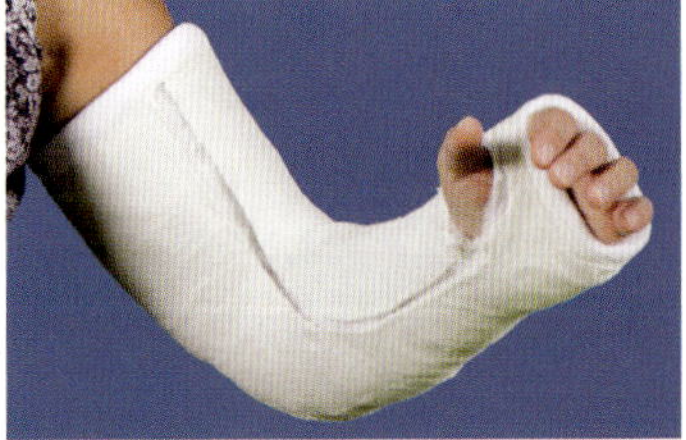

42.02 OA-Spaltgips

Weißgipsverband ist bei frischen Verletzungen sowie bei stationären Patienten als Spaltgips oder Gipsloguette kostengünstig einsetzbar. Bei stark *dislozierten* Frakturen ist Weißgips nach wie vor seiner guten Anmodellierbarkeit (auch bei geschlossenen Gipsverbänden) wegen unverzichtbar.

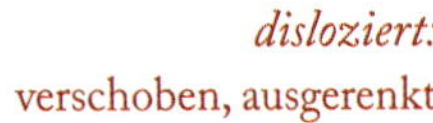

disloziert: verschoben, ausgerenkt

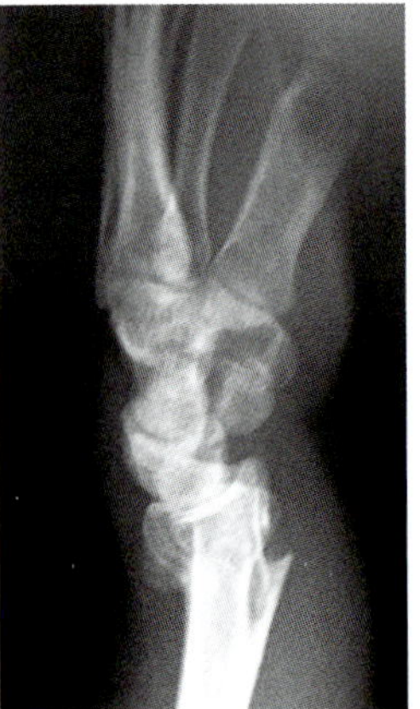

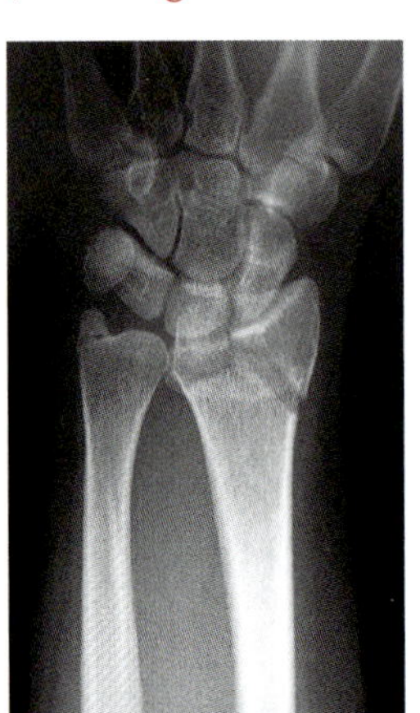

42.03 Intraartikuläre Radiusfraktur

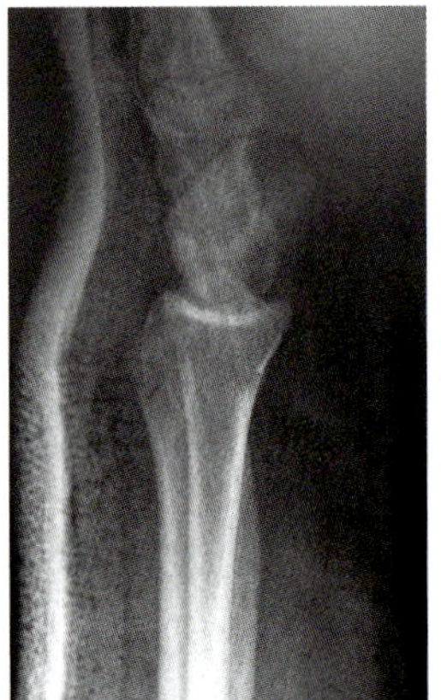

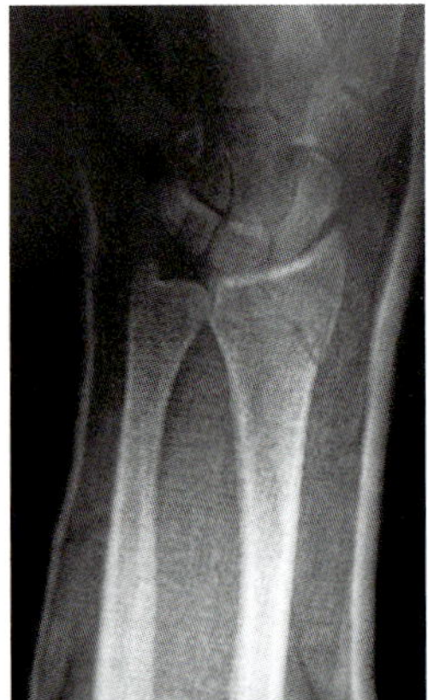

42.04 Röntgenbilder nach Reposition (Weißgips)

13.5 Der Combicast-Stützverband

Vorteile:

- Combicast-Stützverbände sind sehr flexibel in der Anwendung.
- Sie sind in Kombination mit einer Hardcast-Longuette sehr stabil und trotzdem leicht.
- Sie lassen sich in der Zweistrumpftechnik schnell als abnehmbare Stützverbände anfertigen.
- Ein Combicast-Stützverband macht die Muskelbewegungen mit.
- Die Muskelpumpe bleibt aktiv wie bei einem Verband aus elastischer Binde.
- Combicast-Stützverbände zeichnen sich durch hohen Tragekomfort aus.
- Sie bilden keine scharfen Kanten.
- Sie lassen sich einfach und sauber verarbeiten.
- Combicast-Stützverbände können auch bei nicht oder leicht dislozierten Frakturen sehr gut verwendet werden.
- Sie sind mit einer Schere leicht abnehmbar; können aber auch abgewickelt werden (Kinder).
- Ein Gehgips aus Combicast hat eine hohe Stabilität.

Nachteile:

- Combicast-Stützverbände bieten bei stark dislozierten Frakturen zu wenig Stabilität.
- Sie verursachen höhere Kosten im Vergleich zu einem Weißgipsverband.

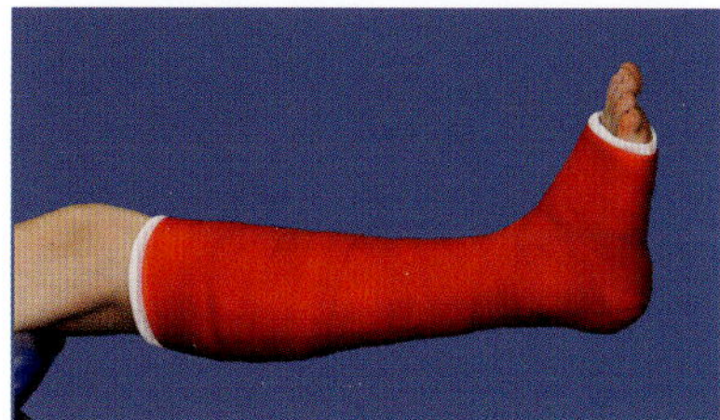

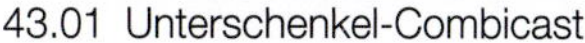

43.01 Unterschenkel-Combicast

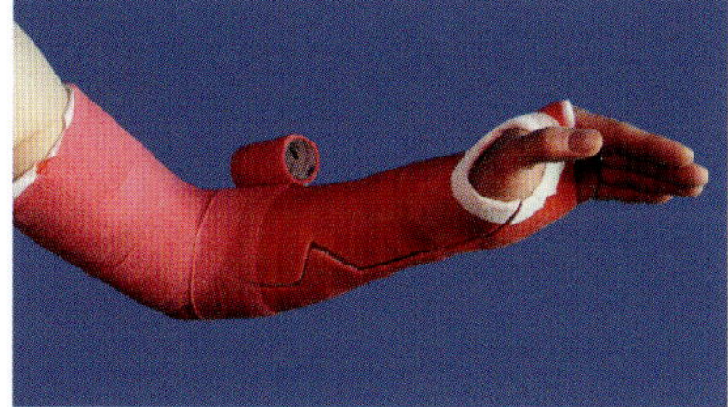

43.02 Oberarm-Combicast, Spaltgips

Combicast-Stützverbände lassen sich bei fast allen Verletzungen gut einsetzen. Die Ausnahme sind stark dislozierte Frakturen, für die eine besondere Technik des Anlegens erforderlich ist. Dank ihrer hohen Flexibilität werden heute semirigide Stützverbände in allen Bereichen (als Spaltgips, abnehmbarer oder geschlossener Stützverband) bevorzugt.

13.6 Rigide Gipsverbände

Vorteile:

- Hardcast-Verbände sind sehr stabil.
- Hardcast-Verbände sind sehr leicht.

Nachteile:

- Hardcast-Verbände haben harte, scharfe Kanten.
- Ihre rigide Verbindung verhindert die Muskelpumpe.
- Hardcast-Verbände müssen gut gepolstert werden.
- Sie können nur mittels einer oszillierenden Säge abgenommen werden.

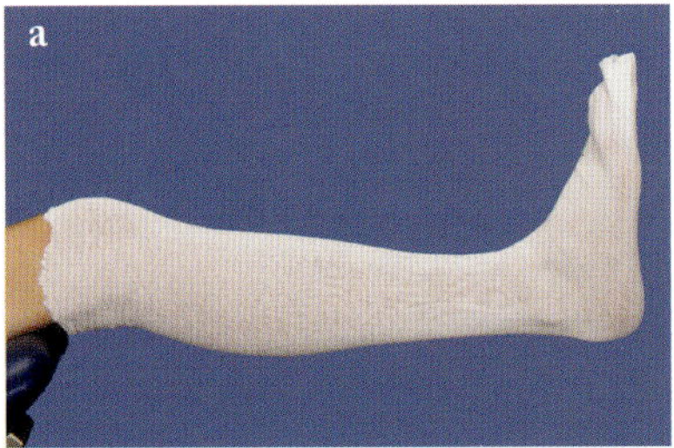

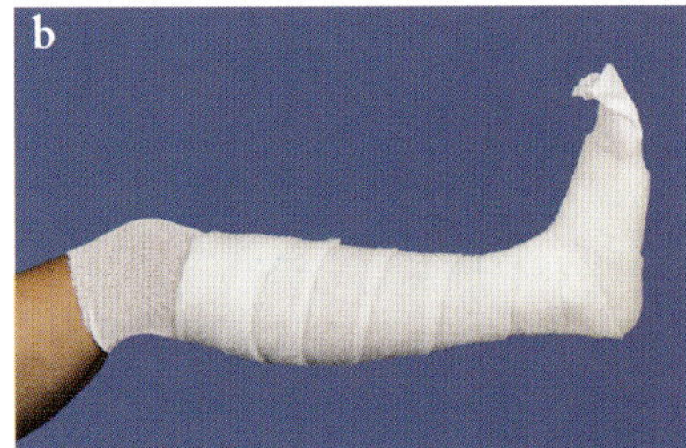

44.01 Trikotschlauch (a), gut gepolstert (b)

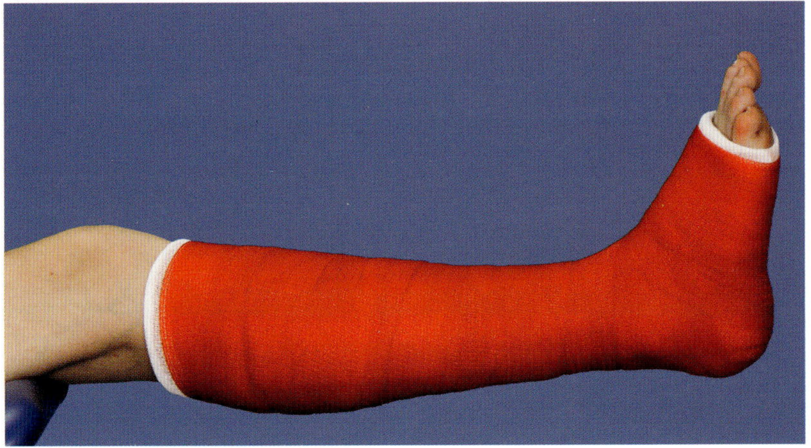

44.02 Unterschenkel-Hardcast

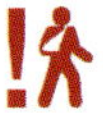

Rigid gewickelte Stützverbände werden wegen ihrer starren Eigenschaften zunehmend von modernen Gipstechniken mit Combicast abgelöst.

13.7 Rigide Fertiglonguette mit Polsterung

Vorteile:

- Fertiglonguetten benötigen keine zusätzliche Polsterung.
- Fertiglonguetten lassen sich einfach und schnell anfertigen.
- Sie können leicht und jederzeit vom Patienten selbst abgenommen und wieder angelegt werden; dies ist ein großer Vorteil hinsichtlich Hautpflege, Salbenverbänden sowie der Physio- und Ergotherapie.
- Sie sind leicht im Gewicht und trotzdem sehr stabil.

Nachteil:

- Fertiglonguetten mit Polsterung eignen sich nicht bei der konservativen Fraktur-Behandlung, da sie leicht Druckstellen verursachen.

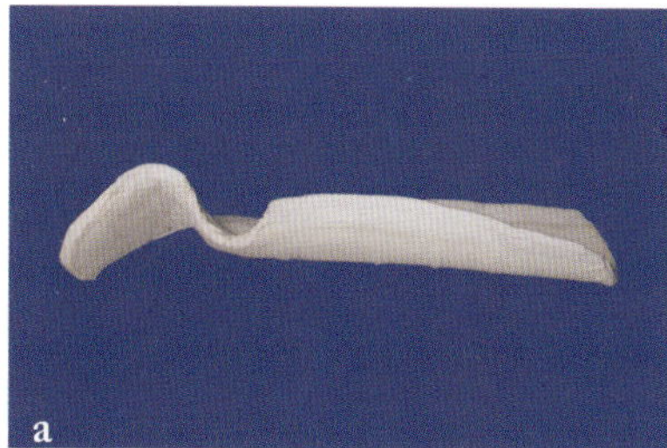
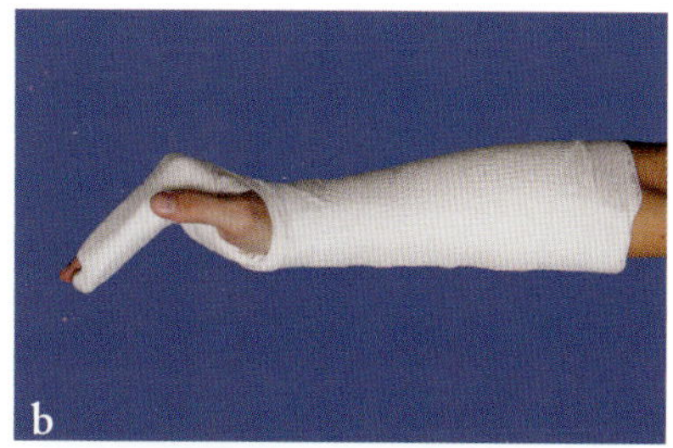

45.01 Eine Fertiglonguette zur Behandlung von Sehnenscheidenentzündungen: der fertige Hardcast-Stützverband (a), am Patienten angelegt (b)

Rigide Fertiglonguetten sind einfach zu handhaben und bedeuten für den Patienten eine angenehme Ruhigstellung. Während sie sich für die konservative Fraktur-Behandlung wenig bis nicht eignen (Druckstellen!), sind sie bei Sehnenscheidenentzündungen (Abb. 45.01) und *Morbus Dupuytren* (Abb. 45.02) in Streckstellung oder auch als Lagerungsschiene jeglicher Art (z. B. bei Wunden mit häufigem Verbandwechsel) besonders empfehlenswert.

Morbus Dupuytren: Bindegewebserkrankung der Hand, in deren Folge es zur Kontraktur (Verkürzung) von Fingern kommt

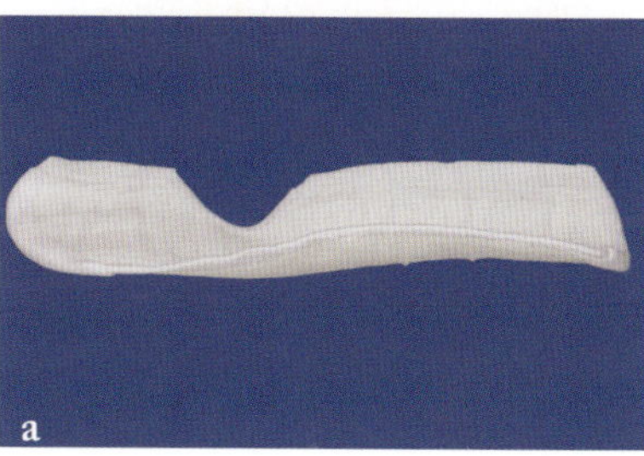
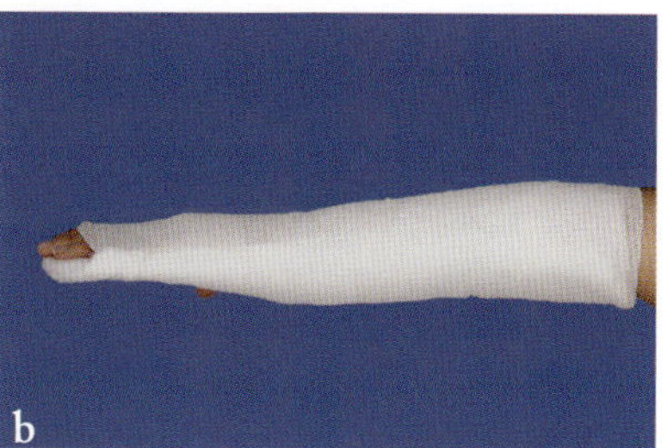

45.02 Eine Schiene in Streckstellung zur Behandlung von Morbus Dupuytren: der fertige Verband (a), am Patienten angelegt (b)

14 Funktionsstellungen

Jede längere Ruhigstellung verursacht einen Verlust an Gelenkfunktion durch Kapsel- und Muskelschrumpfung. Die Voraussetzung für eine rasche und vollständige Wiedererlangung der normalen Beweglichkeit ist die **Fixation in Funktionsstellung.**

Eine Ruhigstellung hat immer in der sogenannten Funktionsstellung zu erfolgen, es sei denn, der Arzt verordnet etwas anderes.

Funktionsstellung Handgelenk

Die nachfolgenden Beispiele zeigen die gebräuchlichsten Stellungen:

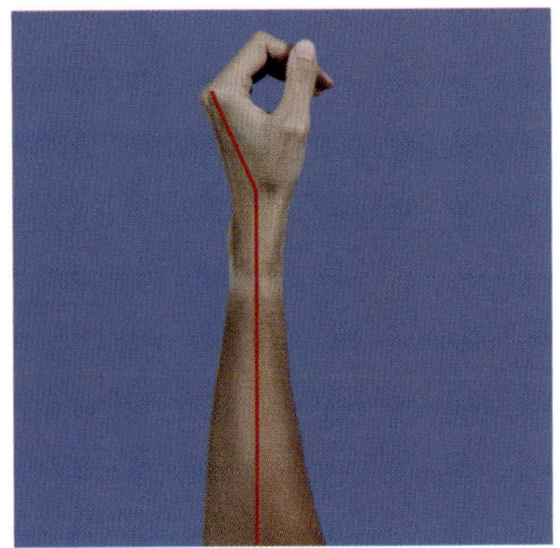

46.01 Extension *dorsal* 30°

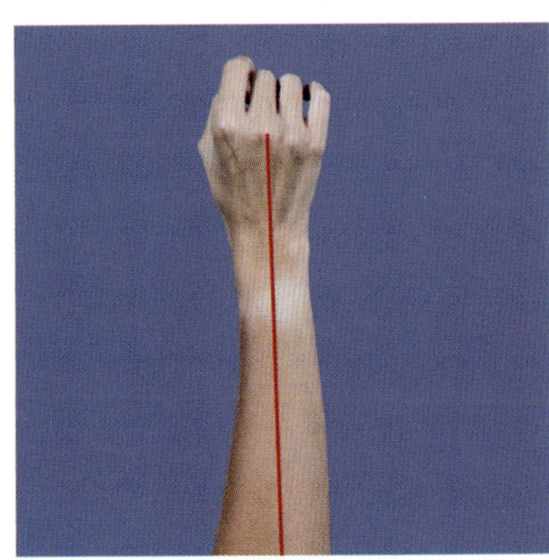

46.02 *Ulnar*abduktion 5-10°

dorsal: am Rücken gelegen (z. B. Handrücken), streckseitig (*Extension dorsal:* Bewegung im Handgelenk Richtung Handrücken)

ulnar: innenseitig, ellenseitig

Intrinsic-plus-Stellung: maximale Spannung der Fingergelenkskapsel und der Bänder

Intrinsic-plus-Stellung der Finger

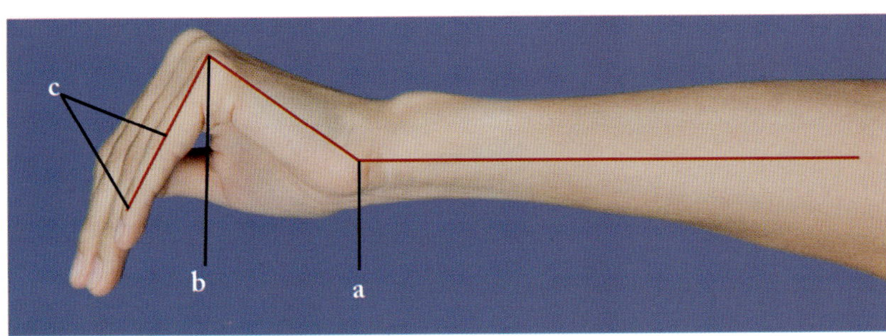

46.03 Handgelenk: Extension 30° (a); MCP (Fingergrundgelenk) 70–90° (b); Finger gestreckt: DIP (Fingerendgelenk) und PIP (Fingermittelgelenk) 0° (c)

Um eine Verkürzung der Seitenbänder der Fingergelenke zu verhindern, ist eine maximale Vorspannung (Intrinsic-plus-Stellung) notwendig.

Funktionsstellung Kahnbein

Bei der sogenannten Scaphoid-Stellung berühren sich Daumen und Zeigefinger; sie sollten dabei ein Loch bilden (Abb. 47.01 a) .

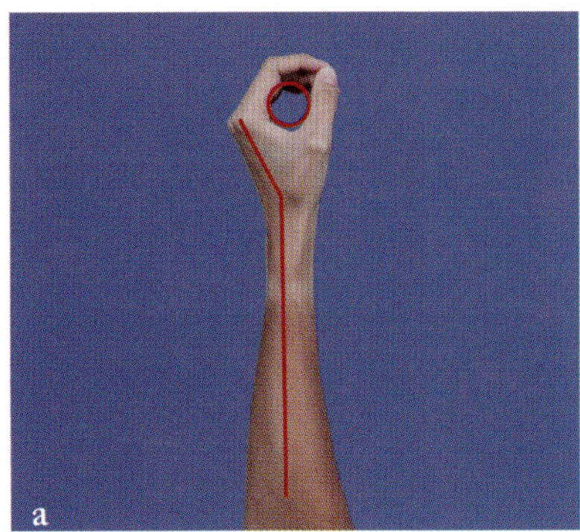

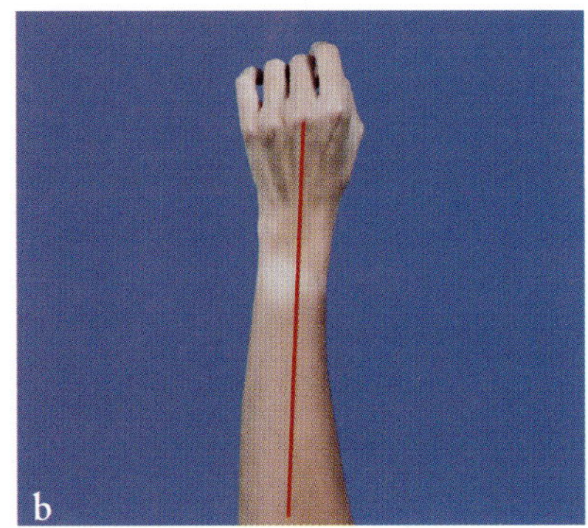

47.01 Handgelenk: Extension 30° (a), Ulnarabduktion 0–5° (b)

Funktionsstellung OA

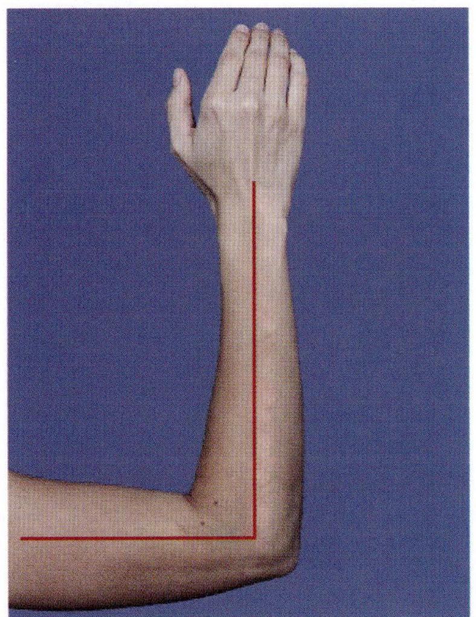

47.02 Ellbogengelenk 90°

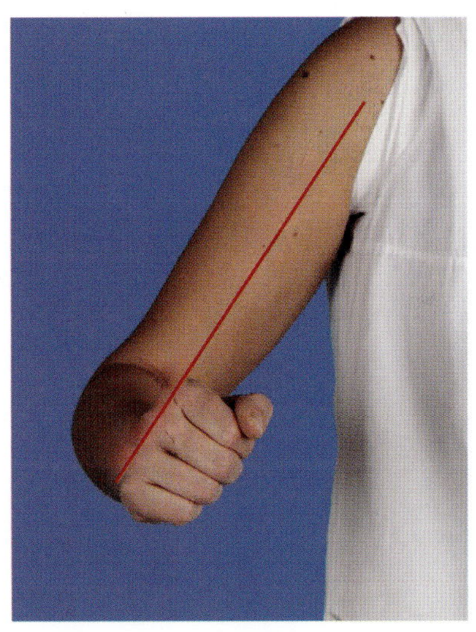

47.03 Handrücken bildet eine Linie zur OA-Achse (Neutralstellung am Unterarm, keine Pro- oder Supination).

Pronation:
Einwärtsdrehung

Supination:
Auswärtsdrehung

Funktionsstellung US

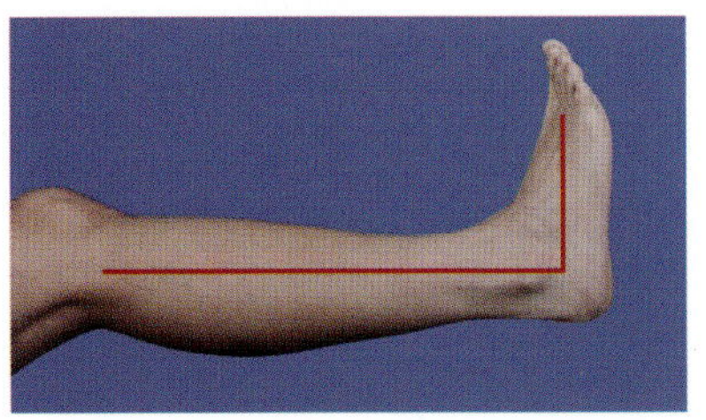

Funktionsstellung OS

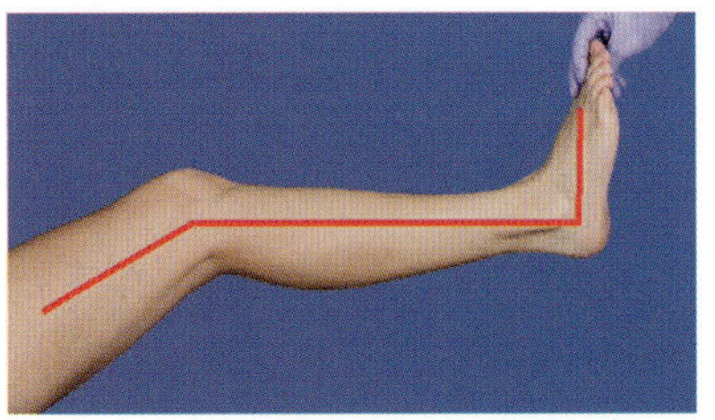

47.04 Die Fußachse steht im rechten Winkel zur US-Längsachse.

47.05 Fußachse steht im rechten Winkel. Die Funktionsstellung des Kniegelenkes liegt je nach Verletzung zwischen 15° und 20°.

15 Bruchspaltanästhesie

Die Bruchspaltanästhesie ist ein Verfahren der Lokalanästhesie zur örtlichen Betäubung von Frakturen (z.B. einer Radiusfraktur). Das Lokalanästhetikum wird perkutan (durch die gesunde Haut) mit einer Kanüle in den Bruchspalt (Frakturhämatom) injiziert.

Vorbereitung des Patienten

- Der Patient liegt mit der verletzten Seite am Rand der Liege.
- Der verletzte Arm liegt auf dem Beistelltisch.
- Für eine entlastende Lagerung des Handgelenkes wird dieses mit einer Rolle (Bandage) abgestützt.
- Sterile Kompresse
- Sterile Tupfer
- Desinfektionsmittel
- Einmalspritze 10 ml
- Lokale Betäubung lt. AVO
- Extensionsgalgen für senkrechte Extension (Abb. 49.05) oder Gipstisch mit Extensionszubehör (Abb. 49.04) für eine waagrechte Extension
- Mädchenfänger
- Gewichte, 3–4 kg
- Gegenzug mit Polsterung am OA (Abb. 49.02)

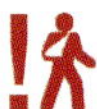

Der Arzt desinfiziert die betroffene Region und führt anschließend die Bruchspaltanästhesie durch. Dabei wird das Lokalanästhetikum direkt in den Bruchspalt injiziert.

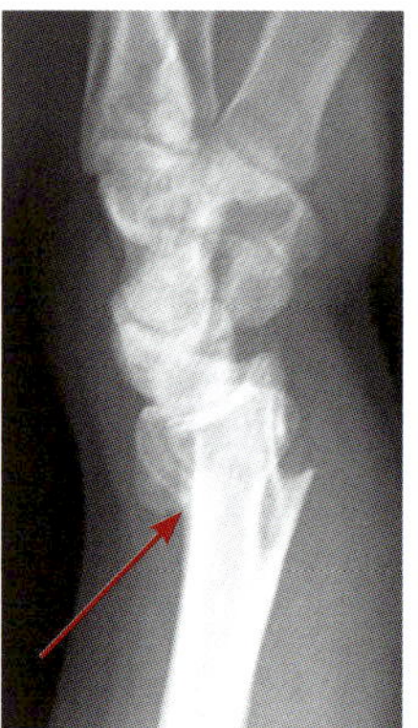

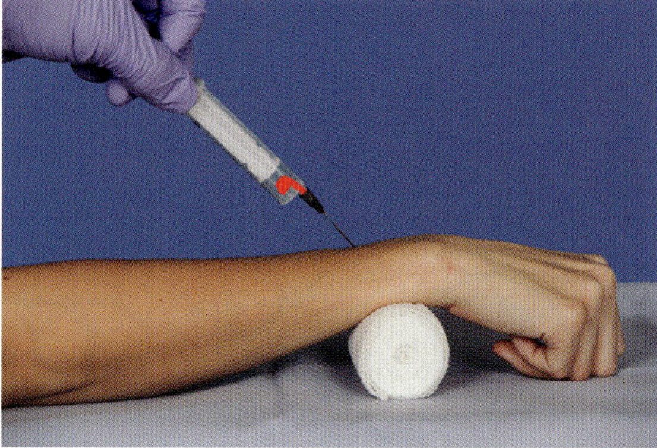

48.01 Die rote Fahne (aspiriertes Frakturhämatom) ist der sichere Beweis dafür, dass sich die Nadel im Bruchspalt befindet. Jetzt kann das Lokalanästhetikum direkt in den Bruchspalt injiziert werden.

16 Extensionszubehör für die obere Extremität

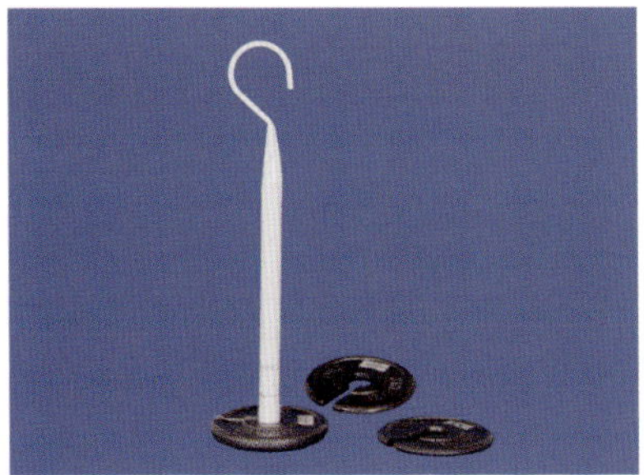

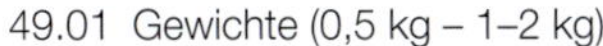

49.01 Gewichte (0,5 kg – 1–2 kg)

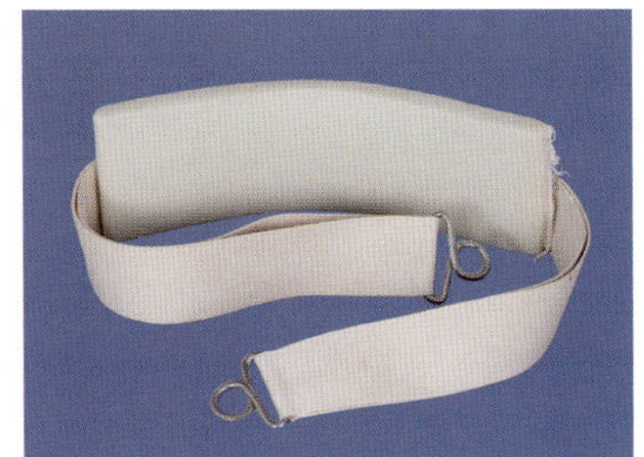

49.02 Gurte für Gegenzug

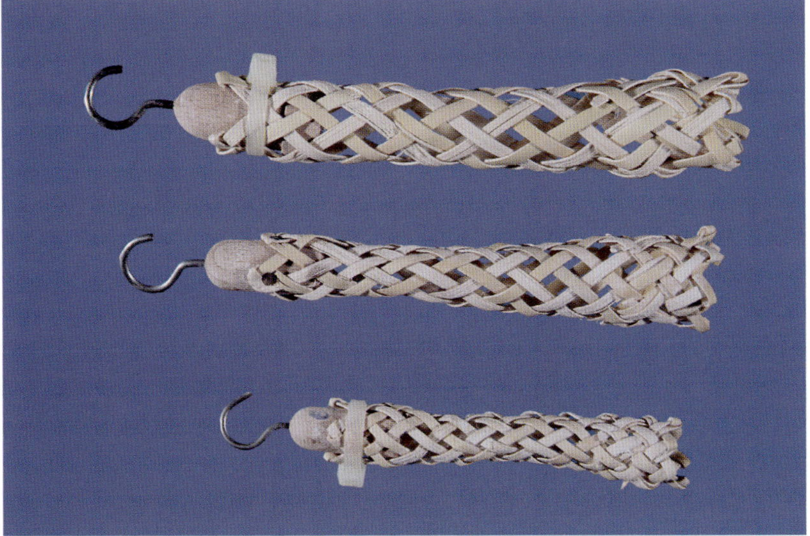

49.03 Mädchenfänger. Unter Zug verjüngt sich das Weidenholzgeflecht.

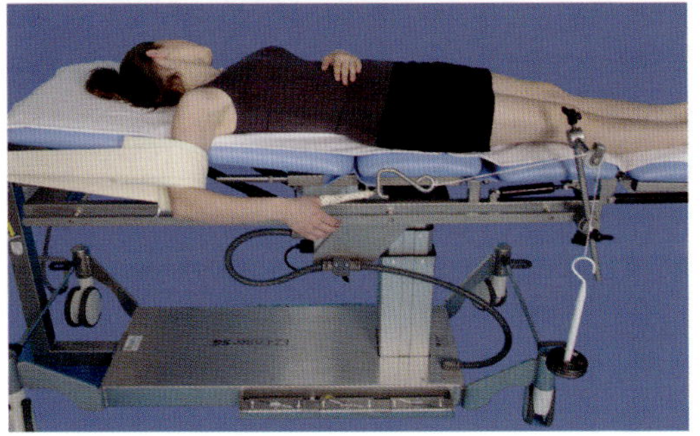

49.04 Moderner Gipstisch mit Extensionszubehör für einen waagrechten Aushang

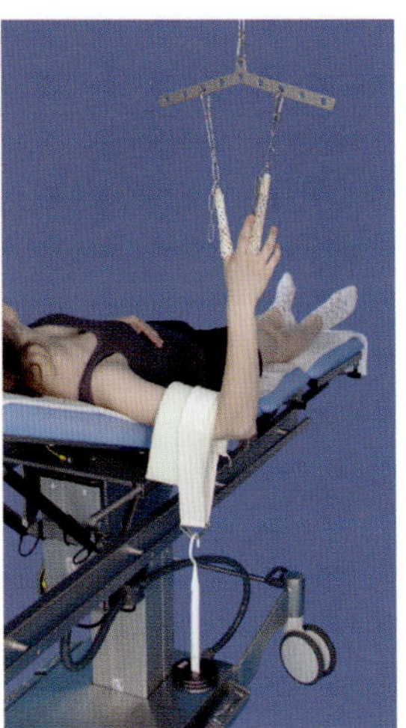

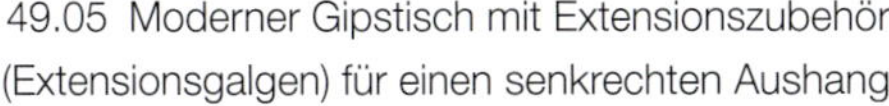

49.05 Moderner Gipstisch mit Extensionszubehör (Extensionsgalgen) für einen senkrechten Aushang

17 Reposition

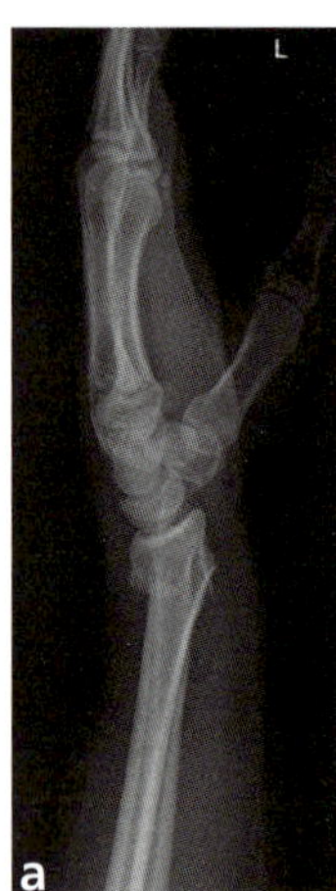

50.01 Radiusfraktur nach dorsal verkippt (a); dorsalseitige Abstützung der Fraktur (b)

Eine Frakturbehandlung erfolgt nach drei Grundprinzipien:

Reposition – Retention – Rehabilitation.

Reposition bedeutet das Einrichten der Bruchstücke. Das Ziel ist die Wiederherstellung der ursprünglichen Anatomie (Länge, Achse und Rotation). Dies unterstützt den Heilungsprozess und ist die Basis einer erfolgreichen Rehabilitation mit Wiederherstellung der Funktion.

Die Reposition einer Fraktur funktioniert in drei Schritten, wobei die Reihenfolge unbedingt einzuhalten ist, um weiteren Schaden für den Patienten abzuwenden:

Schritt 1: Wiederherstellung der Länge durch:
Extension (Zug in Längsachse)
Schritt 2: Wiederherstellung der Achse durch:
Reposition (Zurückbringen in die Ursprungslage, Einrichten durch Nachvollziehen des Bruchmechanismus in umgekehrter Reihenfolge)
Schritt 3: Wiederherstellung der Rotation durch:
Rotation (Drehung)

Mit der 3-Punkt-Abstützung wird verschiedenen Kräften entgegengewirkt. Die mechanische Retention wird durch zwei Abstützpunkte auf der Seite der Dislokationsrichtung (in diesem Falle dorsal) und einem gegenüberliegenden Abstützpunkt (palmar) erreicht. Die beiden Abstützpunkte liegen proximal und distal des Achsenscheitels (Fraktur), wobei ein möglichst langer Hebelarm zwischen diesen die mechanische Stabilität erhöht. Der gegenüberliegende Abstützpunkt liegt zwischen diesen auf Höhe der Fraktur.

Unter **Retention** versteht man das Fixieren der bei der Reposition erreichten Stellung konservativ mit einem Stützverband oder operativ mit einem osteosynthetischen Material (Schrauben, Klammern, Platten …). Beim Anlegen des Stützverbandes kommt die Dreipunkt-Abstützung zum Einsatz (Abb. 50.01 b). Die Gipslonguette wird auf der abzustützenden Seite angelegt.

Rehabilitation beginnt nicht erst mit der Abnahme des Stützverbandes, sondern bereits mit dem Anlegen desselben, indem die frei beweglichen Gelenke gezielt trainiert werden. Der Patient sollte darüber informiert werden, dass er die frei beweglichen Gelenke auch selbstständig laufend in Bewegung halten soll, um eine gute und rasche Rehabilitation zu gewährleisten (vgl. S. 201).

17.1 Radiusfraktur dorsal (Colles) oder palmar (Smith) im Aushang

Die *dorsal* gestauchte distale Radiusfraktur (Colles) ist die häufigste Frakturform und wird je nach Klinik im waagrechten oder senkrechten Aushang reponiert.

dorsal: streckseitig, rückenseitig

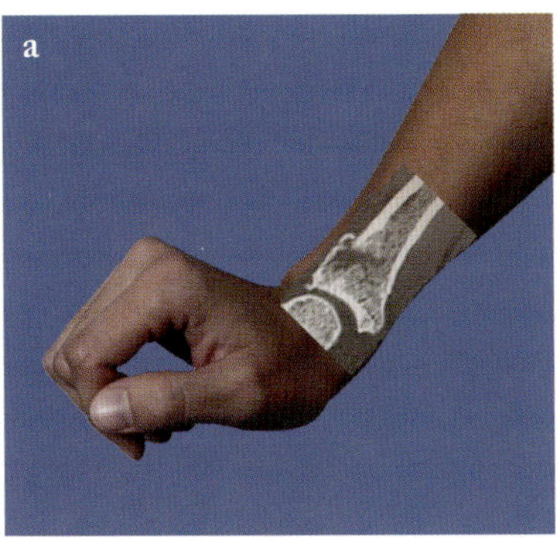

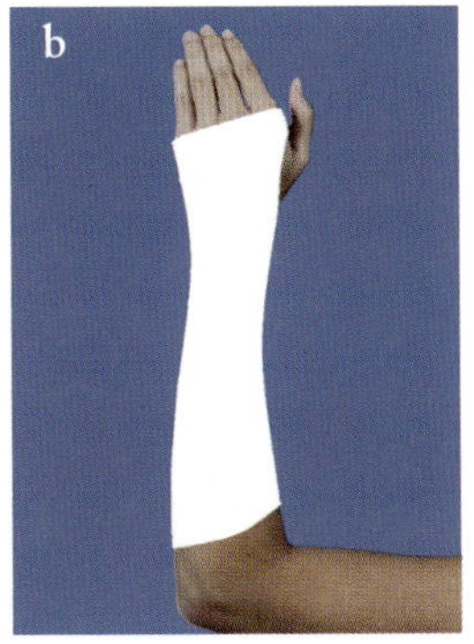

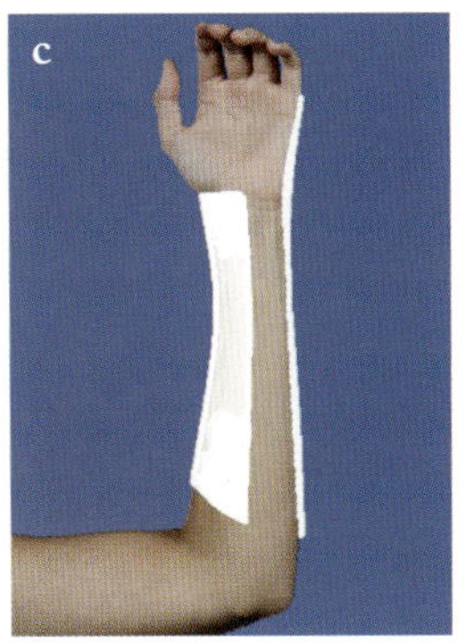

51.01 Eine nach dorsal gestauchte Radiusfraktur (a); Abstützung dorsal (b); Ausdehnung des Stützverbandes palmar (c)

Die *palmar* gestauchte distale Radiusfraktur (Smith) kann nur im senkrechten Aushang durchgeführt werden.

palmar: handflächenseitig

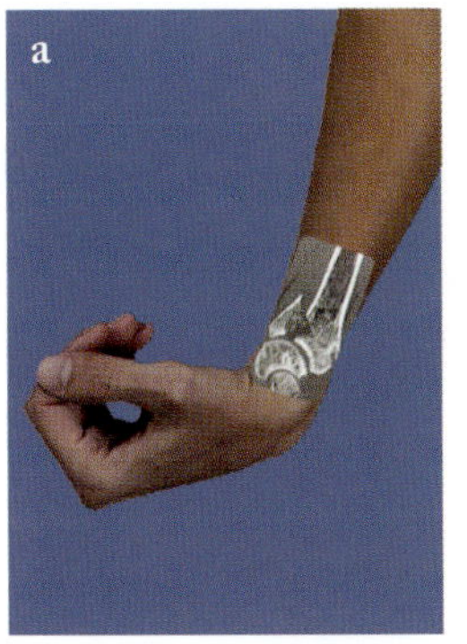

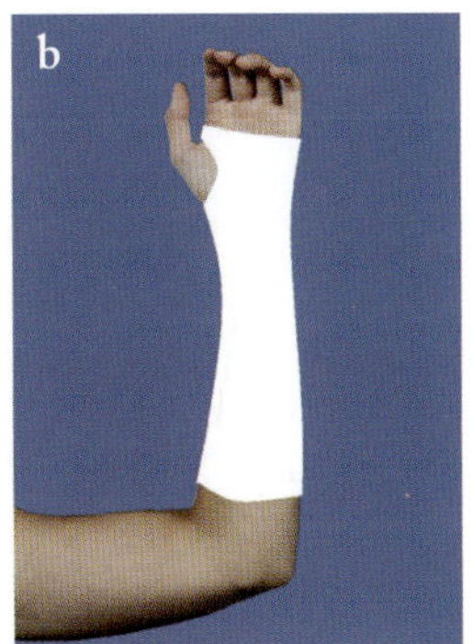

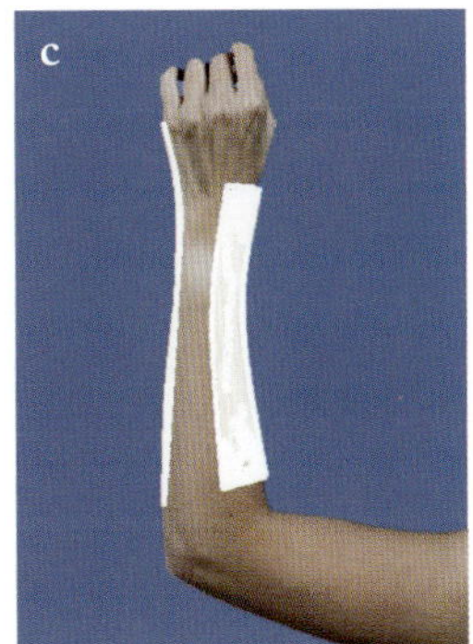

51.02 Eine nach palmar gestauchte Radiusfraktur (a); Abstützung palmar (b); Ausdehnung des Stützverbandes dorsal (c)

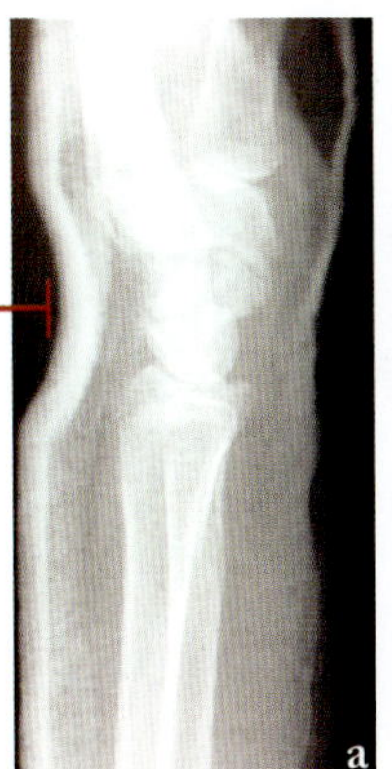

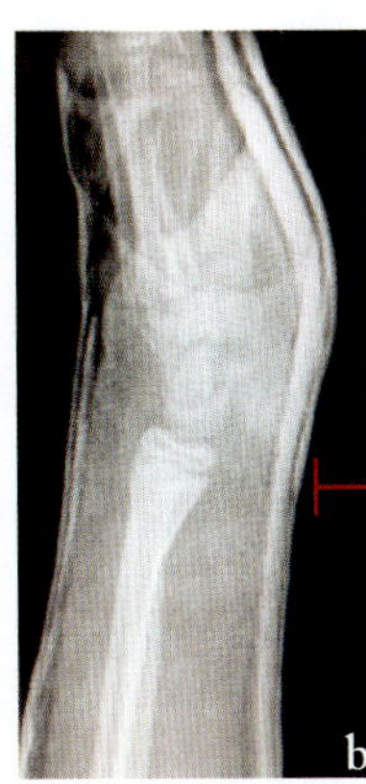

Die Abstützung ist jeweils auf der abzustützenden Seite aufzulegen; also nach dorsal verkippter Fraktur (Abb. 51.03 a) dorsale Auflage der Gipslonguette; nach palmar verkippter Fraktur (Abb. 51.03 b) palmare Auflage der Gipslonguette.

51.03 Dorsale Abstützung (a); palmare Abstützung (b)

17.2 Vorbereitung zur Reposition an der oberen Extremität

Nachdem der Arzt dem Patienten eine Schmerztherapie verabreicht hat, beginnen die Vorbereitungen für eine Reposition der oberen Extremität.

Mädchenfänger werden über Daumen und Zeigefinger oder Mittelfinger geschoben (je nach Fraktur und Zugrichtung).

Der Strumpf muss vorab übergezogen werden, sollte aber am oberen Ende also bei den Mädchenfängern aufgerollt werden (Abb. 52.01a), um die Haut während und nach der Reposition kontrollieren zu können. Das ist unabhängig davon, ob ein Unterarm- oder Oberarmgips angelegt werden muss (Radius- oder UA-Fraktur).

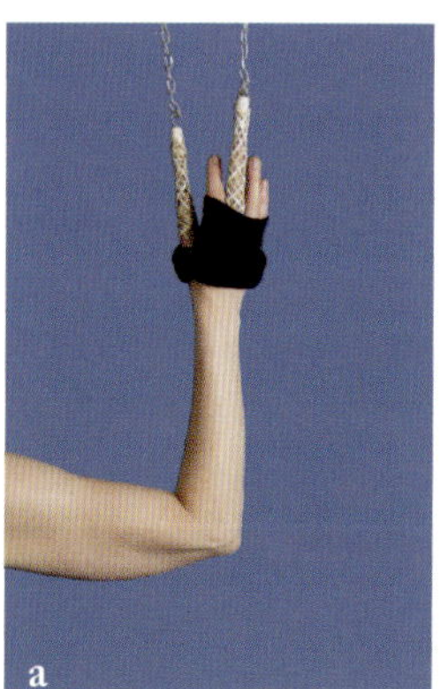

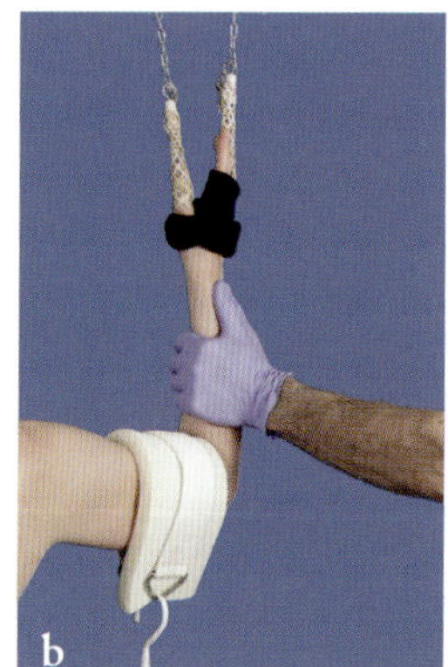

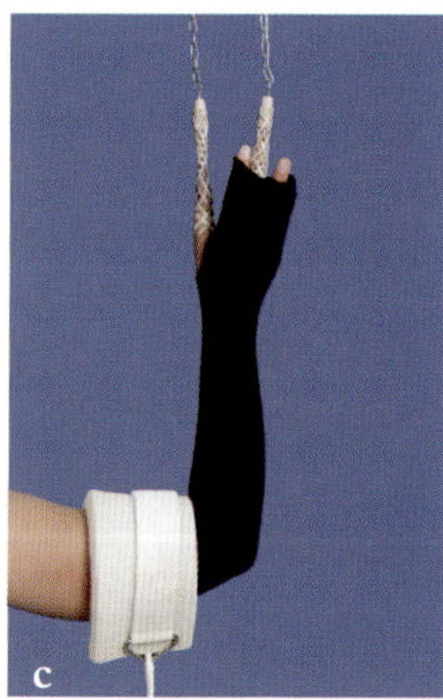

52.01 Aufgerollten Strumpf überziehen (a); Reposition entweder im senkrechten oder waagrechten Aushang durchführen (b); nach Reposition Haut kontrollieren und Strumpf überziehen (c)

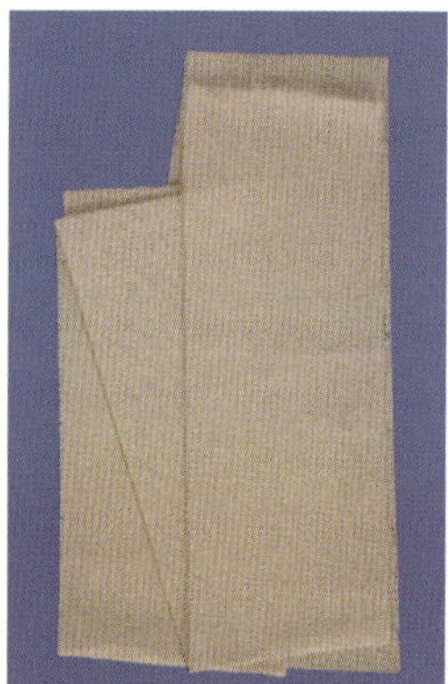

Die Gipslonguette wird wie in Abb. 52.02 in Z-Form doppelt ausgelegt, das sind je nach Patient 6–7 Lagen. Dies hat den Vorteil, dass die Longuette im Mittelteil die erforderliche Stärke hat, aber an den Rändern beider Seiten nur 3–4-lagig ist. So kann die Longuette bei einer Schwellung an den Seitenrändern nachgeben, ohne dass der Gegendruck zur Stabilisierung der Fraktur verringert wird.

Abb. 52.02 Longuette nach Vorlage auslegen

Zur besseren Sichtbarkeit wurde bei der Reposition im Aushang ein schwarzer Strumpf von gleicher Qualität verwendet.

17.3 Waagrechte Extension mit dorsalseitiger Abstützung

Die waagrechte Extension wird nur bei einer distalen Radiusfraktur mit dorsalseitiger Abstützung angewandt.

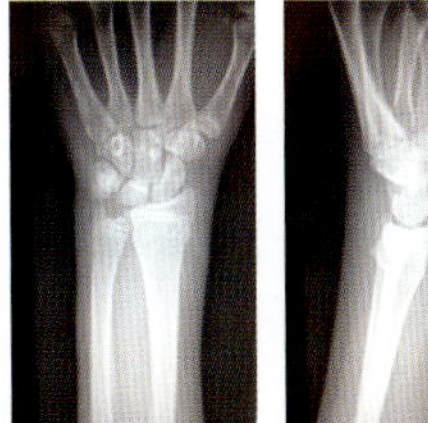

53.01 Fallbeispiel einer distalen Radiusfraktur

intraartikulär:
ins Gelenk ziehend, im Gelenk liegend

Ulnarabduktion:
seitliches Wegführen (der Hand, der Finger) Richtung Elle

Indikation

- Dislozierte Radiusfraktur
- *Intraartikuläre* Radiusfraktur (mit kurzem Daumen)

Stellung des Handgelenkes

- Handgelenk 0°
- *Ulnarabduktion* 10°

Material

- Trikotschlauch, 5 cm breit
- Polsterwatte, 5 cm breit
- Krepppapierbinde
- Gipsbinde, 12 cm breit
- Longuettenstück, 10 cm breit (bei Daumeneinschluss)
- Mullbinde, 6 cm breit
- 1–2 halbelastische Binden, à 6 cm breit
- Netzschlauch

Dimension des Gipsverbandes

- Von den Fingergrundgelenken bis zwei Finger breit unterhalb der Ellenbeuge
- Daumen frei beweglich oder mit kurzem Daumen bei einer intraartikulären Radiusfraktur
- Faustschluss möglich

Vorbereitung des Patienten

- Der Patient liegt mit der verletzten Seite am Rand der Liege.
- Strumpf aufgerollt überziehen.
- Mädchenfänger über Daumen ziehen
- Gegenzug am Oberarm
- Unterarm parallel zum Körper
- Extension mit 3–4 kg
- Zug am Daumen mit Gegenzug am Oberarm für ca. 20 Min.

Die drei Schritte zur Reposition bei einer Radiusfraktur

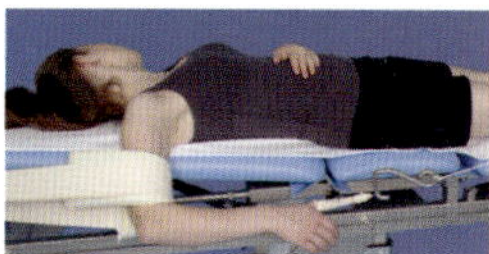

54.01 Der waagrechte Aushang

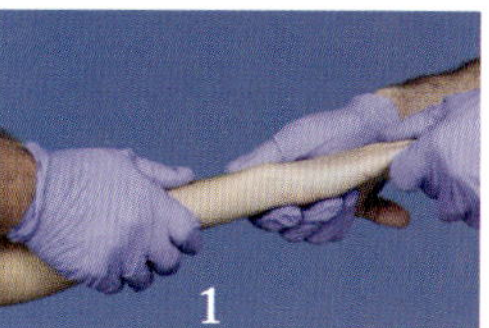

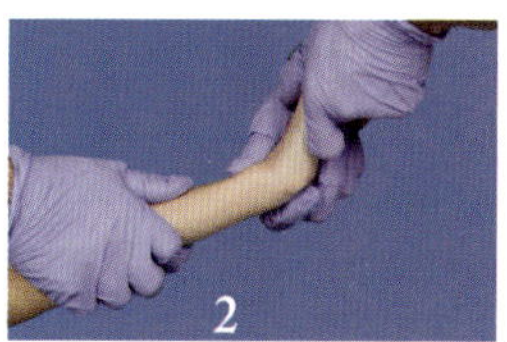

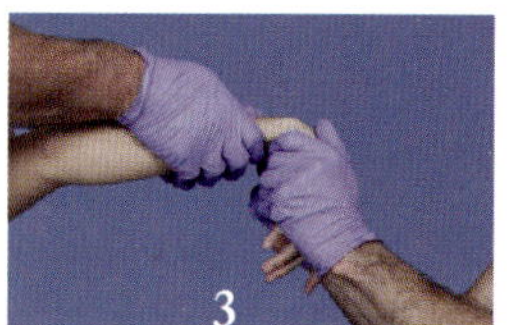

Schritt 1: Mit Extension wird Länge gewonnen.
Schritt 2: Durch Dorsalextension wird das Frakturstück entkoppelt und auf die palmare Kante gestellt.
Schritt 3: Durch Palmarflexion wird das Frakturstück in die Ursprungsform zurückgeführt und somit wieder in die anatomische Stellung gebracht.

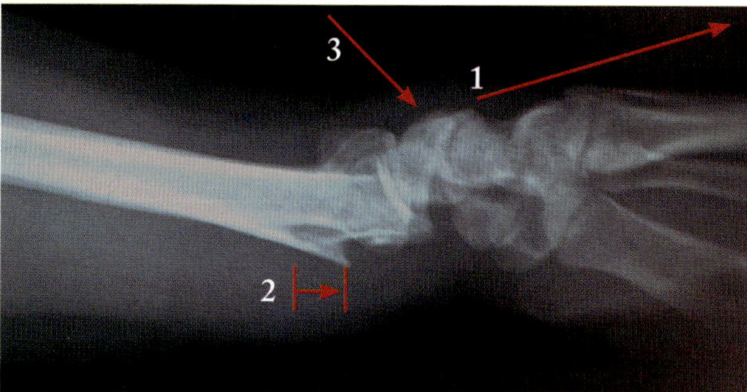

54.02 Die drei Schritte zur Reposition einer Radiusfraktur: **Schritt 1**: Extension **Schritt 2:** Entriegeln **Schritt 3:** Reposition

Durchführung

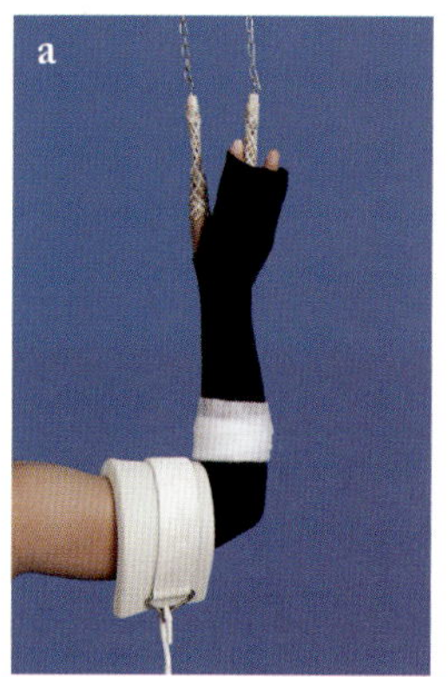

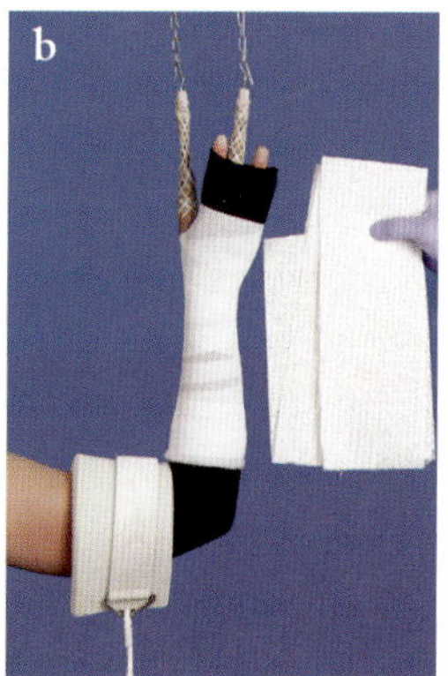

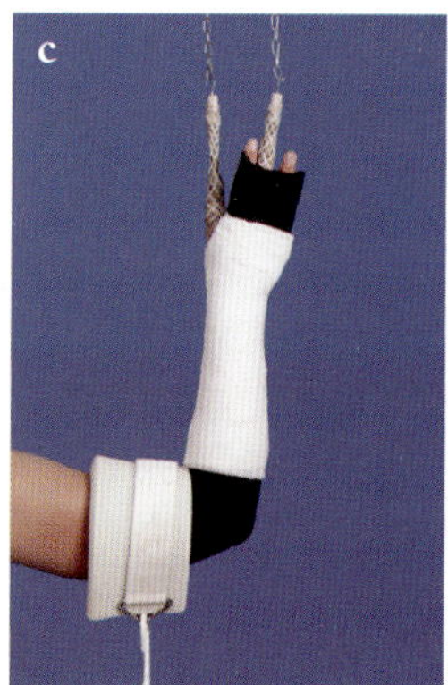

54.03 Strumpf überziehen und Randpolsterung anwickeln (a); Krepppapierbinde anwickeln, Gipslonguette auflegen (b); Gipslonguette anmodellieren und mit Mullbinde anwickeln (c)

- Randpolsterung anwickeln
- Krepppapierbinde anwickeln
- Gipsbinde auslegen (Abb. 52.02 c), nass auflegen (bei einer intraartikulären Fraktur mit kurzem Daumen)
- Gipslonguette anmodellieren und mit einer Mullbinde fixieren; dreimal durch die Hohlhand wickeln
- Delle drücken (Arzt!), um Fraktur zu stabilisieren
- Nach dem Aushärten Gipsverband palmarseitig vom Daumen weg spalten und Strumpfenden auf beiden Seiten umschlagen
- Gipsverband mit einer halbelastischen Binde zirkulär fixieren
- Netzschlauch überziehen und Arm mit einer Schlinge im rechten Winkel fixieren

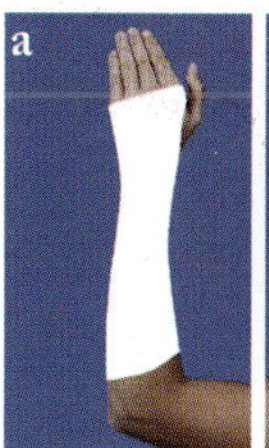

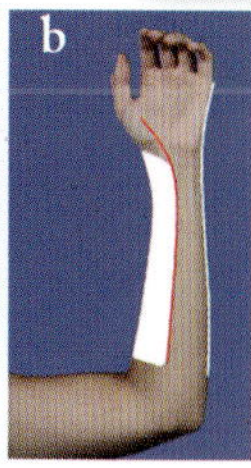

55.01 Ausdehnung der Gipslonguette dorsal (a); palmar entlang der roten Linie spalten (b).

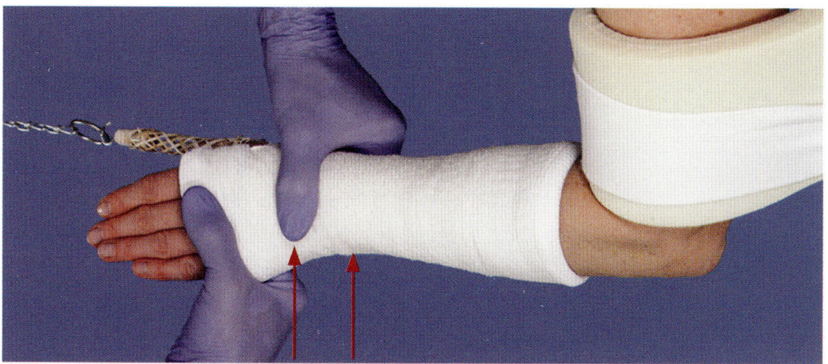

55.02 Versetzte Druckverteilung: Druck mit Daumen, Gegendruck mit Zeigefinger ausüben. Ein Zangengriff entsteht, wenn Daumen und Zeigefinger auf derselben Höhe stehen. Ein Zangengriff aber ist zu vermeiden!

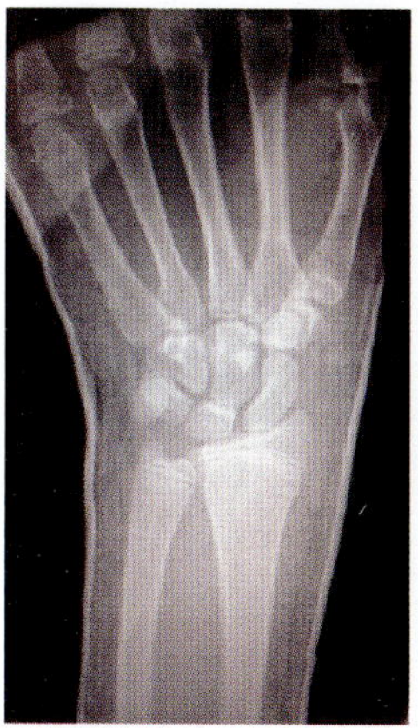
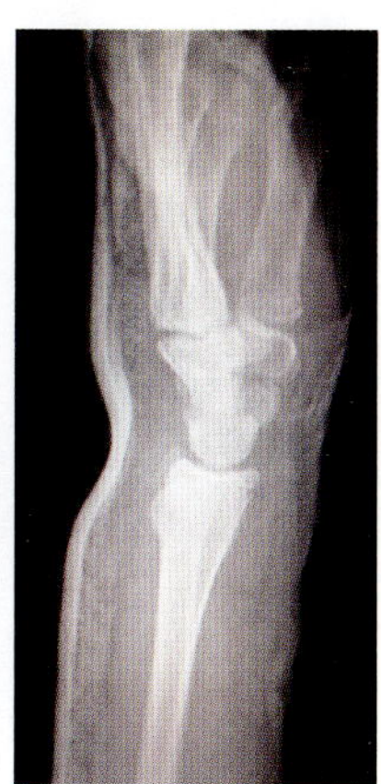

55.03 Fallbeispiel nach Reposition

Zirkulärer Schluss

- Nach zwei Tagen und ärztlicher Kontrolle Gipsbinde (10 cm breit) anwickeln

17.4 Radiusfraktur – Behandlung richtig und falsch

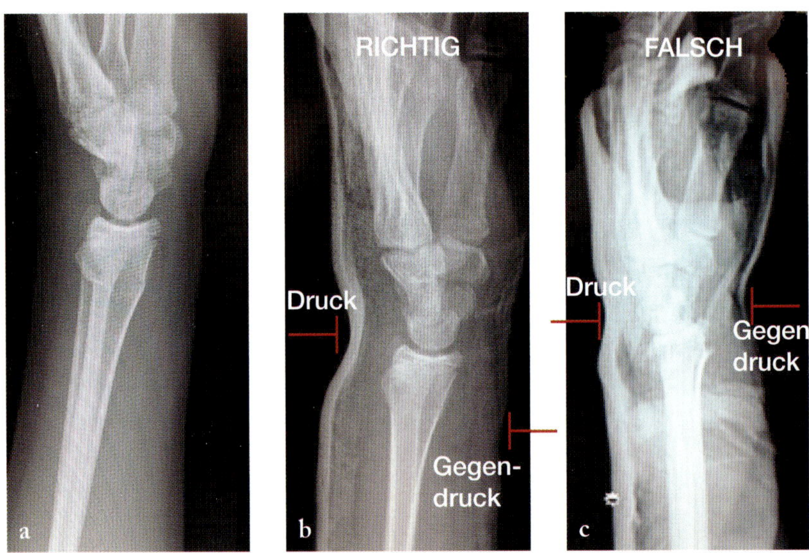

56.01 Fallbeispiel einer Radiusfraktur (a); dorsale Abstützung nach Reposition und Röntgenkontrolle (b); Druck und Gegendruck wurden auf einer Ebene ausgeführt (c).

Druck und Gegendruck sollten versetzt ausgeführt werden. Der Gegendruck darf nicht auf gleicher Höhe wie der Druck auf der dorsalen Seite sein (Zangengriff bedeutet: Stau, Schmerzen, Schwellung). Er sollte aber auch nicht distaler als der Druck sein (keine Reposition möglich).

Radiusfraktur – mit und ohne Abstützung (Delle)

Die Abstützung der Fraktur erfolgte hier ohne Delle.

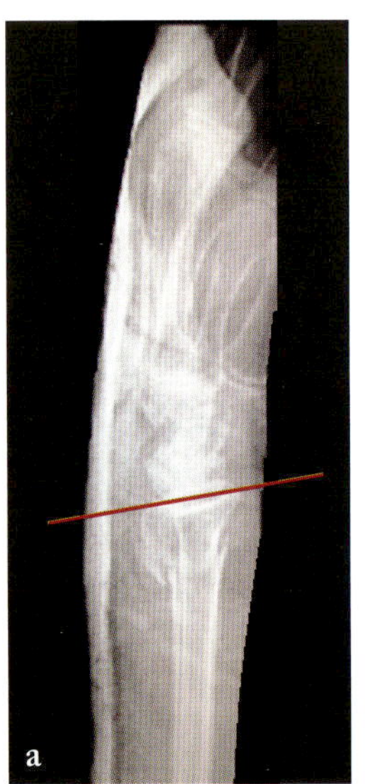

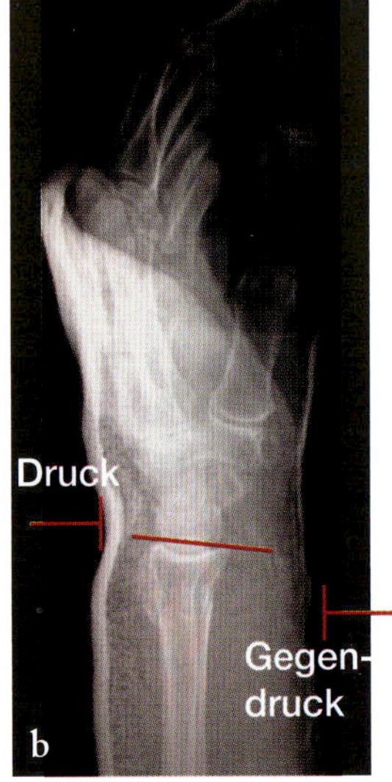

56.02 Die Abstützung der Fraktur erfolgte ohne Delle (a). Nach Gipswechsel im Aushang und Reposition ist ein nahezu anatomisch exaktes Ergebnis erreicht (b).

17.5 Versorgung einer intraartikulären Radiusfraktur bis zur Operation

Dass diese intraartikuläre Radiusfraktur operativ behandelt werden muss, steht außer Frage. Ebenso unabdingbar ist eine entsprechende richtige Vorbehandlung. Die folgende Bildserie (Abb. 57.01) zeigt das Ergebnis einer missglückten Vorbehandlung. Der Patient klagte über große Schmerzen, die Finger waren massiv geschwollen.

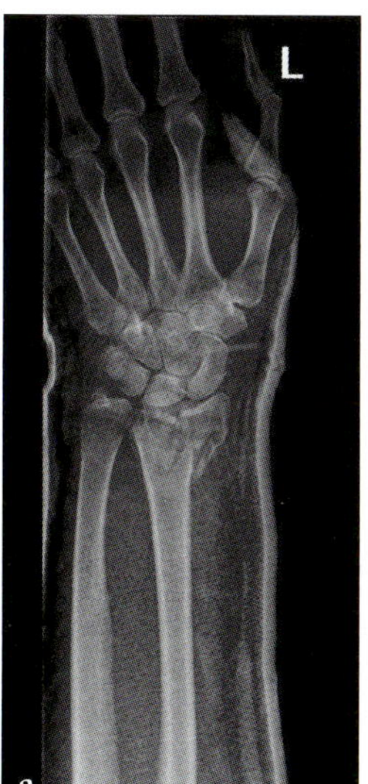

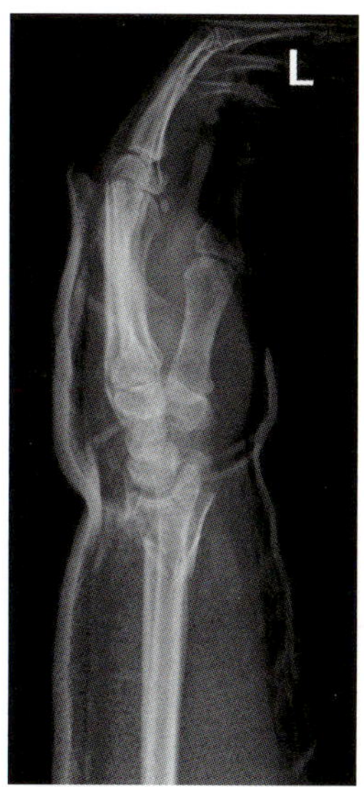

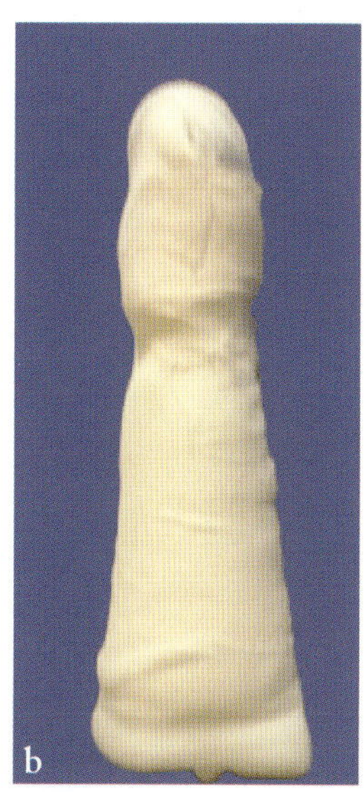

57.01 Die beiden Röntgenbilder zeigen eine intraartikuläre Radiusfraktur sowie den nicht korrekt angelegten Gipsverband mit Druck und Gegendruck auf selber Höhe (a); der abgenommene Gips (b)

Der Stützverband von Abb. 57.01 b war eigentlich nur zur Abschwellung bis zur operativen Versorgung der Fraktur gedacht. Die darauf deutlich erkennbare massive Delle, hervorgerufen durch einen Zangengriff, hatte allerdings jede Abschwellung verhindert. Zusätzlich wurde der gepolsterte Stützverband mit einer kohäsiven Bandage zirkulär geschlossen, was eine Ausdehnung des Stützverbandes zum Zweck der Abschwellung noch zusätzlich unterbunden hatte.

Der missglückte Stützverband wurde in Extension abgenommen und der Arm für weitere zehn Minuten in Extension gehalten. Anschließend wurde eine neue UA-Gipslonguette angelegt (Abb. 57.02).

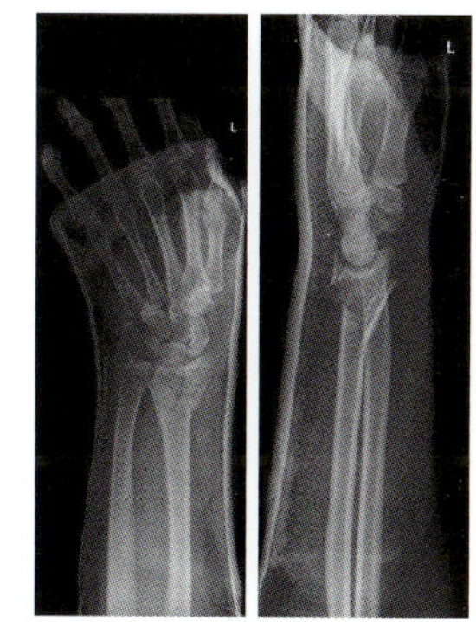

57.02 Röntgenbilder der intraartikulären Radiusfraktur mit neu und richtig angelegtem Stützverband

Allein durch das Aushängen und das sorgfältige Anmodellieren der Gipslonguette ohne Reposition konnte ein besseres Ergebnis der Fraktur-Vorversorgung erreicht werden. Die Lagerung bis zur Operation war damit für den Patienten schmerzfrei.

17.6 Senkrechte Extension mit dorsalseitiger Abstützung

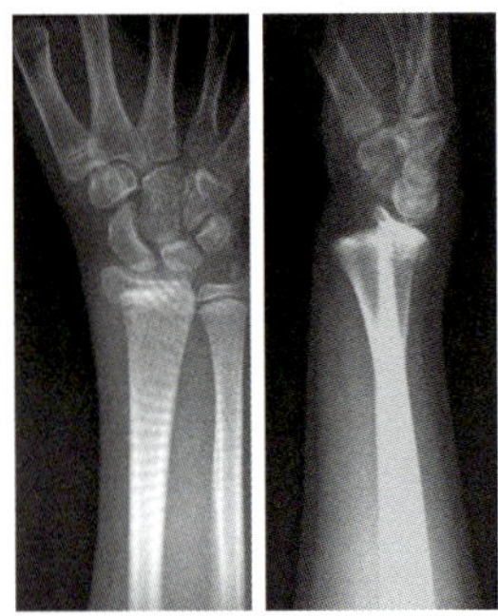

58.01 Fallbeispiel einer Osteoepiphysiolyse

Osteoepiphysiolyse
Abscherverletzung durch die Wachstumsfuge

Indikation

- Dislozierte Radiusfraktur
- Intraartikuläre Radiusfraktur mit kurzem Daumen

Funktionsstellung

- Handgelenk 0°
- Ulnarabduktion 10°
- Finger frei beweglich

Material

- Trikotschlauch, 5 cm breit
- Polsterwatte, 5 cm breit
- Krepppapierbinde
- Gipslonguette, 12 cm breit
- Longuettenstück, 10 cm breit (nur bei einem Daumeneinschluss)
- Mullbinde, 6 cm breit
- 1–2 halbelastische Binden, à 6 cm breit
- Netzschlauch

Vorbereitung des Patienten

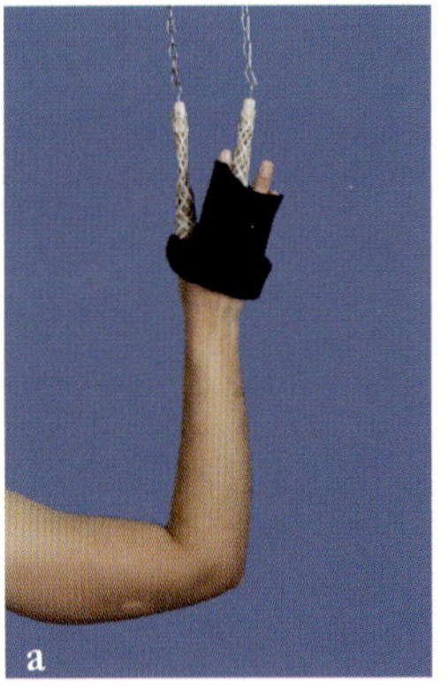

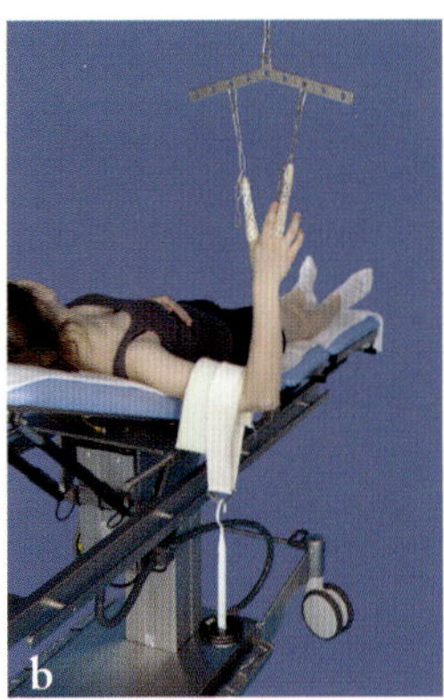

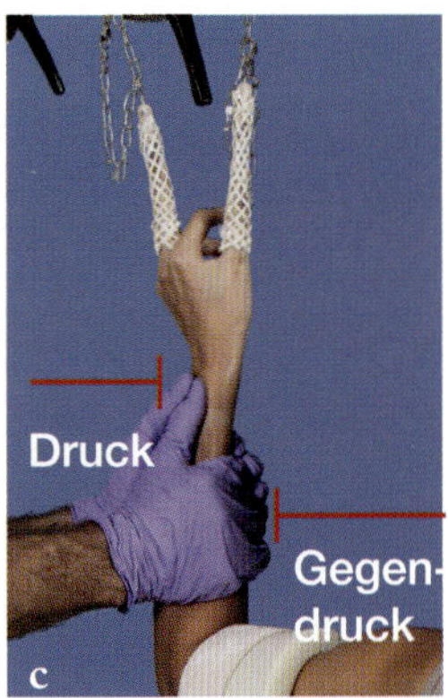

58.02 Trikotschlauch aufgerollt überziehen (a); senkrechter Aushang (b); Reposition (c)

- Der Patient liegt mit der verletzten Seite am Rand der Liege.
- Strumpf aufgerollt überziehen
- Mädchenfänger über Daumen ziehen
- Mädchenfänger über Zeige- oder Mittelfinger je nach Fraktur (Zugrichtung) ziehen
- Hauptzug am Daumen
- Gegenzug am Oberarm
- Unterarm im rechten Winkel zum Körper

- Extension mit 3–4 kg
- Zug am Daumen mit Gegenzug am Oberarm für ca. 20 Min.

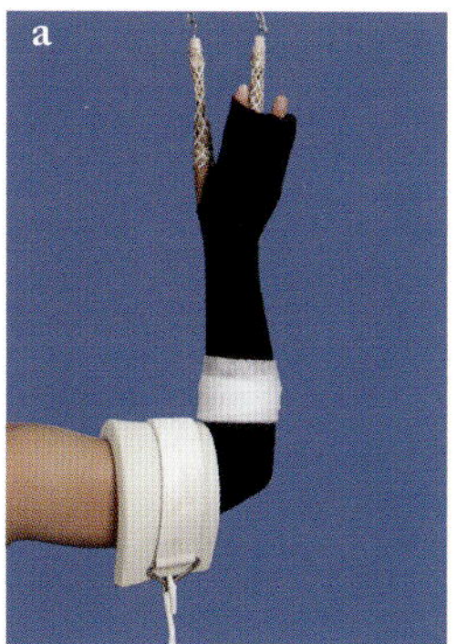

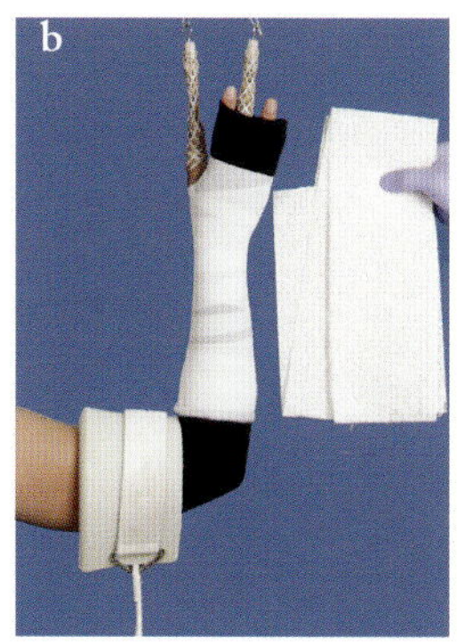

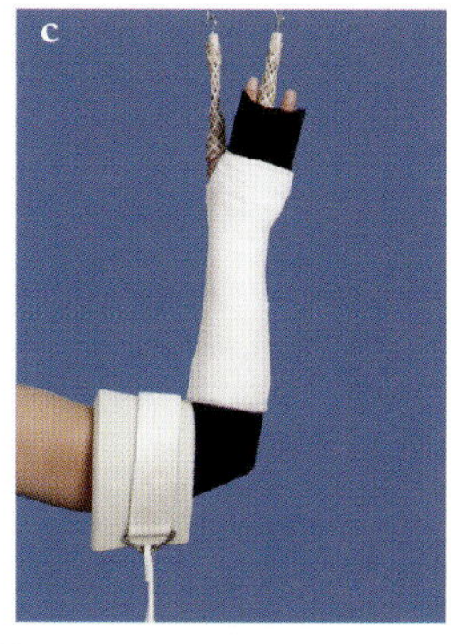

59.01 Strumpf überziehen und Randpolsterung anwickeln (a); Krepppapierbinde anwickeln, Gipslonguette auflegen (b); Gipslonguette anmodellieren und mit Mullbinde anwickeln (c)

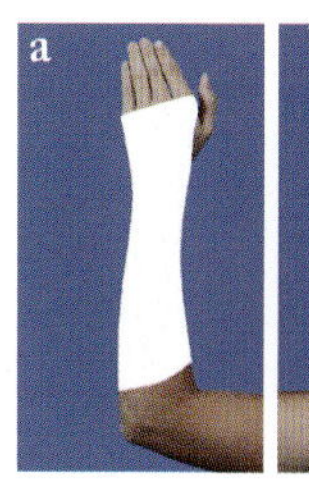

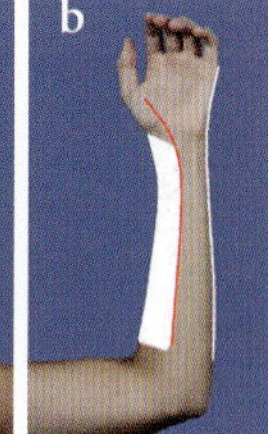

59.02 Longuette dorsal auflegen (a); entlang der roten Linie spalten (b)

Durchführung

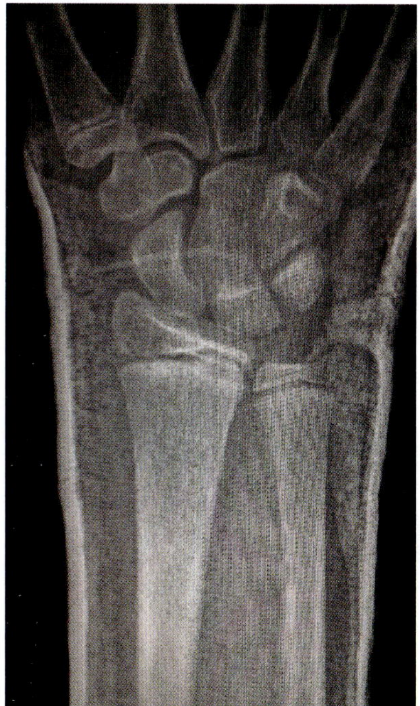
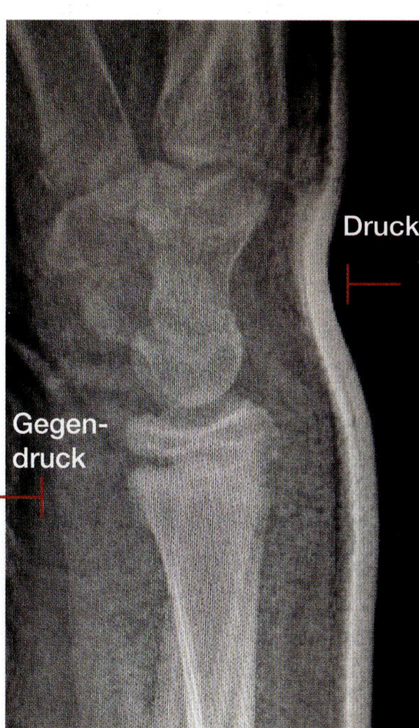

59.03 Fallbeispiel der oben gezeigten Osteoepiphysiolyse nach Reposition und Röntgenkontrolle

Die Durchführung des Gipsverbandes entspricht prinzipiell jener einer waagrechten Extension (S. 54–55).

17.7 Senkrechte Extension mit palmarseitiger Abstützung

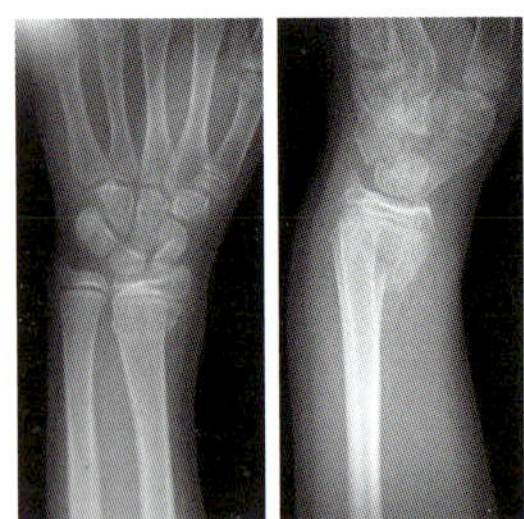
60.01 Fallbeispiel einer Osteoepiphysiolyse

Indikation

- Dislozierte Radiusfraktur
- Intraartikuläre Radiusfraktur (mit kurzem Daumen)

Funktionsstellung

- Handgelenk 10°
- Ulnarabduktion 10°

Material

- Trikotschlauch, 5 cm breit
- Polsterwatte, 5 cm breit
- Krepppapierbinde
- Gipslonguette, 12 cm breit
- Longuettenstück, 10 cm breit (nur bei einer intraartikulären Radiusfraktur)
- Mullbinde, 6 cm breit
- 1–2 halbelastische Binden à 6 cm breit
- Netzschlauch

Dimension des Gipsverbandes

- Von der Hohlhandfalte bis zwei Finger breit unterhalb der Ellenbeuge
- Daumen frei beweglich; bei einer intraartikulären Radiusfraktur auf einen kurzen Daumen ausdehnen
- Faustschluss möglich

Vorbereitung des Patienten

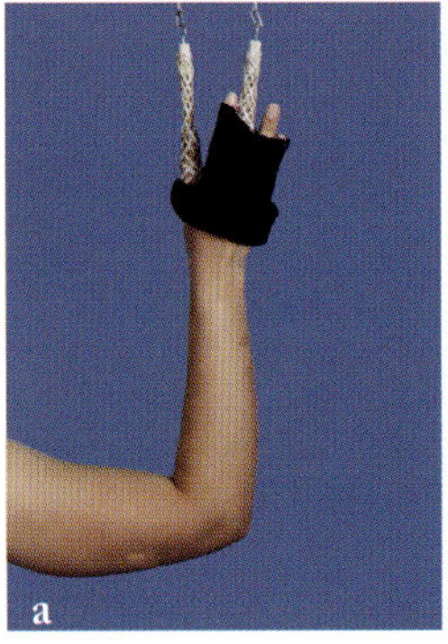

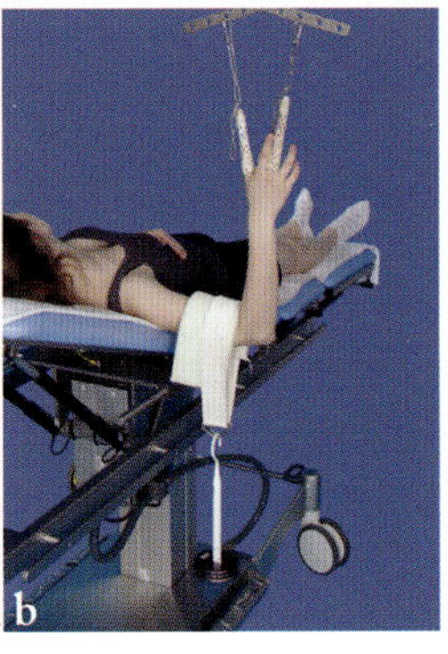

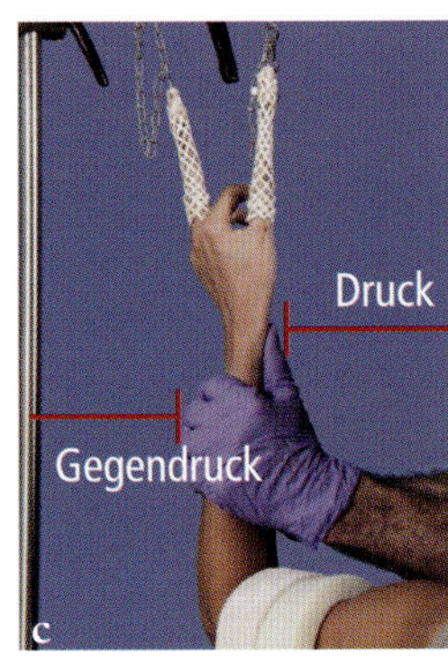

60.02 Strumpf aufgerollt überziehen (a); senkrechter Aushang (b); Reposition palmar, flacher Daumendruck (c

- Der Patient liegt mit der verletzten Seite am Rand der Liege.
- Strumpf aufgerollt überziehen
- Mädchenfänger über Daumen ziehen

- Mädchenfänger über Zeige- oder Mittelfinger je nach Fraktur (Zugrichtung) ziehen
- Hauptzug am Daumen
- Gegenzug am Oberarm
- Unterarm im rechten Winkel zum Körper
- Extension mit 3–4 kg am Oberarm für ca. 20 Min.

Durchführung

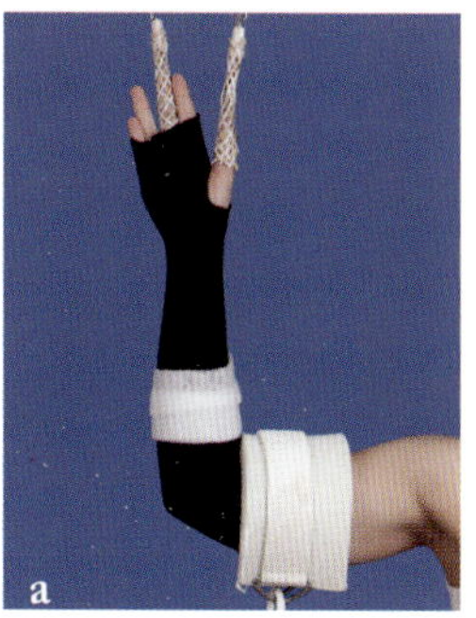
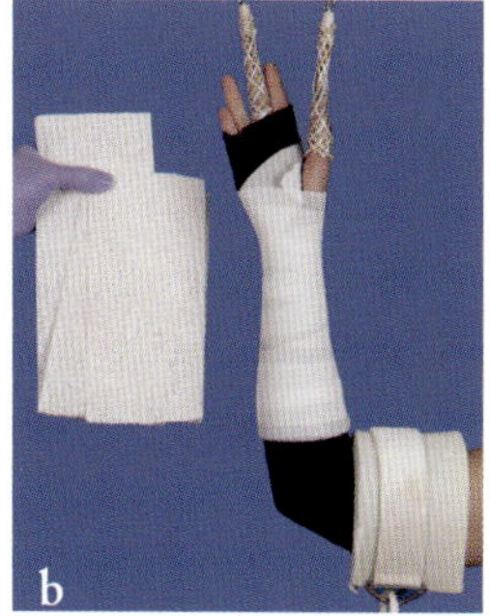
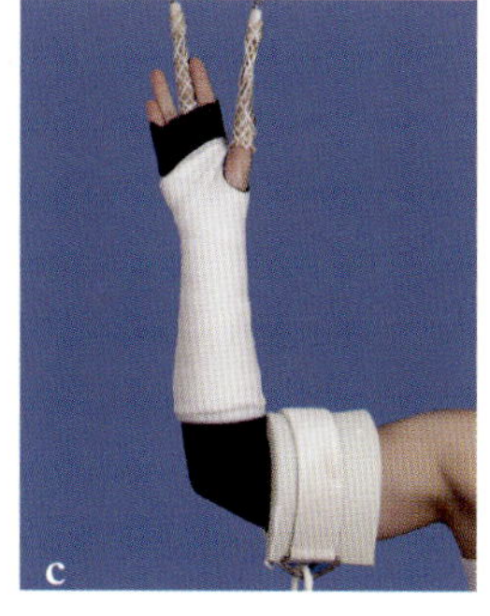

61.01 Strumpf überziehen und Randpolsterung anwickeln (a); Krepppapierbinde anwickeln, Gipslonguette auflegen (b); Gipslonguette anmodellieren und mit Mullbinde anwickeln (c)

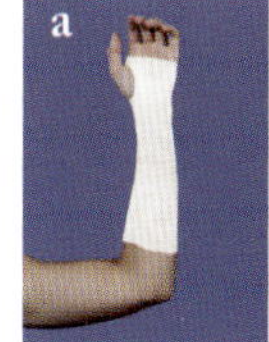
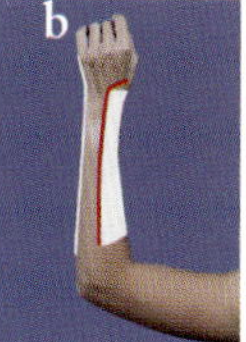

61.02 Longuette dorsal auflegen (a), entlang der roten Linie spalten (b)

- Randpolsterung anwickeln
- Krepppapierbinde anwickeln
- Gipslonguette wie in Abb 52.02 auslegen und palmarseitig anlegen
- Gipslonguette anmodellieren und mit Mullbinde fixieren (dreimal durch die Hohlhand wickeln)
- Delle zur Stabilisierung der Fraktur drücken (Arzt!)
- Nach dem Aushärten Gipsverband vom Daumen dorsalseitig (Abb. 61.02 b) bis auf die Haut spalten, Strumpfenden auf beiden Seiten umschlagen und mit halbelastischer Binde anwickeln
- Netzschlauch überziehen und Arm mittels einer Schlinge im rechten Winkel fixieren

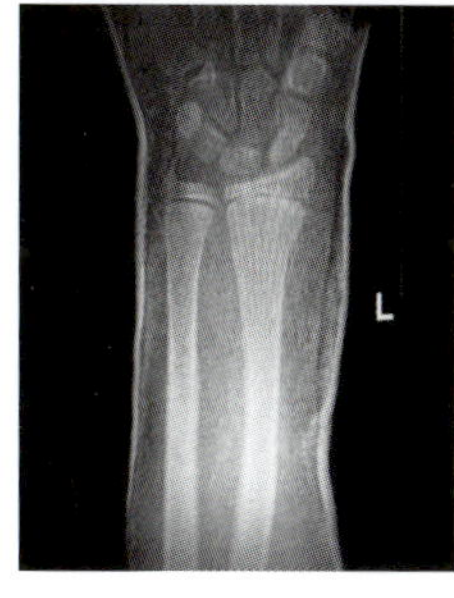

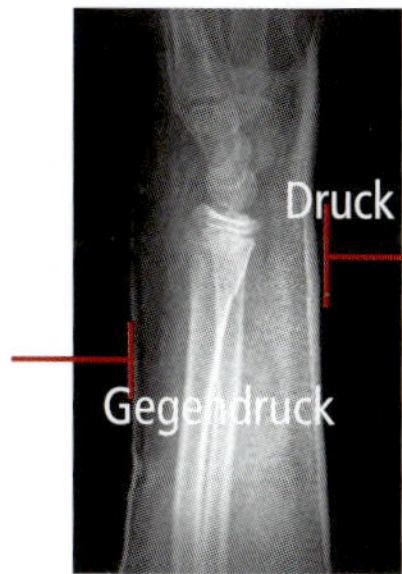

Zirkulärer Schluss

- Nach zwei Tagen und ärztlicher Kontrolle Gipsbinde (10 cm breit) anwickeln

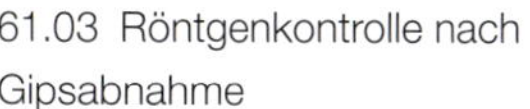

61.03 Röntgenkontrolle nach Gipsabnahme

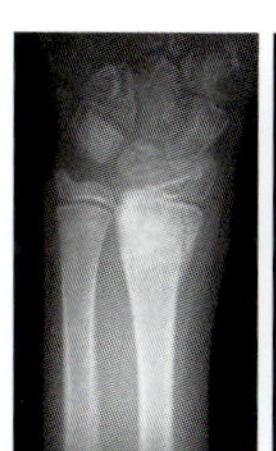
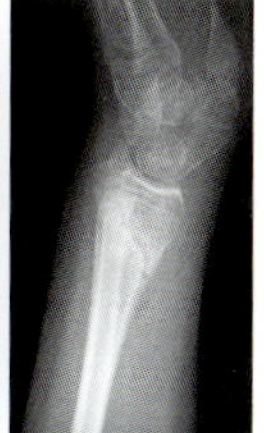

61.04 Röntgenkontrolle nach Gipsabnahme

Bei einer nach palmar verkippten Radiusfraktur erfolgt keine Reposition, da keine Retension mittels *Ligamentotaxis* möglich ist. Der palmar angelegte Gipsverband dient rein der Abstützung und kann einen Korrekturverlust bei starker primärer Verschiebung nicht verhindern.

Ligamentotaxis: Reposiotion/Tetention der Bruchfragmente durch den Kapsel-/Bandapperat mittels Längszug.

17.8 Reposition bei einer Unterarm-Fraktur mit palmarseitiger Abstützung

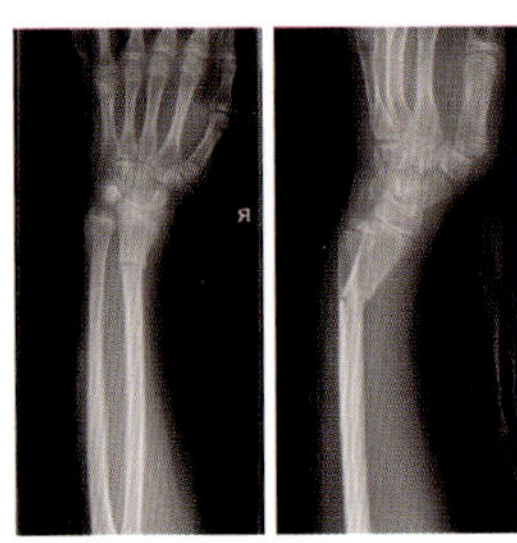

62.01 Fallbeispiel einer *palmar* verkippten UA-Fraktur

Indikation

- Palmar verkippte kindliche Unterarm-Fraktur

Funktionsstellung

- Handgelenk 30°
- Ulnarabduktion 10°
- Finger frei beweglich
- Ellbogengelenk 90° in Flexion
- Handrücken in einer Linie zur OA-Achse

Material

- Trikotschlauch. 5–7,5 cm breit
- Polsterwatte, 10 cm breit
- Krepppapierbinde
- Gipslonguette, 12 cm breit, in UA-Länge
- 2–3 Gipsbinden, à 12 cm breit
- Mullbinde, 6 cm breit
- Gipslonguette, 15 cm breit, in OA-Länge
- Halbelastische Binde, 8 cm breit
- Netzschlauch

Vorbereitung des Patienten

- Der Patient liegt mit der verletzten Seite am Rand der Liege.
- Strumpf aufgerollt überziehen
- Mädchenfänger über Daumen ziehen
- Mädchenfänger über Zeige- oder Mittelfinger je nach Fraktur (Zugrichtung) ziehen
- Hauptzug am Daumen
- Gegenzug am Oberarm
- Unterarm im rechten Winkel zum Körper
- Extension mit 3–4 kg
- Zug am Daumen mit Gegenzug am Oberarm für ca. 20 Min.

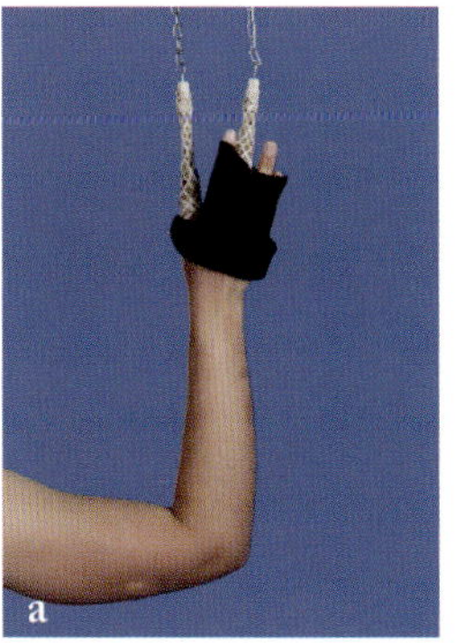

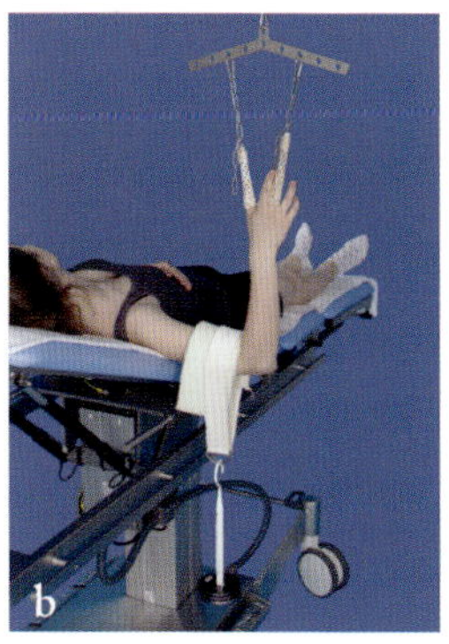

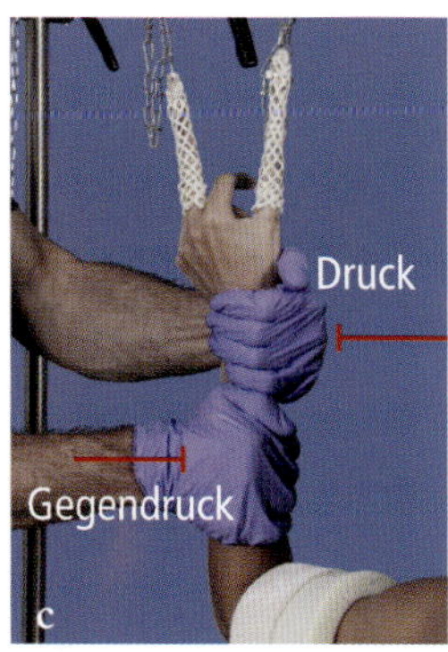

63.01 Strumpf vor Extension überziehen (a); senkrechter Aushang (b); Reposition (c)

Durchführung

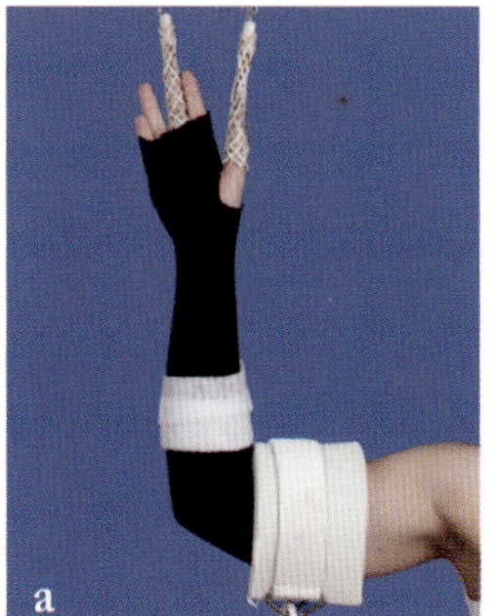

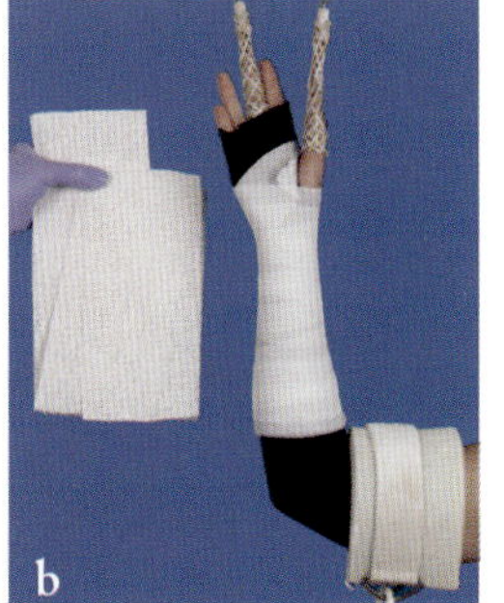

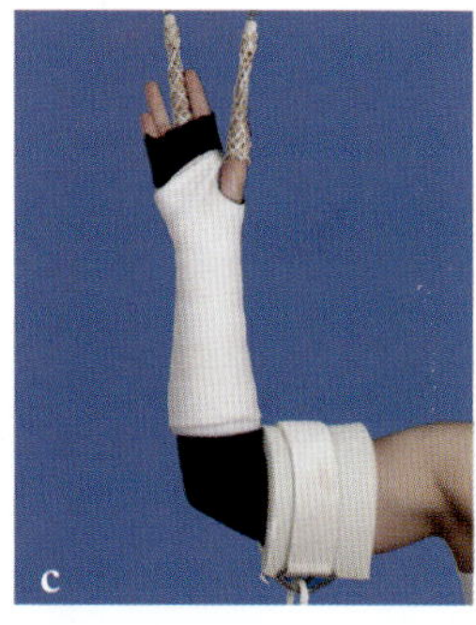

63.02 Strumpf überziehen und Randpolsterung anwickeln (a); Krepppapierbinde anwickeln Gipslonguette auflegen (b); Gipslonguette anmodellieren und mit Mullbinde anwickeln (c)

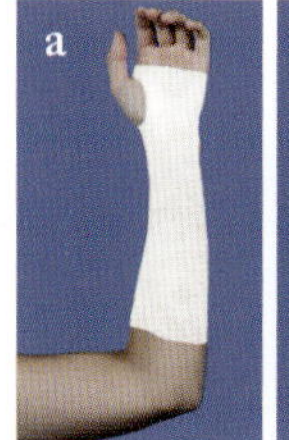

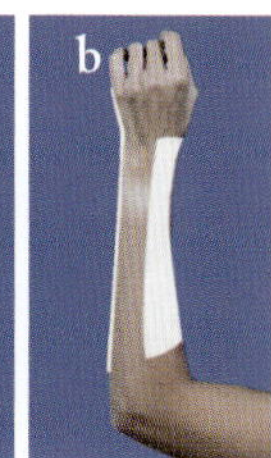

63.03 Ausdehnung der Gipsloguette palmar (a); und dorsal (b)

- Strumpf über Unterarm faltenfrei ziehen (Abb. 63.02 a)
- Randpolsterung anwickeln
- Krepppapierbinde in Funktionsstellung bis zum Ellbogen anwickeln
- Gipslonguette wie in Abb. 52.02 auslegen, tauchen und palmarseitig anlegen (Abb. 63.03 a)
- Gipslonguette dorsalseitig nach Abb. 63.03 b einschlagen
- Gipslonguette mit einer Mullbinde dreimal durch die Hohlhand und bis zum Ellenbogen fixieren
- Fraktur zur Stabilisierung wie in Abb. 63.02 c abstützen
- Nach Aushärten des Gipsverbandes Gewicht abnehmen
- Gipsverband kann jetzt auf einen OA-Gipsverband verlängert werden (vgl Seite 67).

UA-Gipsverband auf OA-Gipsverband verlängern

Ein OA-Gipsverband in einem Stück ist nur möglich, wenn das Gewicht nach der Reposition abgenommen werden kann oder der Arzt die Funktion des Gewichtes übernimmt. Andernfalls muss der Gipsverband als UA-Gipslonguette angefertigt und anschließend auf einen OA-Spaltgipsverband verlängert werden.

Durchführung

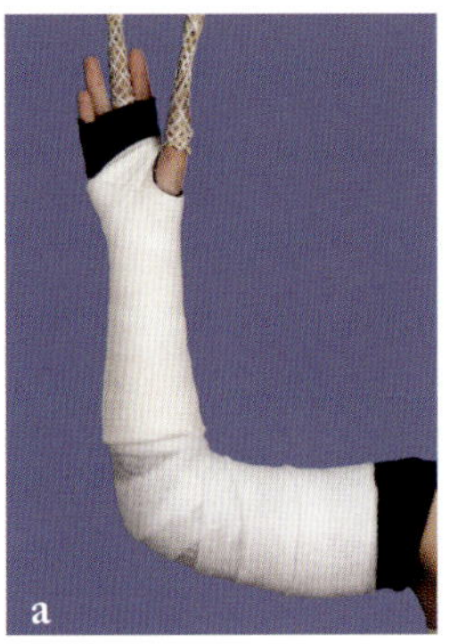
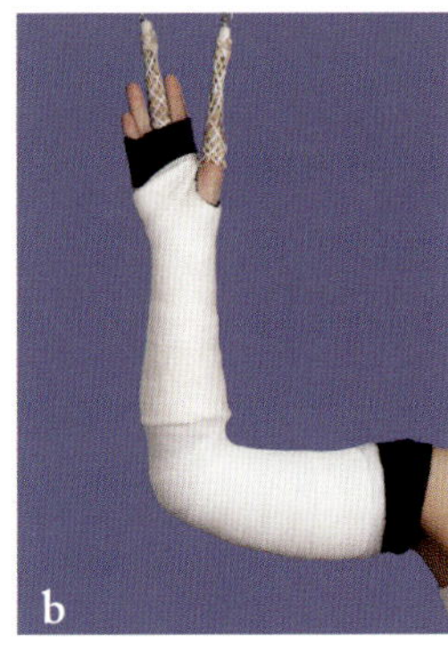
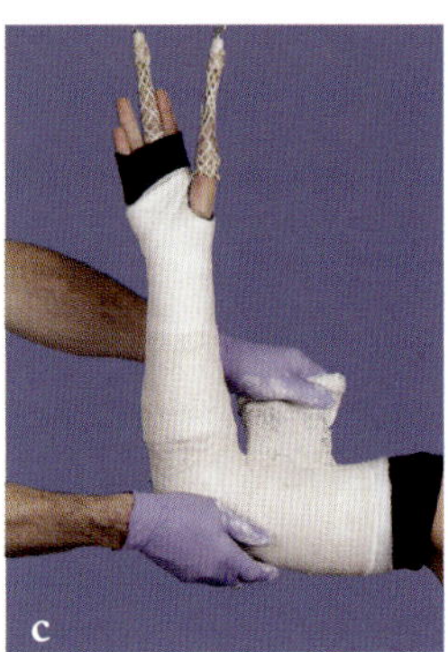

64.01 Polsterung auf Oberarm verlängern (a); mit Krepppapier fixieren (b); erste Gipsbinde zirkulär anwickeln (c)

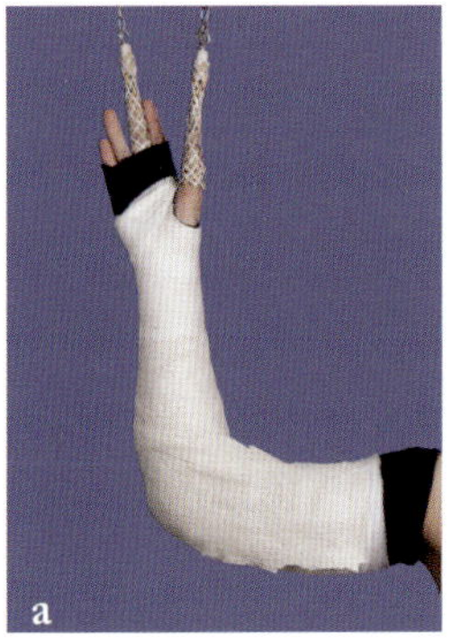
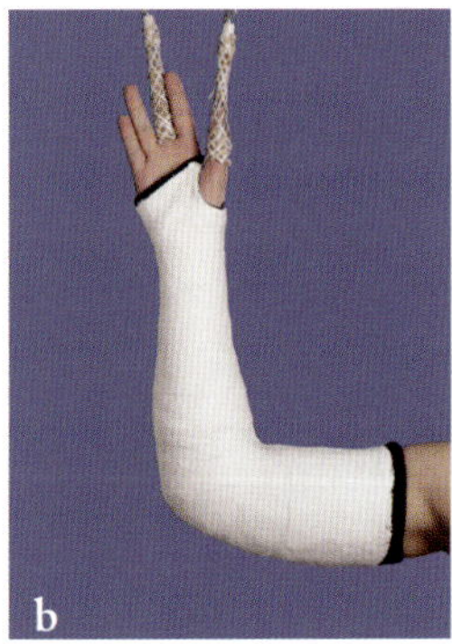
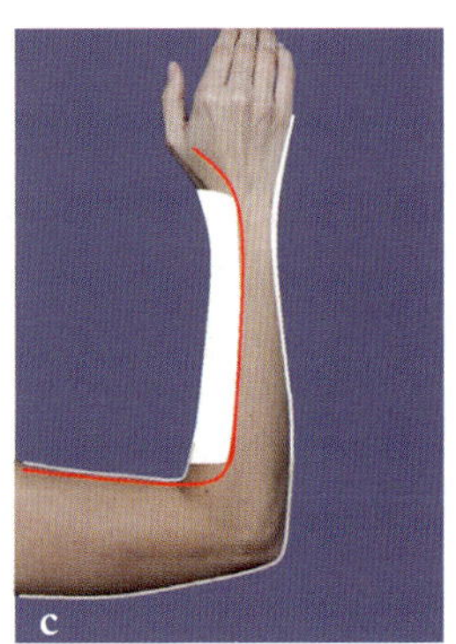

64.02 Gipslonguette am OA verlängern (a); Longuette mit Gipsbinde anwickeln und anmodellieren (b); Spaltung erfolgt dorsalseitig entlang der roten Linie (c).

- Strumpf am Oberarm faltenfrei ziehen
- Polsterung bis zum OA mit Randpolsterung verlängern
- Krepppapierbinde vom Ellenbogen bis OA anwickeln
- Erste Gipsbinde zirkulär vom Handgelenk bis OA anwickeln
- Gipslonguette palmar vom Ellenbogen über den OA anlegen
- Zweite Gipsbinde zirkulär vom Handgelenk bis OA anwickeln
- Gipsverband anmodellieren
- Gipsverband vom Daumen über die Ellenbeuge entlang der roten Linie (Abb. 64.02 c) spalten
- Strumpfenden auf beiden Seiten umschlagen und mit halbelastischer Binde anwickeln
- Netzschlauch überziehen und Arm mittels einer Schlinge im rechten Winkel fixieren

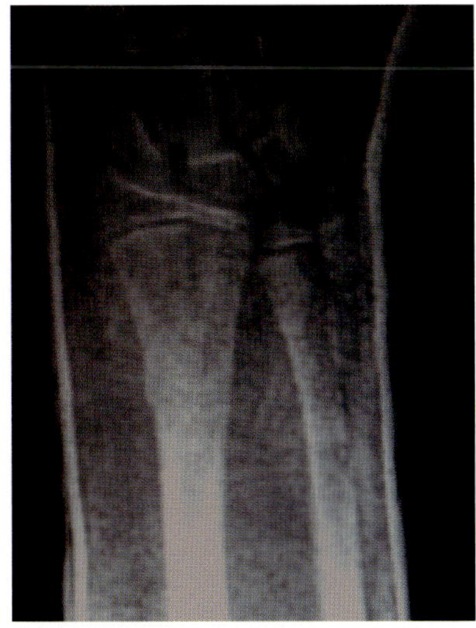

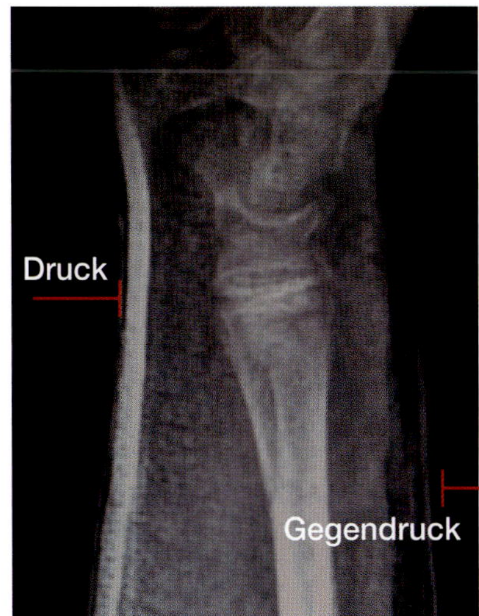

65.01 Fallbeispiel einer UA-Fraktur. Palmare Abstützung mit einem OA-Weißgipsverband; Röntgenkontrolle nach Reposition

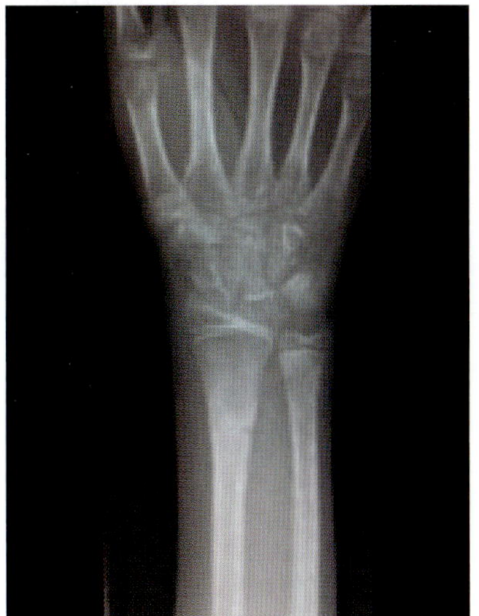

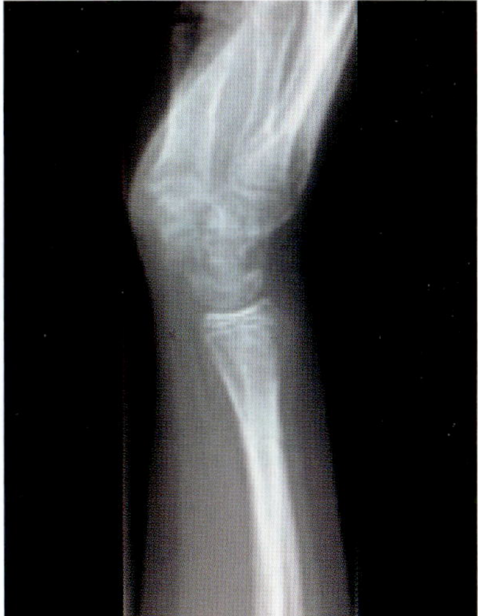

65.02 UA-Fraktur; Röntgenkontrolle nach sechs Wochen

Zirkulärer Schluss am Oberarm

- Nach zwei bis drei Tagen und ärztlicher Kontrolle Gipsbinde (10 cm breit) gleichmäßig anwickeln

Bei einer reponierten UA-Fraktur wird nach etwa zehn Tagen im Aushang und nach einer Röntgenkontrolle ein Gipswechsel vorgenommen.

Bei Kindern mit guter Frakturstellung sowie bei einem nicht zu locker sitzenden Gipsverband kann dieser auch länger belassen werden (lt. AVO).

17.9 Reposition bei einer Unterarm-Fraktur mit dorsalseitiger Abstützung

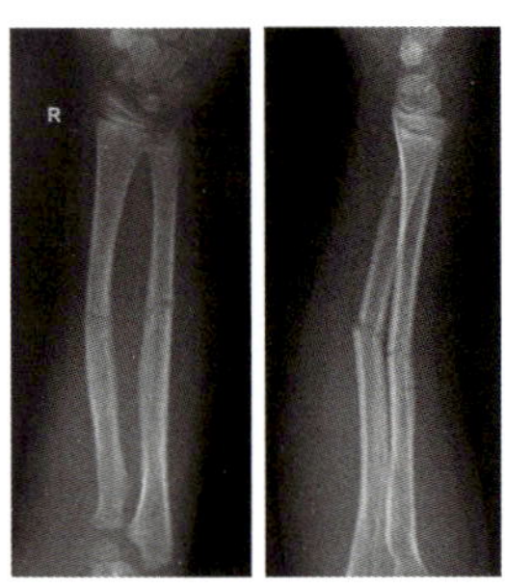

66.01 Fallbeispiel einer UA-Fraktur

Indikation

- Dorsal verkippte kindliche UA-Fraktur

Funktionsstellung

- Handgelenk 10°
- Ulnarabduktion 10°
- Finger frei beweglich
- Ellbogengelenk 90° in Flexion
- Handrücken in einer Linie zur OA-Achse

Material

- Trikotschlauch. 5–7,5 cm breit
- Polsterwatte, 10 cm breit
- Krepppapierbinde
- Gipslonguette, 12 cm breit, in UA-Länge
- 2–3 Gipsbinden, à 12 cm breit
- Mullbinde, 6 cm breit
- Gipslonguette, 15 cm breit, in OA-Länge
- Longuettenstück, 10 cm breit (nur bei Daumeneinschluss)
- Halbelastische Binde, 6 cm breit
- Netzschlauch

Dimension des Gipsverbandes

- Von den Fingergrundgelenken bis zwei Finger breit unterhalb der Achselhöhle
- Daumen frei beweglich
- Faustschluss möglich

Vorbereitung des Patienten

- Der Patient liegt mit der verletzten Seite am Rand der Liege.
- Strumpf aufgerollt überziehen
- Mädchenfänger über Daumen und Zeige- oder Mittelfinger je nach Fraktur (Zugrichtung) ziehen
- Hauptzug am Daumen, Gegenzug am Oberarm
- Unterarm im rechten Winkel zum Körper
- Extension mit 3–4 kg für ca. 20 Min.

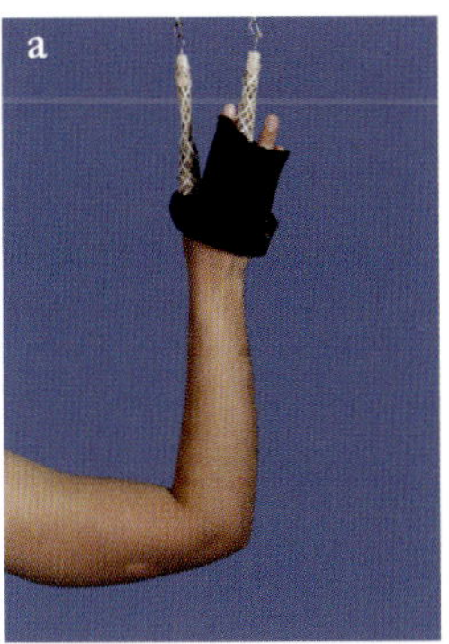

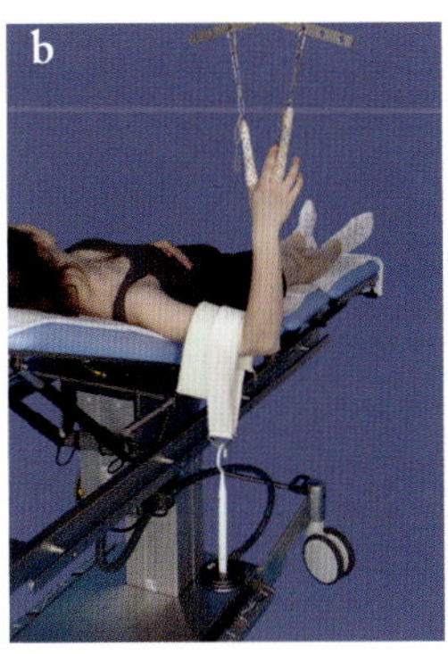

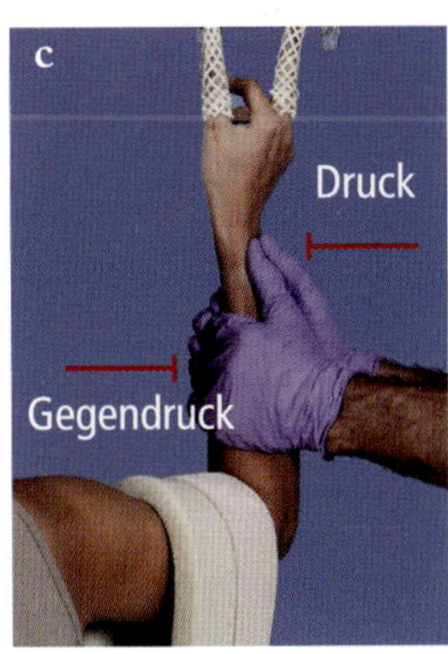

67.01 Strumpf aufgerollt überziehen (a); senkrechter Aushang (b); Reposition: Druck und Gegendruck sollten großflächig und nicht punktuell ausgeführt werden (c).

Durchführung

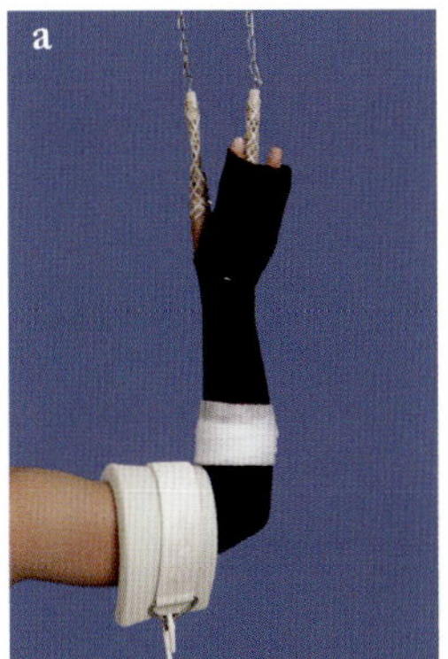

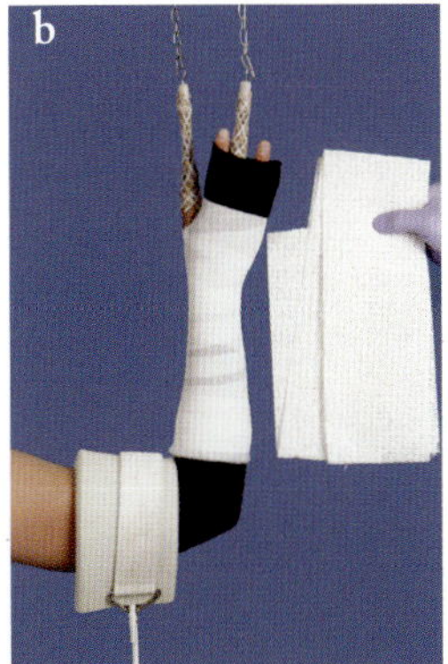

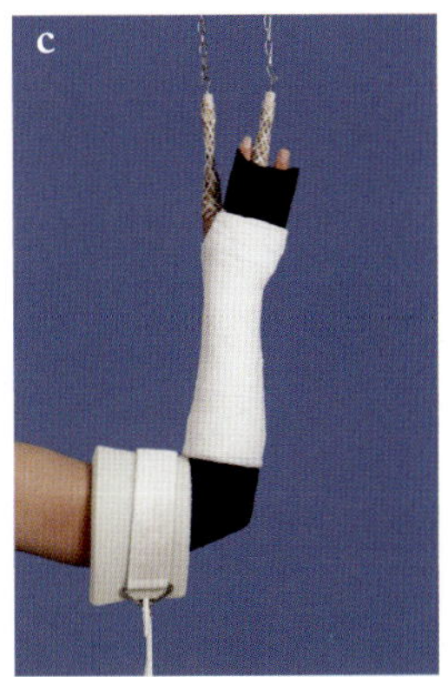

67.02 Strumpf überziehen und Randpolsterung anwickeln (a); Krepppapierbinde anwickeln, Gipslonguette auflegen (b); Gipslonguette anmodellieren und mit Mullbinde anwickeln (c).

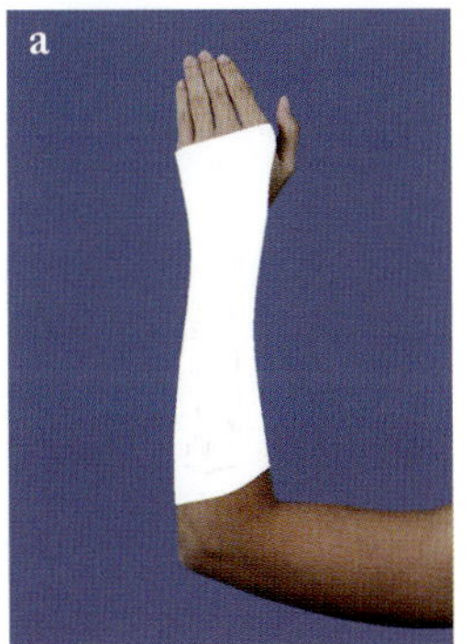

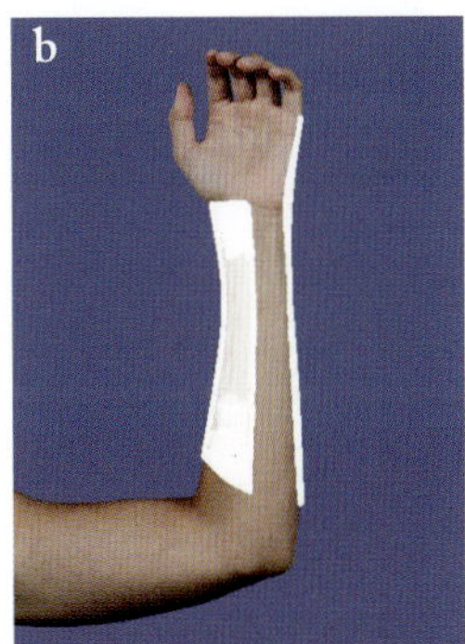

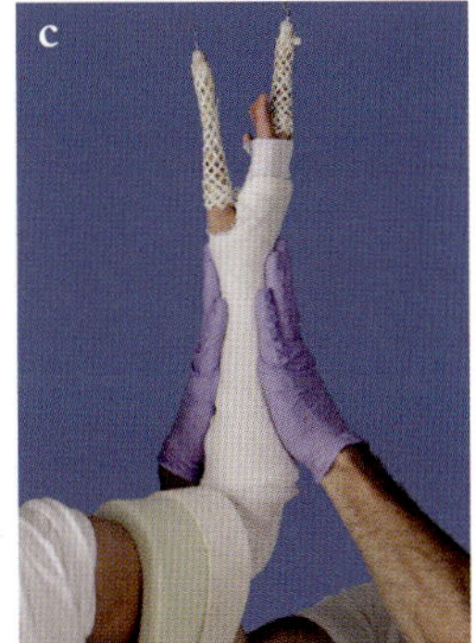

67.03 Ausdehnung der Gipslonguette dorsal (a) und palmar (b); Gipsverband bis zum Aushärten flach drücken (c).

- Strumpf über Unterarm faltenfrei ziehen (Abb. 67.02 a)
- Randpolsterung anwickeln
- Krepppapierbinde in Funktionsstellung bis zum Ellbogen anwickeln

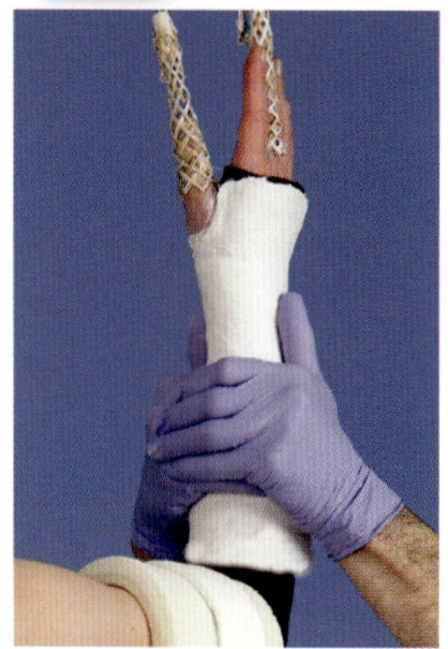

68.01 Druck und Gegendruck zwischen Radius und Ulnar

- Gipslonguette wie in Abb. 52.02 auslegen, tauchen und dorsalseitig anlegen (Abb. 67.03 a)
- Gipslonguette palmarseitig wie in Abb. 67.03 b einschlagen
- Gipslonguette mit einer Mullbinde dreimal durch die Hohlhand und bis zum Ellenbogen fixieren.
- Fraktur zur Stabilisierung laut Abb. 67.03 c abstützen,. Alternativ kann die Fraktur auch palmar und dorsal zwischen Radius und Ulnar abgestützt werden (Abb. 68.01).
- Nach Aushärten des Gipsverbandes Gewicht abnehmen
- Gipsverband kann jetzt auf einen OA-Gipsverband verlängert werden.

UA-Gipsverband auf OA-Gipsverband verlängern

Die hier gezeigte Methode hat den Vorteil, dass das Gewicht bis zur endgültigen Versorgung der Fraktur mit einem Stützverband verbleiben kann. Erst dann wird auf einen OA-Spaltgips verlängert.

Einen OA-Gipsverband in einem Stück anlegen ist dann möglich, wenn das Gewicht nach der Reposition abgenommen werden kann – wenn also eine stabile Fraktur vorliegt oder der Arzt für die Dauer der Anlage des Stützverbandes die Funktion des Gewichtes übernimmt. Dabei muss er mit Druck auf den Oberarm eine Extension auf die Fraktur (UA) halten.

Durchführung

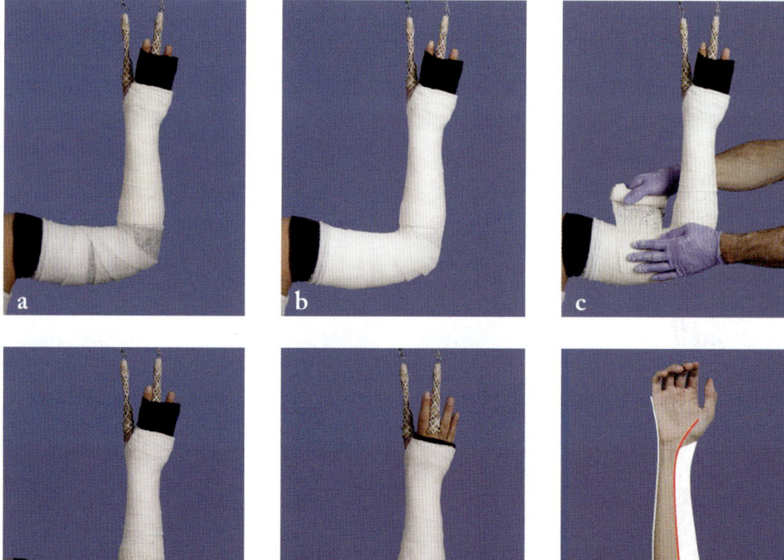

68.02 Polsterung auf den Oberarm verlängern (a); mit Krepppapier fixieren (b); erste Gipsbinde zirkulär anwickeln (c); Gipslonguette über OA verlängern (d); Longuette mit Gipsbinde anwickeln und anmodellieren (e); Spaltung erfolgt palmarseitig entlang der roten Linie (f).

- Strumpf faltenfrei über Oberarm ziehen
- Polsterung und Randpolsterung auf OA verlängert anwickeln (Abb. 68.02 a)
- Krepppapierbinde vom Ellenbogen bis OA anwickeln
- Erste Gipsbinde zirkulär vom Handgelenk bis OA anwickeln (Abb. 68.02 c)
- Gipslonguette dorsal vom Ellenbogen über den OA anlegen (Abb. 68.02 d)
- Zweite Gipsbinde zirkulär vom Handgelenk bis OA anwickeln
- Gipsverband anmodellieren
- Gipsverband vom Daumen über die Ellenbeuge entlang der roten Linie (Abb. 68.02 f) spalten
- Strumpfenden auf beiden Seiten umschlagen
- Gipsverband mit halbelastischer Binde zirkulär fixieren
- Netzschlauch überziehen und Arm mittels Halsschlinge fixieren

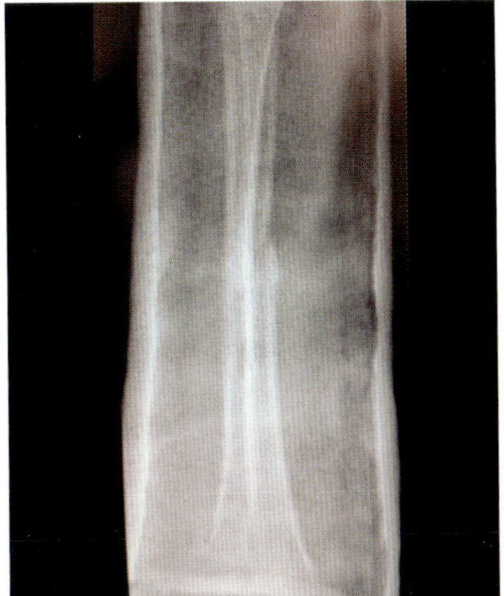
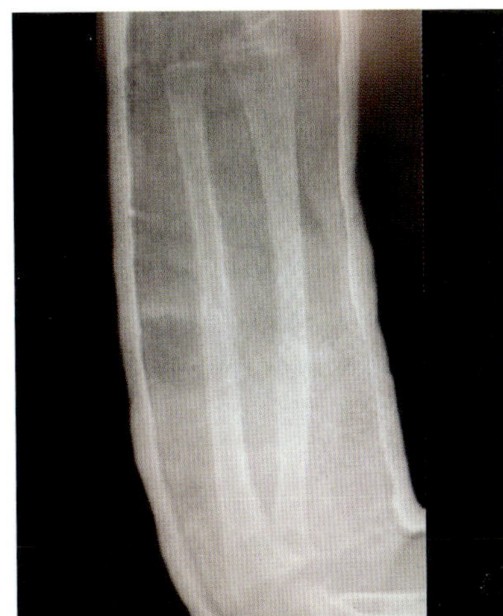

69.01 Fallbeispiel einer UA-Fraktur nach Reposition

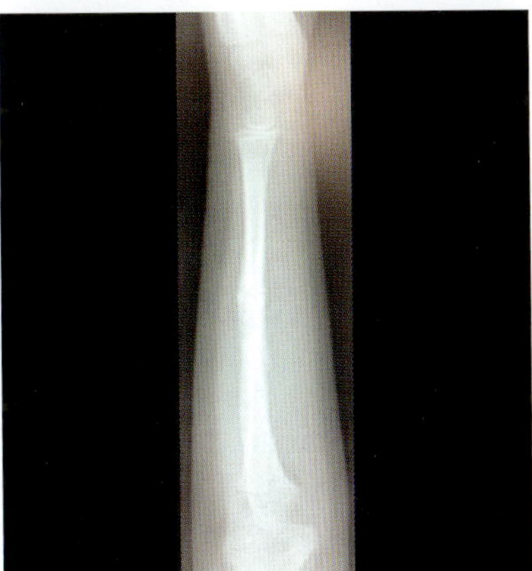
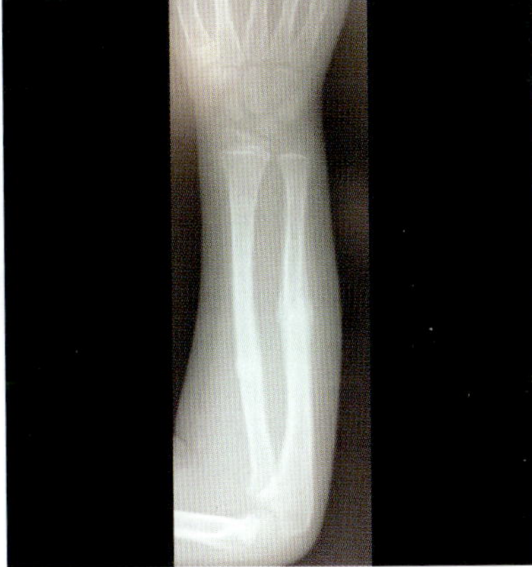

69.02 Fallbeispiel einer UA-Fraktur nach Abnahme des Weißgipsverbandes

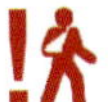
Bei einer Unterarm-Fraktur ist eine großflächige Abstützung notwendig.

Fraktur-Versorgung in Zweistrumpftechnik mit Combicast

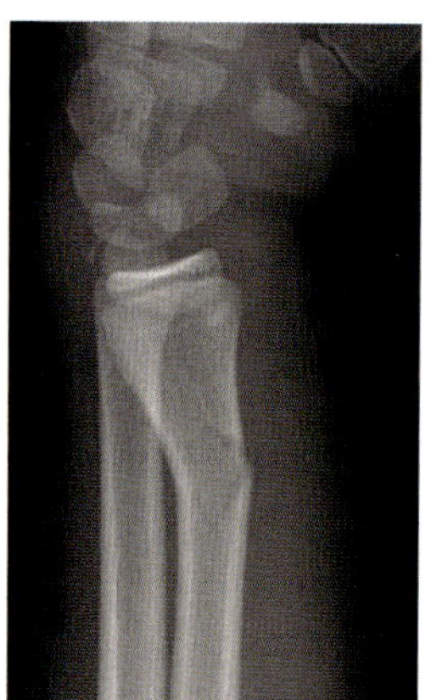

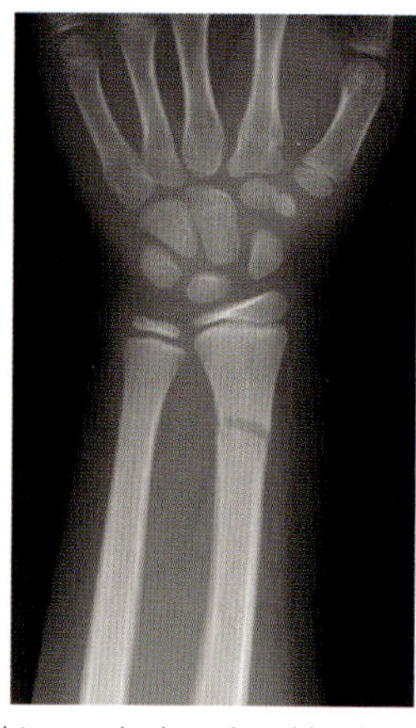

70.01 Fallbeispiel einer UA-Fraktur nach dorsal verkippt

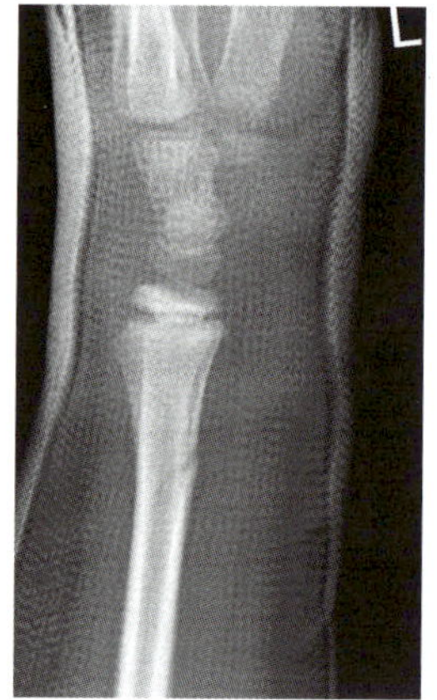

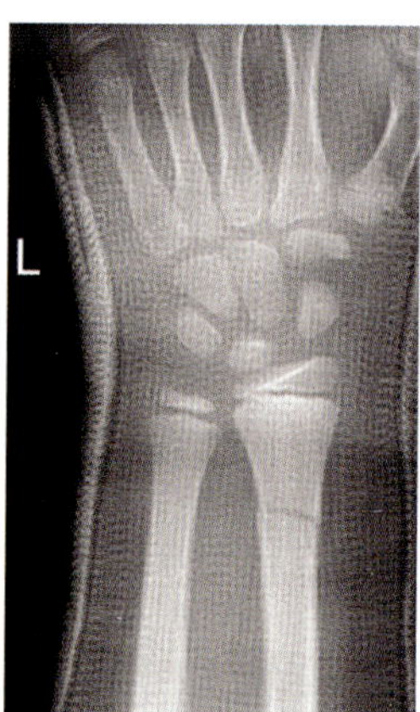

70.02 Röntgenkontrolle einer UA-Fraktur mit einem OA-Combicast nach Reposition

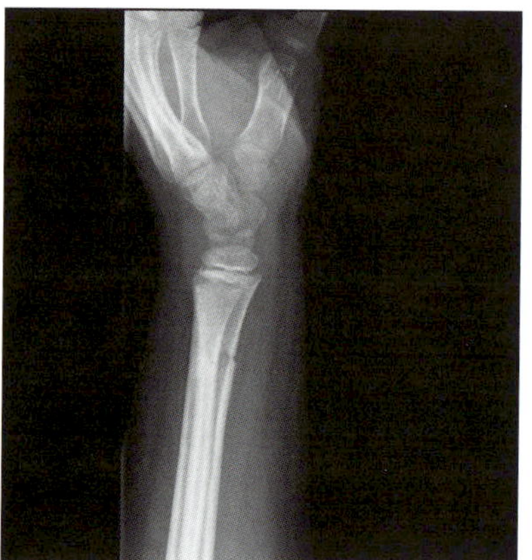

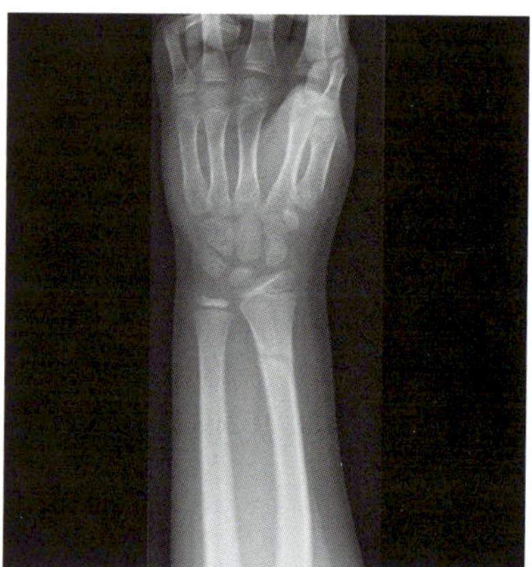

70.03 UA-Fraktur nach vier Wochen und Gipsabnahme

Beide Techniken, sowohl die mit Weißgips als auch jene mit Combicast, sind möglich, wobei der Einsatz von Weißgips dem Standard entspricht.

Bei der Zweistrumpftechnik mit Combicast ist eine leichte Überkorrektur des Stützverbandes aufgrund dessen semirigiden Verhaltens notwendig. Diese Technik ist nur Ärzten und Gipsassistenten mit genügend Erfahrung anzuraten. Der Vorteil dabei wäre, dass der Gipsverband seltener gewechselt werden muss.

Die Entscheidungen, welches Gipsmaterial verwendet und ob eine Spaltung vorgenommen werden sollte, obliegt einzig und allein dem behandelndem Arzt!

17.10 Oberarm-Spaltgips (richtig und falsch)

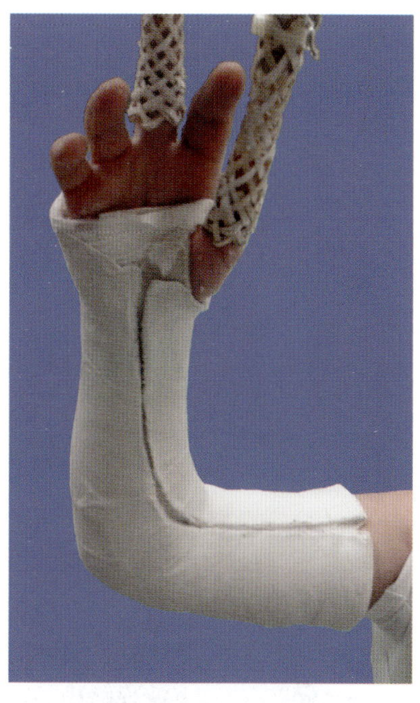

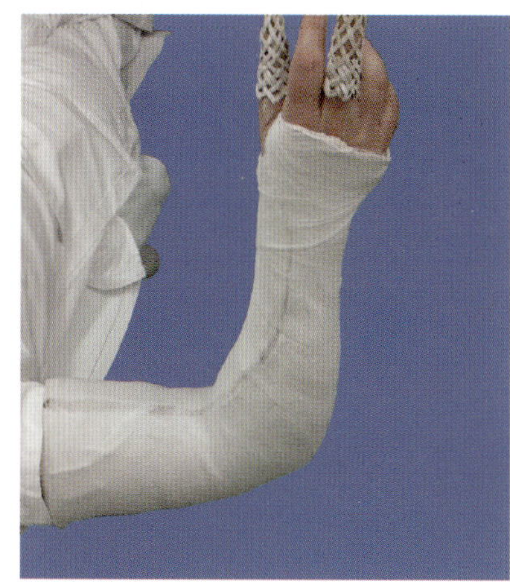

RICHTIG

71.01 Die Hohlhand darf nicht gespalten werden! Die Spaltung sollte durch die Ellenbeuge geführt werden.

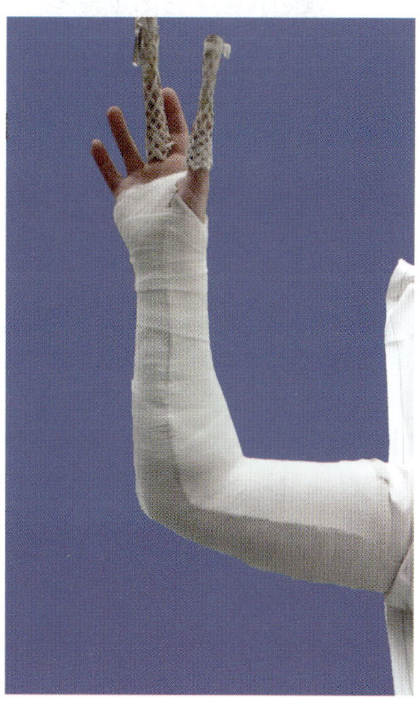

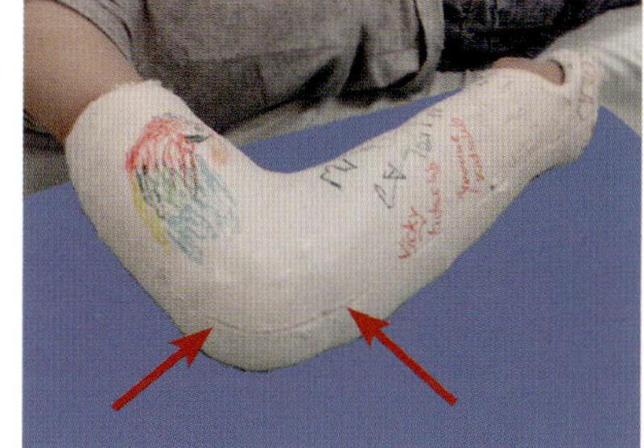

FALSCH

71.02 Wird der Gipsverband so gespalten, ist keine Ausdehnung möglich! Trotz Spaltung bleibt die Wirkung wie bei einem geschlossenen Gipsverband.

17.11 Reposition bei einer Mittelhandknochen-Fraktur

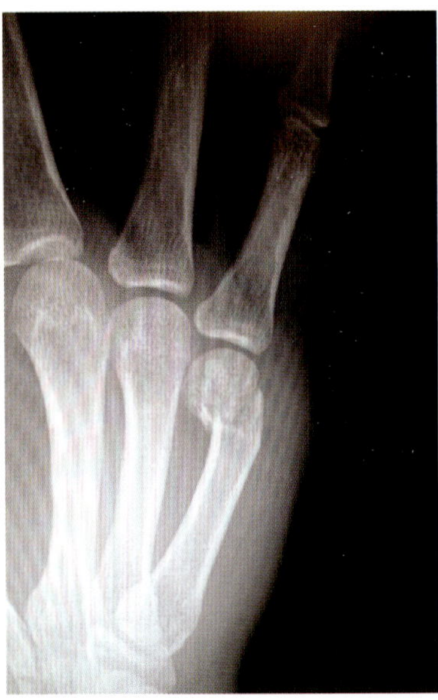

72.01 Fallbeispiel einer Mittelhandköpfchen-Fraktur

Indikation

- Mittelhandknochen-Frakturen (Finger 3, 4, 5)

Funktionsstellung

- Handgelenk 30° in Extension
- Ulnarabduktion 10°
- Intrinsic-plus-Stellung

Material

- Kleiner Strumpf oder Zwischenfingertupfer
- Trikotschlauch, 5 cm breit
- Trikotschlauch, 2,5 cm breit
- Polsterwatte, 5 cm breit
- Krepppapierbinde
- Gipslonguette, 12 oder 15 cm breit
- Longuettenstück, 10 cm breit
- 1–2 halbelastische Binden, à 6 cm breit
- Netzschlauch

Dimension des Gipsverbandes

- Von den Fingerspitzen bis zwei Finger breit unterhalb der Ellenbeuge
- Daumen und Zeigefinger frei beweglich

Vorbereitung

- Der Patient sitzt auf einem Stuhl.
- Der verletzte Arm liegt im rechten Winkel auf dem Gipstisch.
- Bei Bedarf Schmerztherapie durch den Arzt

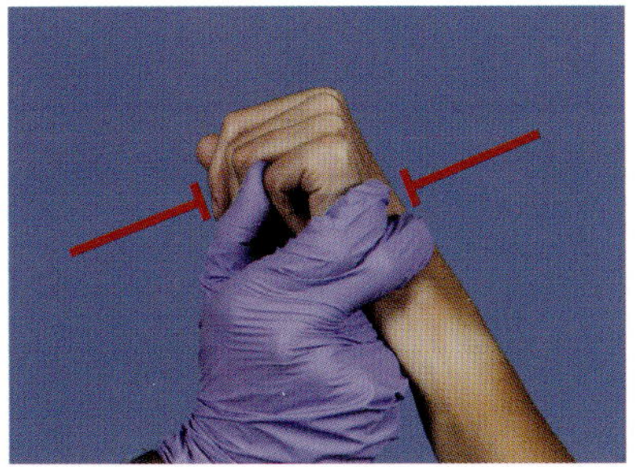

73.01 MHK-Fraktur. Reposition erfolgt durch Druck mit Daumen und Gegendruck mit Zeigefinger.

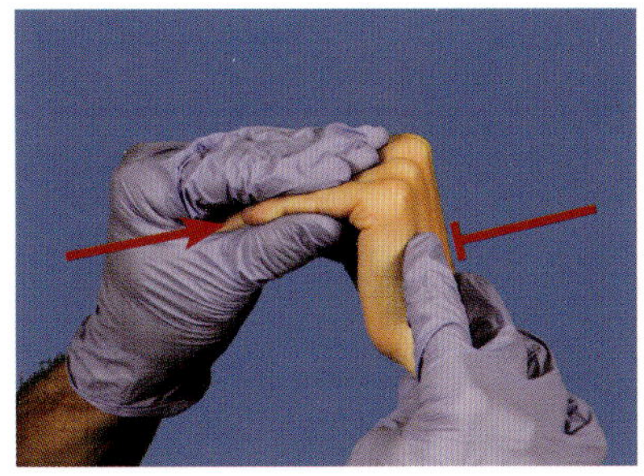

73.02 MHK-Fraktur. Die Reposition erfolgt durch Schieben des kleinen Fingers und Gegendruck am Handrücken hinter der Fraktur.

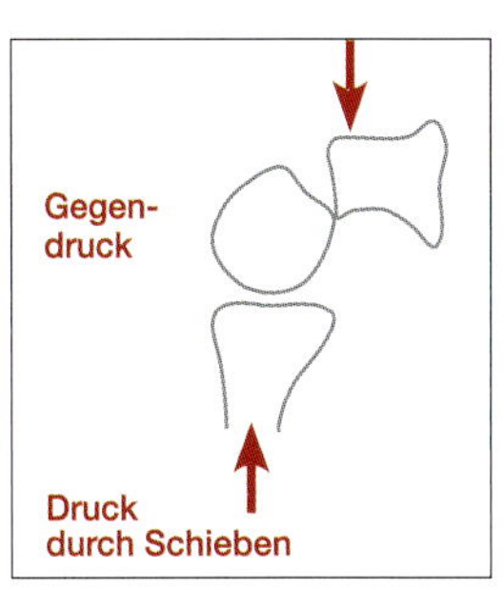

Liegt eine Verkürzung der Fraktur vor, ist folgende Repositionsmethode effektiver:

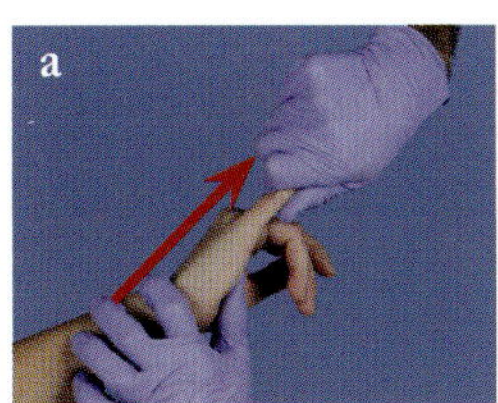

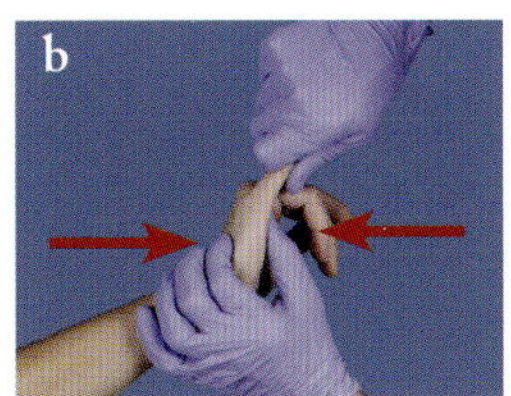

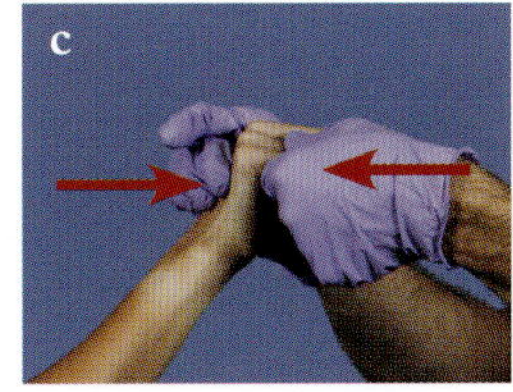

73.03 Extension durch Zug am Kleinfinger (a); Reposition (b); Fraktur wird auch im Gips so gehalten. Druck durch Schieben des Kleinfingers (c).

Rotationskontrolle bei einer MHK-Fraktur

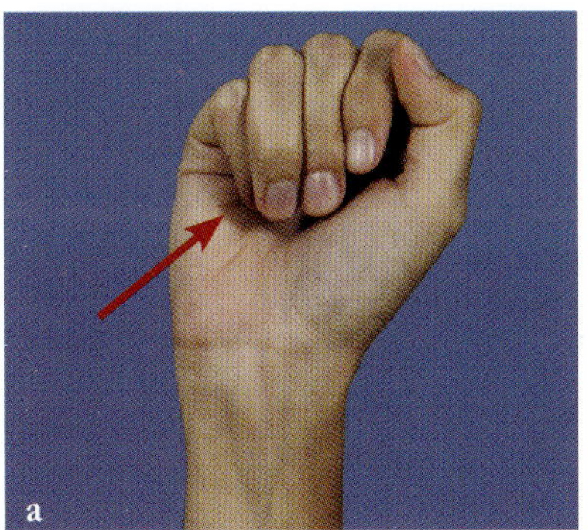

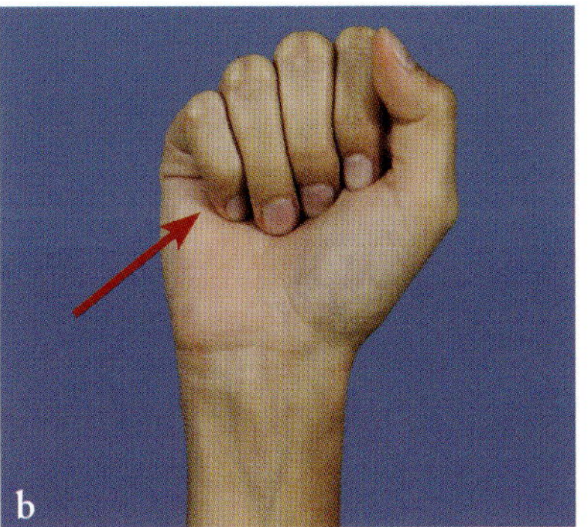

73.04 Die Rotation ist nicht korrekt, der kleine Finger ist nach innen gerichtet (a); nach der Korrektur nimmt der kleine Finger wieder die anatomisch richtige Stellung ein (b).

Durchführung

Bei einem Gipsverband mit Fingereinschluss werden immer zwei oder drei Finger mit in den Gipsverband genommen, entweder die Finger 4 und 5 oder 3, 4 und 5. Dabei sollten die im Stützverband eingeschlossenen Finger nicht Haut auf Haut zu liegen kommen; sie sind mit einem Tupfer oder einem Strumpf voneinander getrennt zu halten.

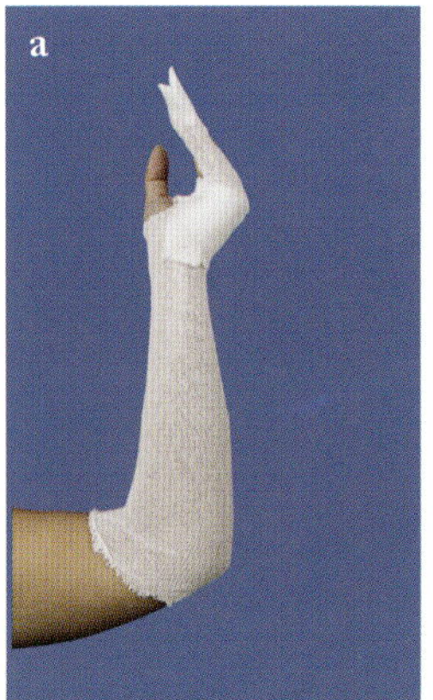

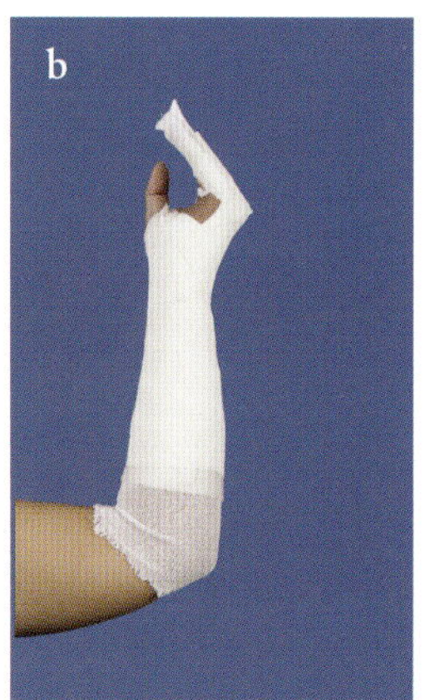

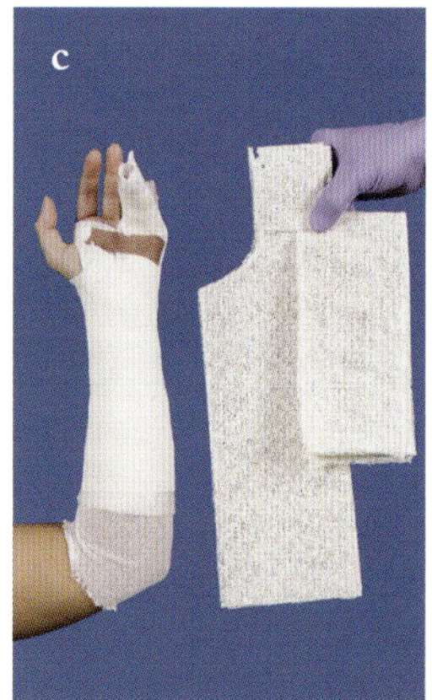

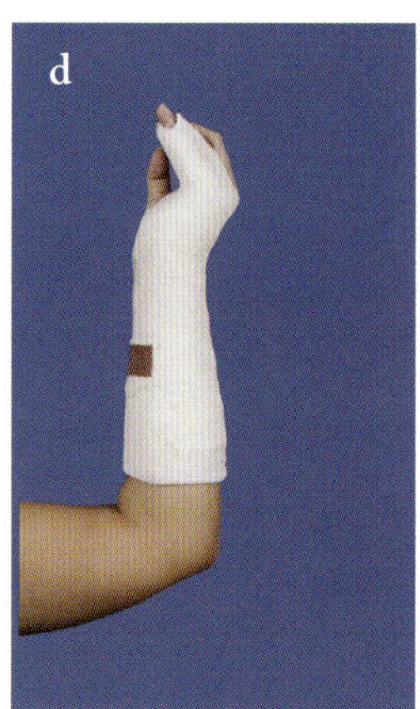

74.01 Strümpfe über UA und verletzten Finger ziehen (a); Randpolsterung mit Krepppapierbinde anwickeln (b); Gipslonguette anlegen (c); Intrinsic-plus-Stellung beachten (d)

- Kleinen Strumpf über verletzten Finger (oder Nachbarfinger) ziehen oder Zwischentupfer zwischen verletzten Finger und benachbarten Finger legen
- Trikotschlauch (5 cm) mit Loch für den Daumen überziehen
- Trikotschlauch (2,5 cm) je nach Fraktur über die einzuschließenden Finger ziehen (Abb. 74.01 a)
- Polsterung am Abschlussrand und dünne Polsterung maximal bis zum Handgelenk anwickeln
- Krepppapierbinde anwickeln; auf Funktionsstellung achten
- Gipslonguette zuschneiden (Abb. 74.01 c) und palmarseitig anlegen
- Longuettenstück von palmar nach dorsal bis über das Handgelenk anmodellieren und Strumpfenden umschlagen
- Halbelastische Binde(n) anwickeln (Pfötchen-Stellung vermeiden)
- Netzschlauch überziehen und Arm mittels einer Schlinge im rechten Winkel fixieren

Zirkulärer Schluss

- Nach zwei Tagen und ärztlicher Kontrolle Gipsbinde (10 cm breit) anwickeln

Intrinsic-plus-Stellung bei MHK-Köpfchen-Fraktur

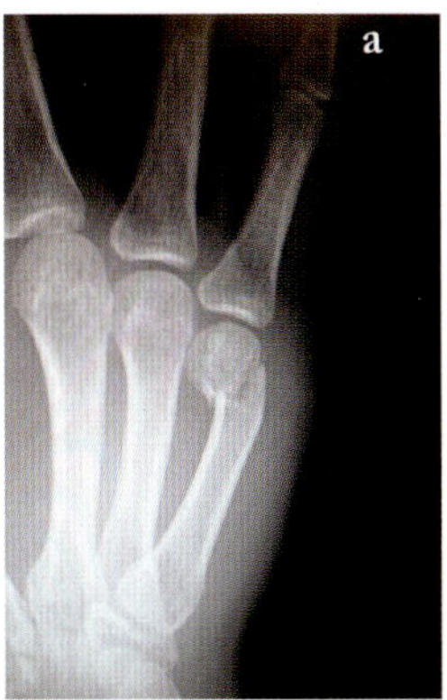

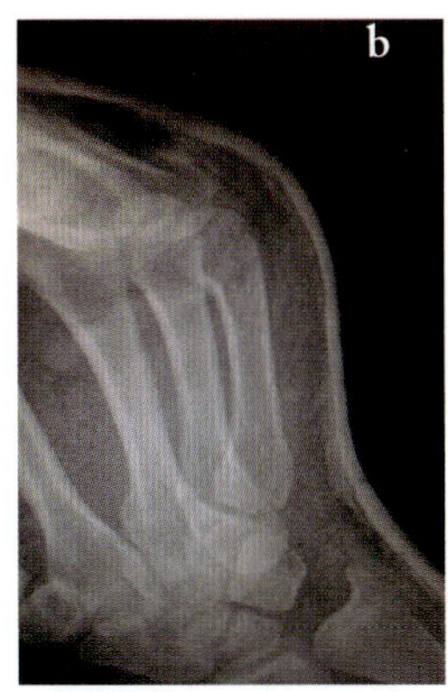

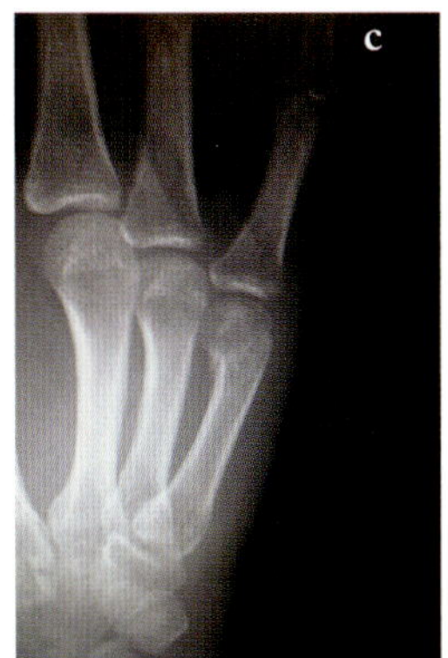

75.01 MHK-Köpfchen-Fraktur (a); Intrinsic-plus-Stellung (b); Gipsabnahme nach vier Wochen (c)

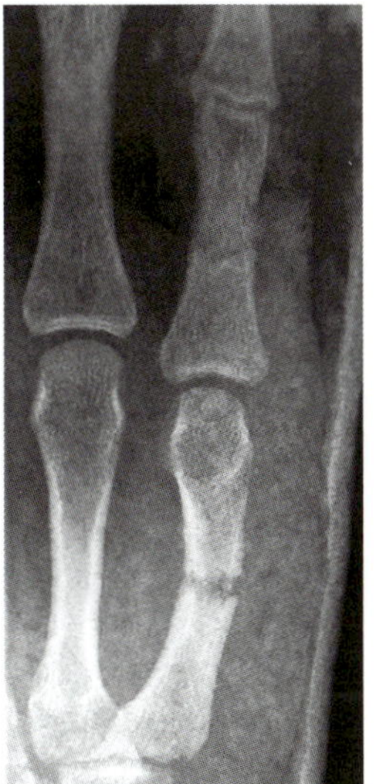
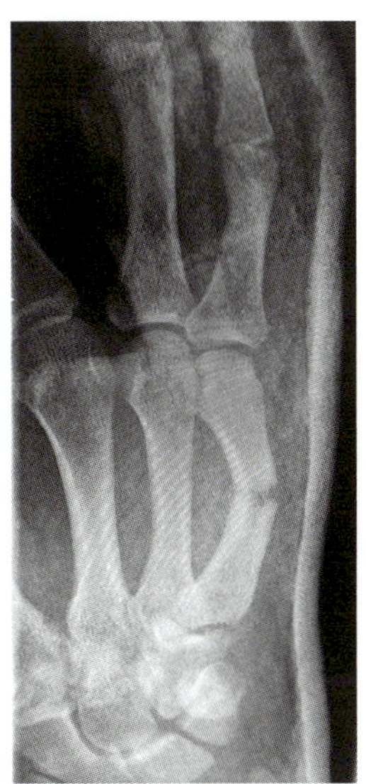

FALSCH

75.02 Röntgenbilder einer MHK-Schaft-Fraktur – a.p. und seitlich.

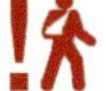

Bei der Gipsanlage ohne Intrinsic-plus-Stellung kann diese Fraktur nicht in der richtigen Stellung im Gipsverband gehalten werden.

a.p.-Projektion: Röntgenstrahlen werden von vorne (anterior) nach hinten (posterior) gelenkt.

17.12 Reposition bei Daumengrundgelenk-Frakturen (Bennet-, Rolando-, Winterstein-Fraktur)

Indikation

- Daumengrundgelenk-Fraktur (Bennet-, Rolando-, Winterstein-Fraktur)

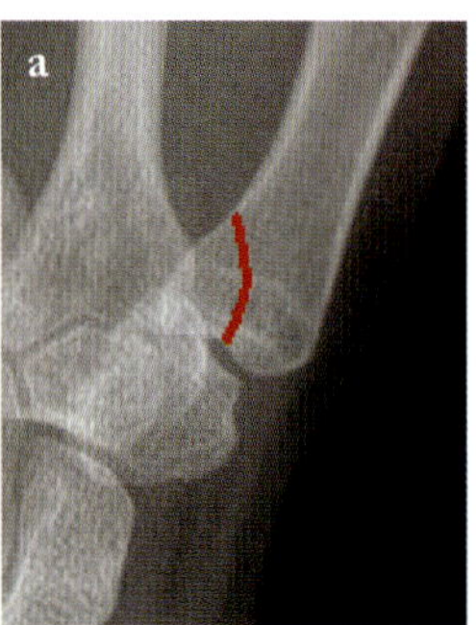

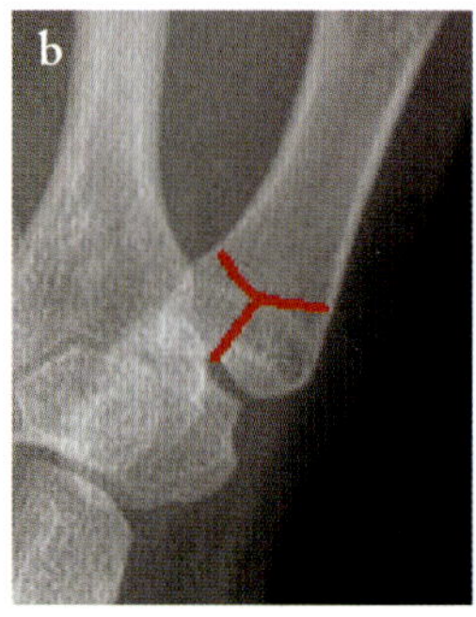

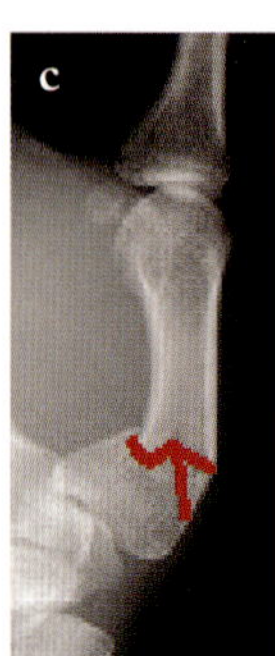

76.01 Bennet-Fraktur (a); Rolando-Fraktur (b); Winterstein-Fraktur (c)

Funktionsstellung

- Handgelenk 30° in Extension
- Ulnarabduktion 10°
- Daumen abgespreizt, MCP-Gelenk gebeugt

MCP-Gelenk: Finger-Grundgelenk

Material

- Trikotschlauch, 5 cm breit
- Trikotschlauch, 2,5 cm breit
- Polsterwatte, 5 cm breit
- Krepppapierbinde
- Gipslonguette, 12 oder 15 cm breit
- Longuettenstück, 10 cm breit
- 1–2 halbelastische Binden, à 6 cm breit
- Netzschlauch

Dimension des Gipsverbandes

- Von den Fingergrundgelenken bis zwei Finger breit unterhalb der Ellenbeuge
- Vom Handgelenk bis Daumenspitze
- Faustschluss möglich

Vorbereitung des Patienten

- Der Patient sitzt auf einem Drehstuhl.
- Der verletzte Arm liegt im rechten Winkel auf dem Gipstisch.
- Bei Bedarf Schmerztherapie durch den Arzt

Durchführung

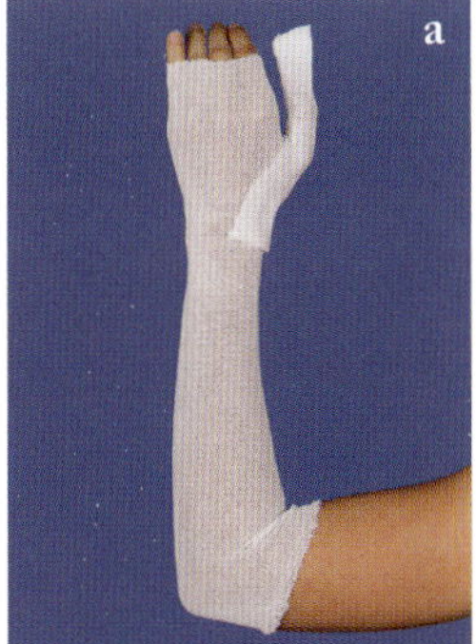

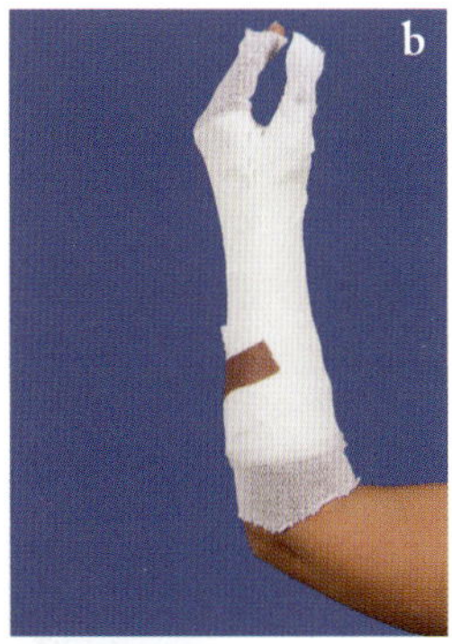

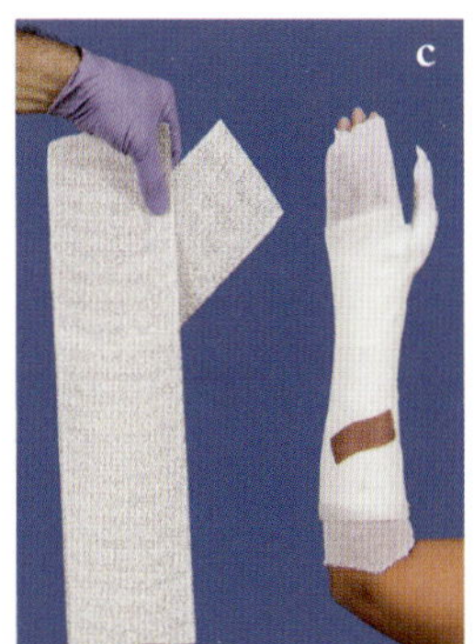

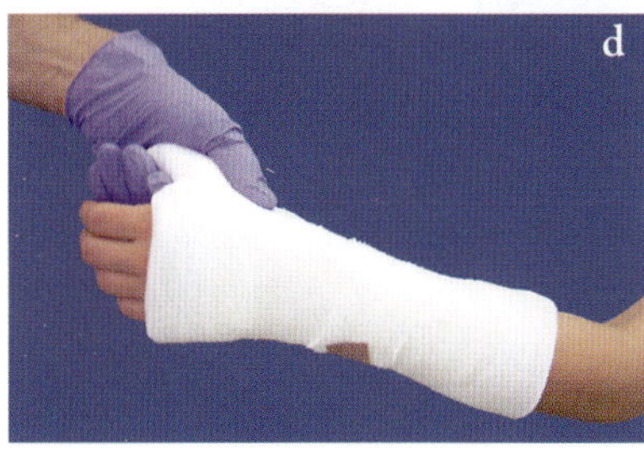

77.01 Strümpfe überziehen (a); Randpolsterung mit Krepppapierbinde anwickeln (b); Gipslonguette anlegen (c); fertiger Gipsverband (d)

- Trikotschlauch (5 cm) mit Loch für den Daumen überziehen
- Trikotschlauch (2,5 cm) über den Daumen stülpen
- Randpolsterung zirkulär anwickeln
- Krepppapierbinde anwickeln; auf Funktionsstellung achten
- Longuettenstück bis zum Nagelbett über Daumen anlegen
- Gipslonguette leicht gefächert zwei Finger breit vom Ellbogen weg bis zu den Grundgelenken und zurück bis über das Handgelenk anlegen
- Gipsverband anmodellieren, Strumpfenden umschlagen; halbelastische Binde anwickeln (Pfötchen-Stellung vermeiden)
- Reposition zur Stabilisierung der Fraktur durch den Arzt
- Netzschlauch überziehen und bei frischer Verletzung den Arm mittels einer Schlinge im rechten Winkel fixieren

Zirkulärer Schluss

- Nach zwei Tagen und ärztlicher Kontrolle Gipsbinde anwickeln

Reposition einer Winterstein-Fraktur (richtig und falsch)

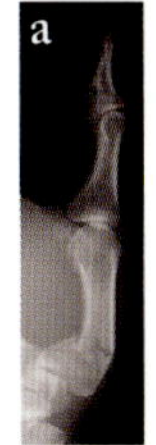

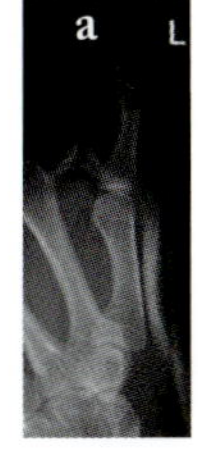

77.02 Winterstein-Fraktur **richtig** abgestützt (a)
77.03 Winterstein-Fraktur **falsch** abgestützt,es kommt zu einer Druckstelle infolge eines zu großen Druckes (b).

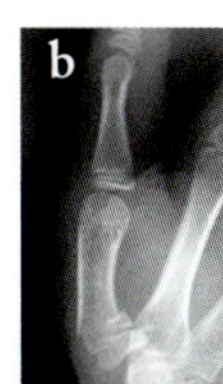

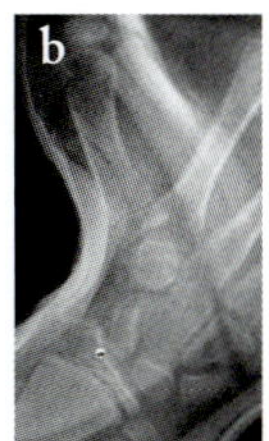

17.13 Reposition bei einer Sprunggelenk-Fraktur

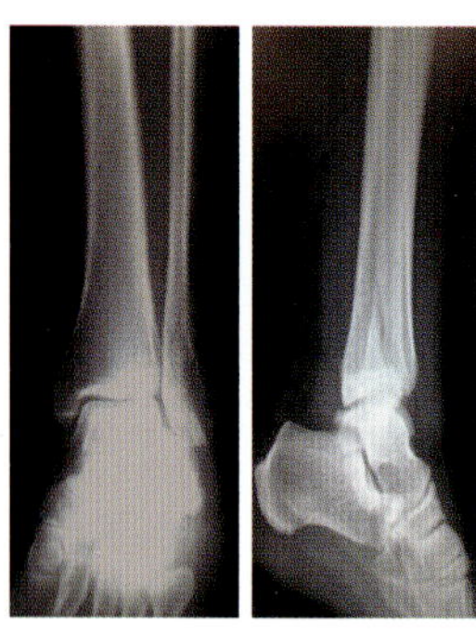

78.01 Fallbeispiel Außenknöchel-Fraktur

Indikation

- Frakturen am Sprunggelenk

Funktionsstellung

- Fußachse im rechten Winkel zur US-Längsachse
- Vorfuß im rechten Winkel zur US-Längsachse

Dimension des Gipsverbandes

- Von den Zehengrundgelenken bis zwei Finger breit unterhalb der Kniekehle
- Zehen frei beweglich

Material

- Trikotschlauch, 7,5 oder 10 cm breit
- Polsterwatte, 10 cm breit
- Spaltschlauch
- Krepppapierbinde
- 3 Gipsbinden, à 15 cm breit
- Gipslonguette, 15 cm breit, in US-Länge + doppelter Vorfuß-Länge
- Halbelastische Binde, 10 cm breit

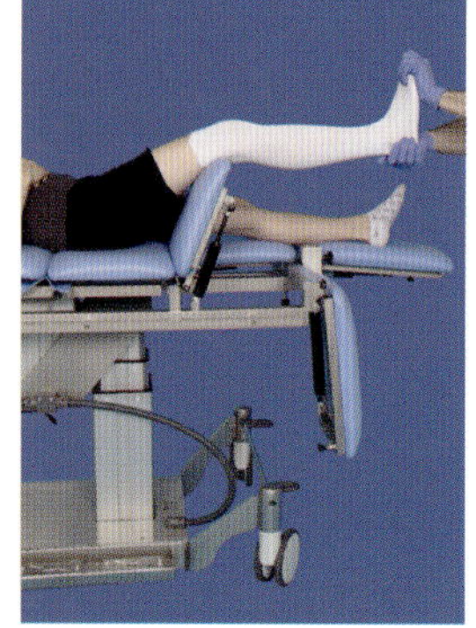

78.02 Lagerung auf einem modernen Gipstisch

Vorbereitung des Patienten

- Der Patient liegt mit verletzter Seite am Rand der Liege.
- Gegebenenfalls Schmerztherapie durch den Arzt
- Verletzte Extremität unter dem Knie mit einem Bock unterstützen oder Lagerung auf einem modernen Gipstisch (Abb. 78.02)
- Der Arzt oder der Helfer übernimmt das Bein, dabei unterstützt eine Hand immer die Fraktur.

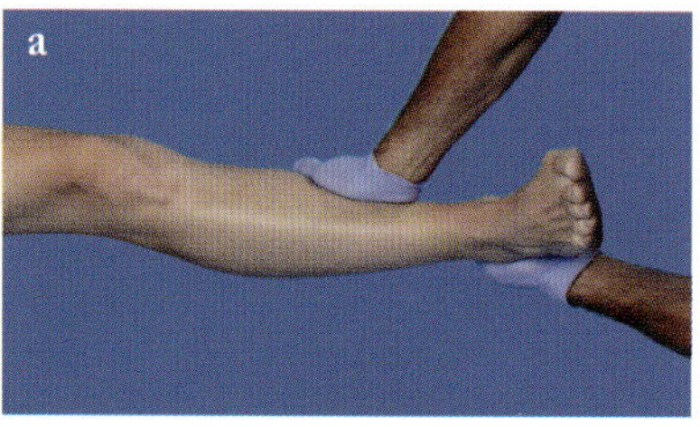

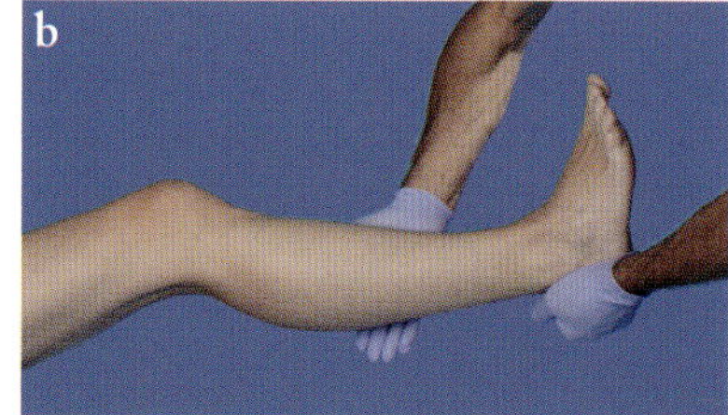

78.03 Richtiges Halten beim Anlegen des Gipsverbandes, in Extension und leichter Supination (a); mit gleichzeitigen Druck nach medial(b)

Durchführung

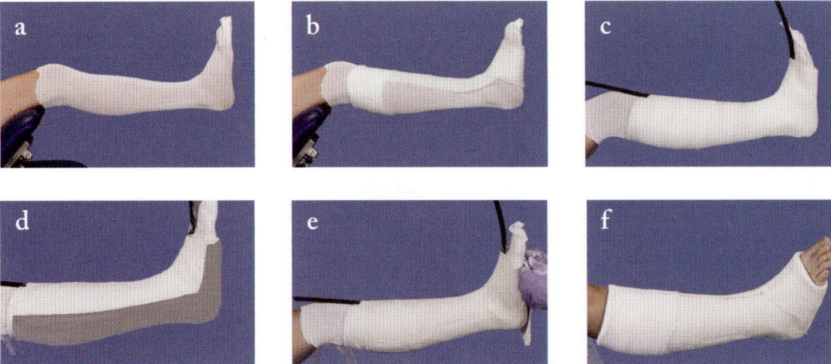

79.01 Strumpf faltenfrei überziehen (a); Randpolsterung mit Teilpolsterung anlegen (b); Spaltschlauch mit Krepppapierbinde anwickeln (c); Gipslonguette (grau) anmodellieren (d); Gipslonguette auf der Fußsohle zweifach anlegen (e); Gips spalten, ev. Spaltschlauch entfernen und Strumpfenden umschlagen (f)

- Trikotschlauch faltenfrei überziehen
- Randpolsterung anwickeln
- Teilpolsterung (Abb. 79.01 b): Polsterung an exponierten Stellen z. B. an Schienbeinkante anlegen
- Spaltschlauch einlegen und darüber Krepppapierbinde anwickeln; auf Funktionsstellung achten
- Erste Gipsbinde zirkulär von den Zehengrundgelenken bis zwei Finger breit unterhalb des Kniegelenkes anwickeln
- Gipslonguette von der Kniekehle über die Ferse zu den Grundgelenken und zurück zur Ferse anmodellieren (Abb. 79.01 e); doppelte Gipslonguette ergibt acht Lagen auf der Fußsohle.)
- Zweite Gipsbinde zirkulär über das Sprunggelenk anwickeln
- Strumpfenden umschlagen
- Dritte Gipsbinde vom Sprunggelenk bis zwei oder drei Finger breit unterhalb des Kniegelenkes und seitlich über das Fibularköpfchen anwickeln (Reiterstiefel)
- Gipsverband anmodellieren
- Fraktur im Gipsverband halten
- Gipsverband nach dem Aushärten spalten und mit halbelastischer Binde zirkulär fixieren

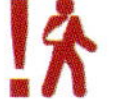 Vorsicht am Fibularköpfchen (Gefahr von Vorfußlähmung)!

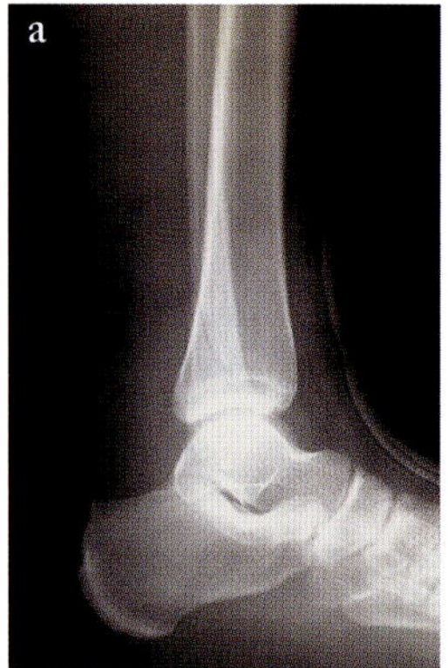

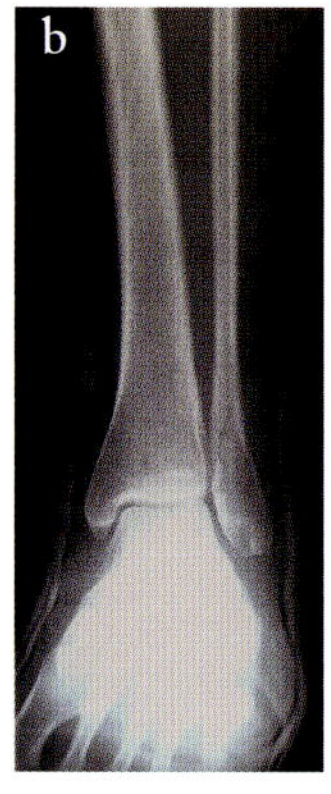

80.01 Fallbeispiel Außenknöchel-Fraktur (a); Röngtenkontrolle nach Behandlung mit Weißgips (b)

Ein Unterschenkel-Spaltgips sollte nicht zirkulär geschlossen werden. In der Regel wird nach dem Abschwellen (nach ca. fünf bis sechs Tagen) ein definitiver, geschlossener Gipsverband angelegt.

bimalleoläre Luxationsfraktur: Verrenkungsbruch des Sprunggelenkes (Außen- und Innenknöchel)

Behandlung einer bimalleolären Luxationsfraktur mit hinterem Keil

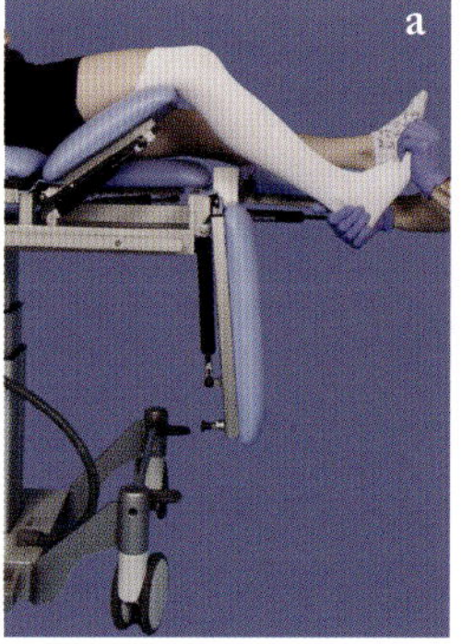

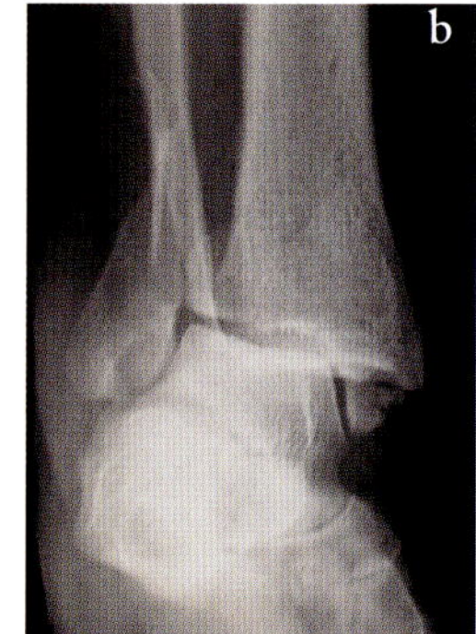

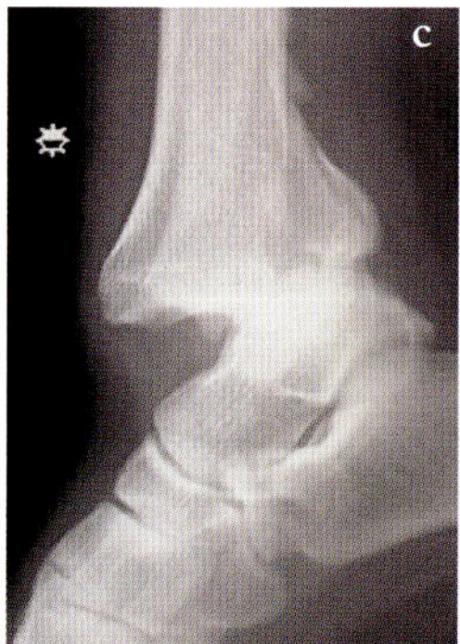

80.02 Die Lagerung auf einem modernen Gipstisch ermöglicht die Behandlung am hängenden Bein (a); bei einer bimalleoläre Luxationsfraktur mit hinterem Keil (b; c)

Bei einer *bimalleolären Luxationsfraktur* mit hinterem Keil ist es von Vorteil, den Stützverband am hängenden Bein (a) anzulegen; dies ermöglicht eine leichtere Reposition des Sprunggelenks (b, c).

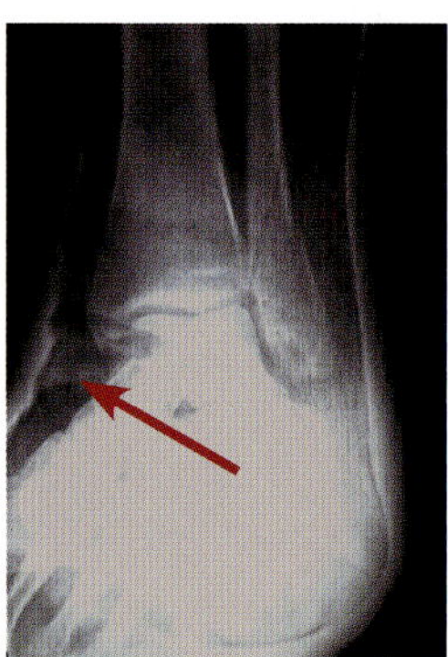

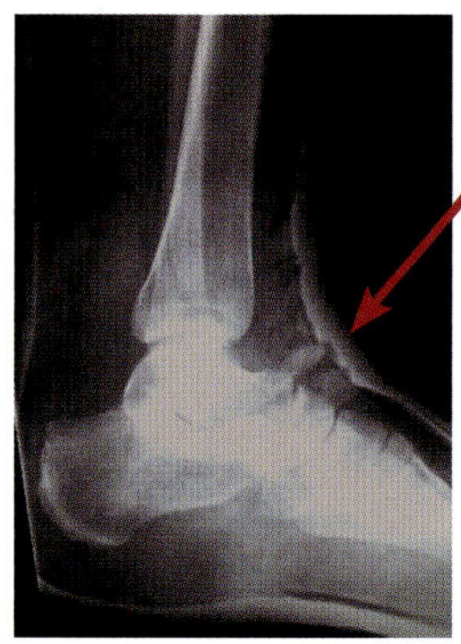

80.03; Außenknöchel-Fraktur. Nachträgliche Spitzfußkorrektur mit der Folge von Gipsfalten am Rist (b, c)

17.14 Reposition bei einer Unterschenkel-Fraktur

Indikation

- Unterschenkel-Fraktur

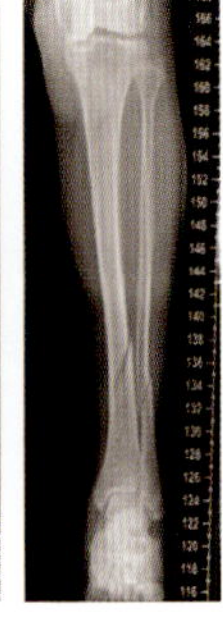
81.01 Fallbeispiel einer US-Fraktur

Funktionsstellung

- Sprunggelenk 90°
- Kniegelenk je nach Verletzung zwischen 15° und 20°

Dimension des Gipsverbandes

- Von den Zehengrundgelenken bis zwei oder drei Finger breit unterhalb der Gesäßfalte
- Zehen frei beweglich

Material

- Trikotschlauch
- Polsterwatte, 10 und 15 cm breit
- Krepppapierbinde
- 5 Gipsbinden, à 15 cm breit
- Spaltschlauch
- Gipslonguette, 15 cm breit, in OS-Länge + doppelter Vorfuß-Länge
- Gipslonguette, 15 cm breit, ca. 60 cm lang
- Halbelastische Binden, à 12 cm breit

Vorbereitung des Patienten

- Der Patient liegt mit verletzter Seite am Rand der Liege.
- Bei Bedarf Schmerztherapie durch den Arzt
- Der Arzt übernimmt das Bein am Sprunggelenk.

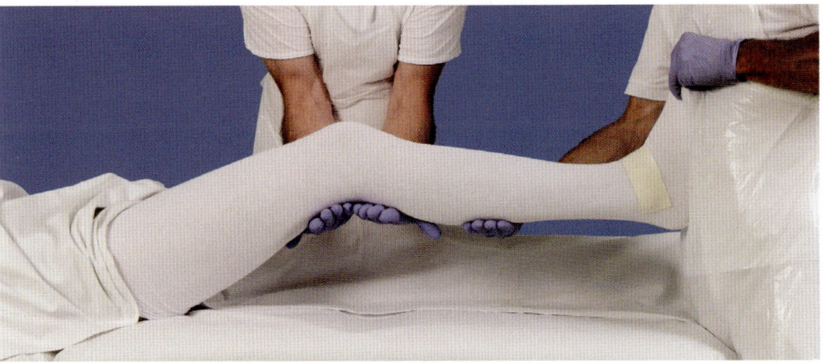
81.02 Eine Hand unterstützt immer die Fraktur. Ein Helfer unterstützt das Knie an der gegenüberliegenden Seite (Finger sind dabei gestreckt).

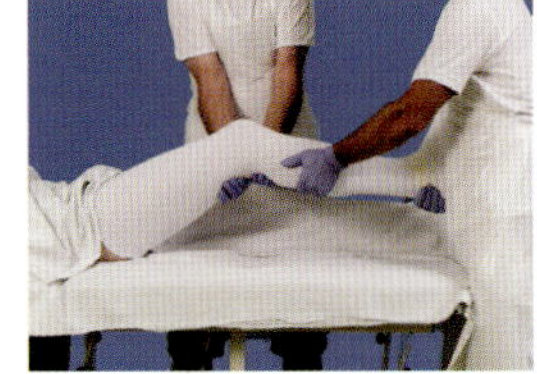
81.03 Die Handhaltung am Fußende ist FALSCH! Die Hand an der Außenseite des US behindert das Anlegen des Gipsverbandes. Zudem ist ein mehrmaliges Umgreifen notwendig, was bei einer Fraktur vermieden werden sollte.

Durchführung

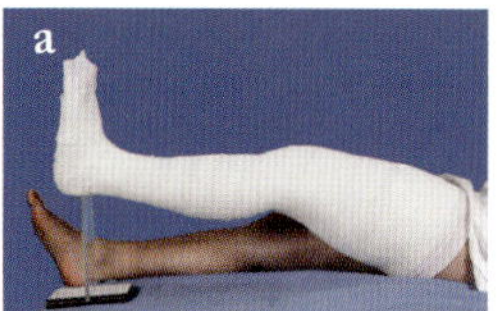

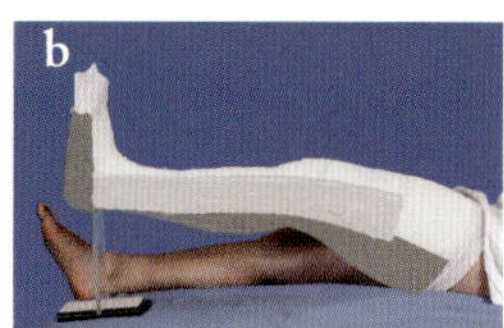

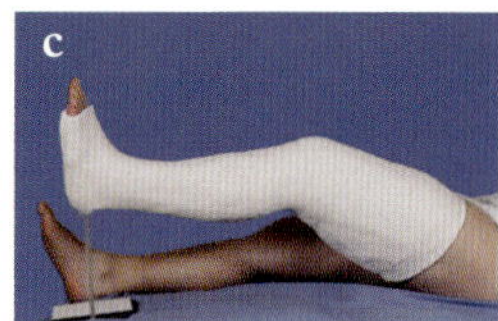

82.01 Randpolsterung mit Teilpolsterung; bei einer frischen Verletzung Spaltschlauch eingelegen und mit Krepppapier anwickeln (a); erste Binde zirkulär anwickeln, dann erste Gipslonguette (dunkelgrau) anlegen, zweite Gipslonguette (hellgrau) seitlich zur Verstärkung (je nach Abstützung medial oder lateral) anmodellieren (b)

ACHTUNG: Die hier gezeigte Fußstütze darf an einem verletzten Bein nicht verwendet werden! Sie kam hier – an einem gesunden Bein – nur zum Einsatz, um den Gipsverband entsprechend fotografieren zu können.

- Randpolsterung anwickeln und vom Fibularköpfchen bis Oberschenkel polstern
- Eine Hand unterstützt die Fraktur (Abb. 81.02).
- Bei frischen Verletzungen Spaltschlauch einlegen
- Krepppapierbinde zirkulär anwickeln; auf Funktionsstellung achten
- Erste Gipsbinde zirkulär von den Zehengrundgelenken über das Kniegelenk bis OS anwickeln
- Gipslonguette (längere) vom Oberschenkel über die Ferse bis zu den Zehengrundgelenken und zurück bis zur Ferse anmodellieren (acht Lagen auf der Fußsohle)
- Gipslonguette (kürzere) seitlich über das Kniegelenk (medial oder lateral) anlegen, sollte zur Abstützung (Druck) bis über die Fraktur reichen.
- Zweite Gipsbinde zirkulär über das Sprunggelenk anwickeln
- Strumpfenden umschlagen
- Restliche Gipsbinden vom Sprunggelenk über das Kniegelenk bis OS anwickeln
- Gipsverband anmodellieren
- Nach Anlegen des Gipsverbandes Reposition durch den Arzt (Fraktur abstützen mit Druck und Gegendruck)
- Gipsverband bei frischen Verletzungen nach dem Aushärten spalten und mit halbelastischen Binden zirkulär fixieren

Zirkulärer Schluss am Oberschenkel

- Bei reponierten Frakturen Gipsverband nach ca. fünf Tagen zirkulär schließen, nach weiteren zehn bis vierzehn Tagen Gipswechsel **(gilt nur bei Kindern)**.

Behandlung einer kindlichen Unterschenkel-Fraktur mit Combicast

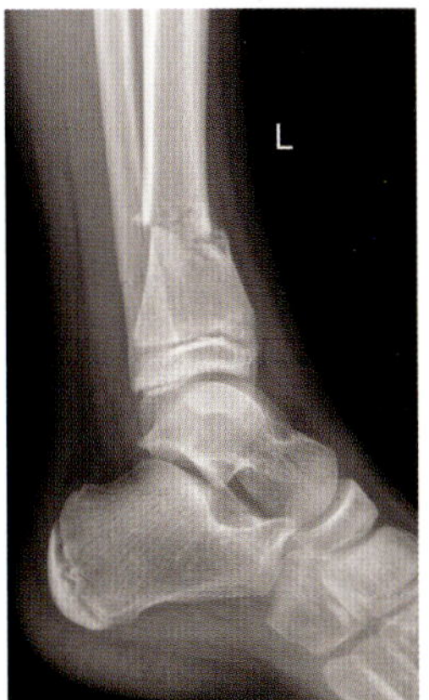

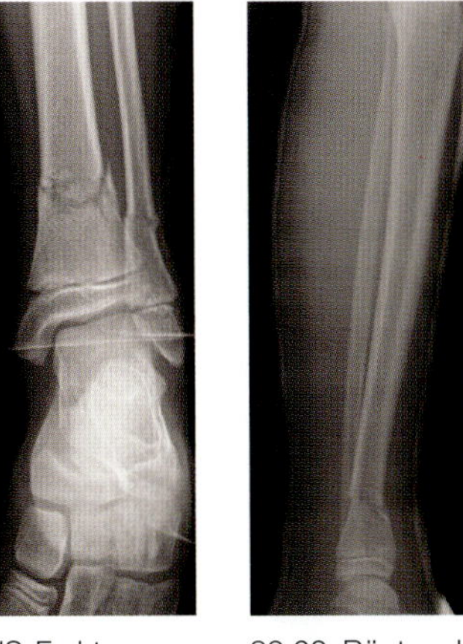

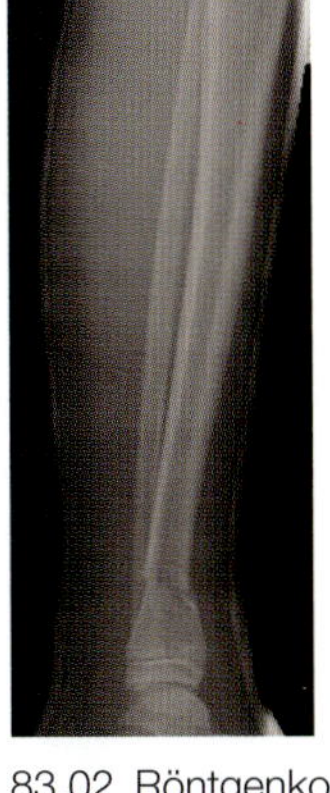

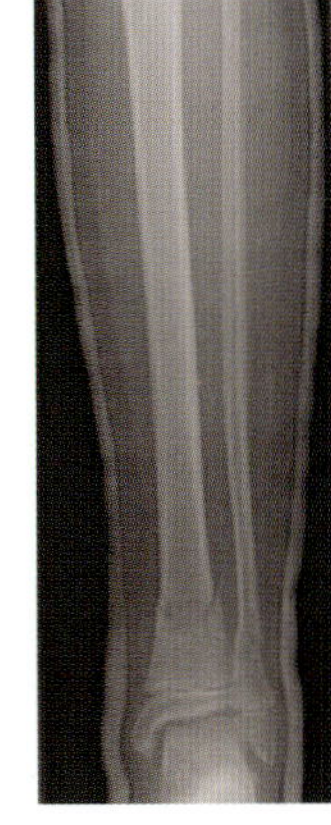

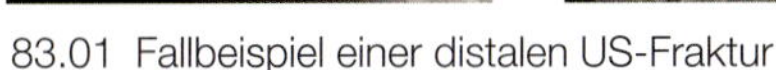

83.01 Fallbeispiel einer distalen US-Fraktur

83.02 Röntgenkontrolle mit Combicast

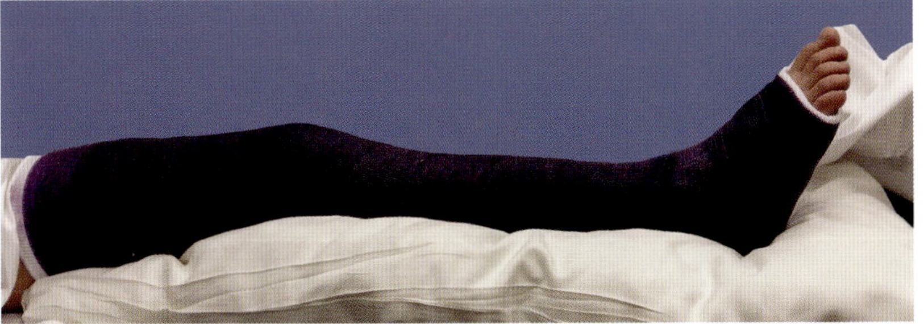

83.03 Konservative Behandlung mit einem Combicast-Stützverband. Die Spitzfußstellung verhindert eine Rekurvation.

Bei einer distalen US-Fraktur bleibt das Bein bis zum ersten Gipswechsel (unabhängig ob Weißgips oder Combicast) in einer Spitzfußstellung (Vorsicht: andernfalls besteht die Gefahr einer *Rekurvation*).

Rekurvation: Verschiebung der Knochen mit nach hinten offenem Winkel

Durchführung eines Oberschenkel-Combicast-Stützverbandes (vgl. Kapitel 20.19).

17.15 Isolierte Tibia-Fraktur

Tibia: Schienbein

Varus-Stellung: O-Bein

Die *Tibia* muss bei einer isolierten Fraktur unter Spannung gehalten werden, andernfalls schiebt die Fibula im Laufe der Behandlung die Fraktur unweigerlich in eine Varus-Stellung.

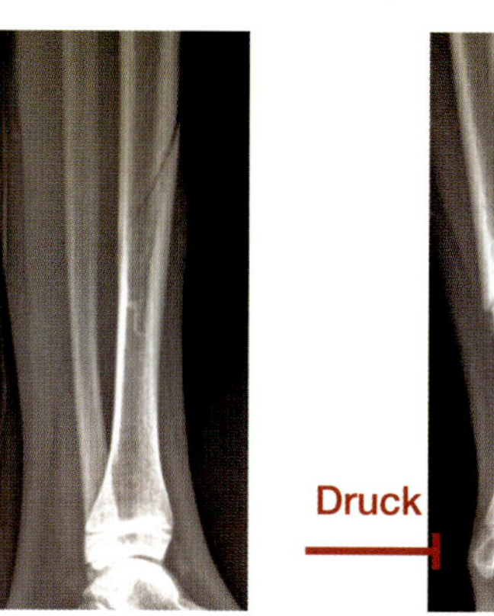

84.01 Röntenbilder einer isolierten kindlichen Tibia-Fraktur

Valgus-Stellung: X-Bein

Bei einer isolierten Tibia-Fraktur ist eine Überkorrektur im Sinne einer Valgus-Stellung notwendig:

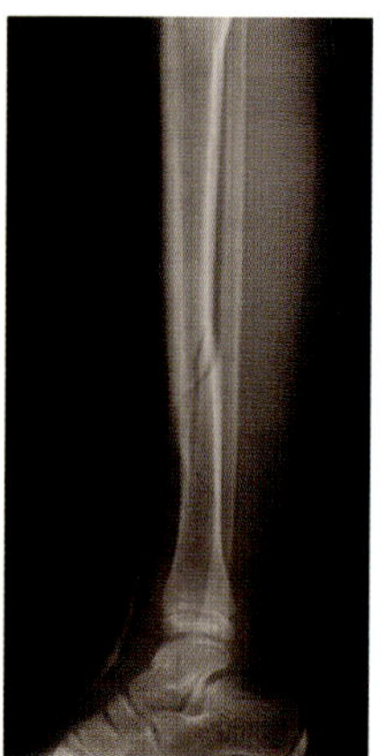

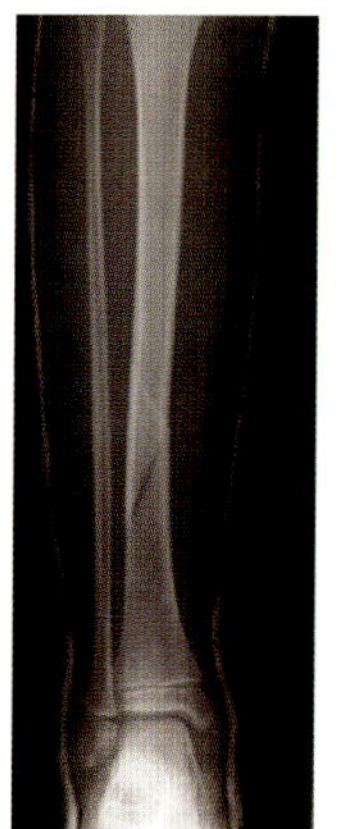

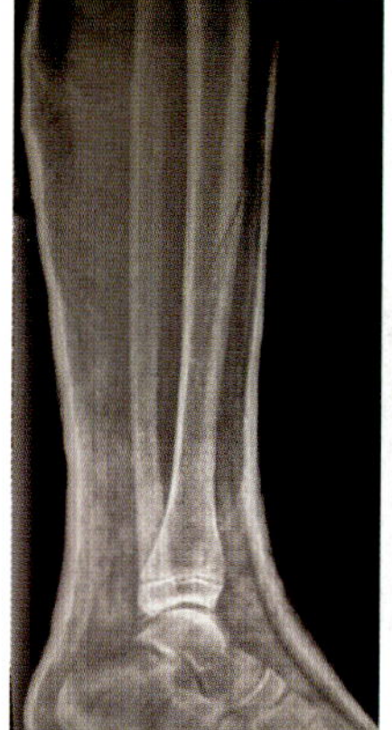

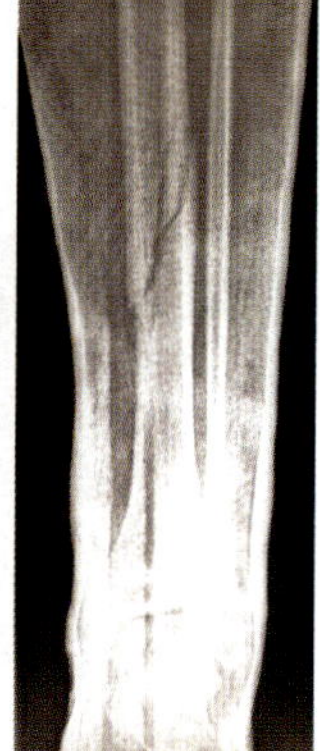

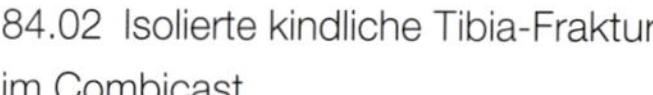

84.02 Isolierte kindliche Tibia-Fraktur im Combicast

84.03 Isolierte kindliche Tibia-Fraktur im Weißgips

Auch bei einer kindlichen Tibia-Fraktur sind wieder beide Techniken möglich, wobei jene mit dem Weißgips dem Standard entspricht.

Und es gilt wie oben bereits erwähnt: Bei der Zweistrumpftechnik mit Combicast ist eine leichte Überkorrektur des Stützverbandes aufgrund des semirigiden Verhaltens notwendig. Diese Technik ist nur erfahrenen Ärzten und Gipsassistenten anzuraten. Der Vorteil ist die geringere Anzahl von Kontrollen und Gipswechsel.

Isolierte kindliche Tibia-Fraktur (richtig und falsch)

Beispiel 1:

FALSCH

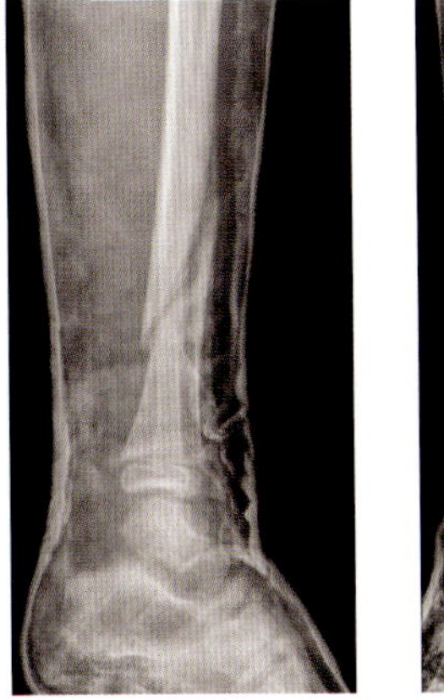

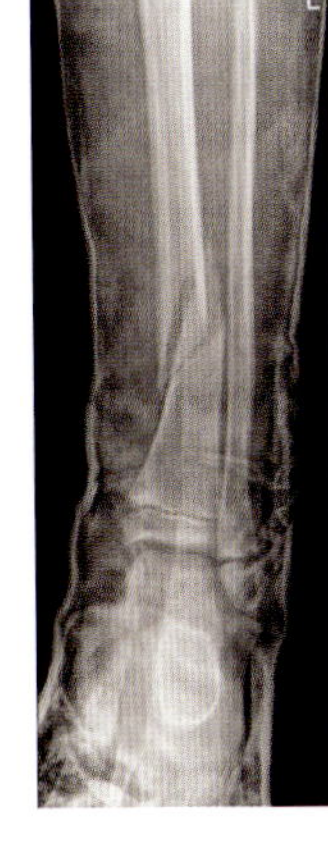

85.01 Durch falsch ausgeübten Druck und Gegendruck wurde die Varus-Stellung verstärkt. Bei einer nachträglichen oder zu späten Korrektur im Weißgips bildeten sich Falten.

RICHTIG

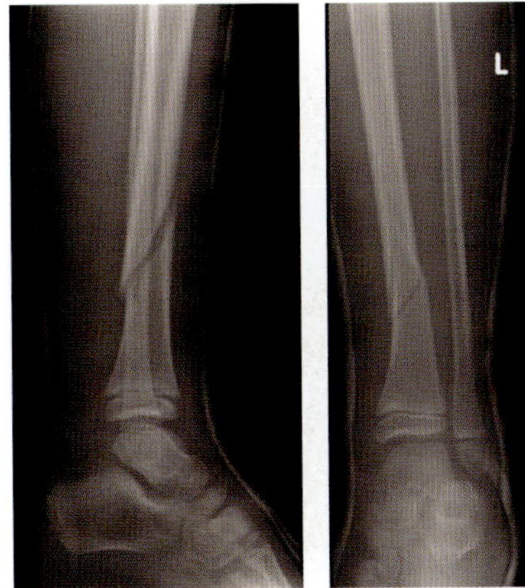

85.02 Röntgenbilder nach Gipswechsel: ein in Zweistrumpftechnik exakt angelegter OS-Combicast.

Beispiel 2:

FALSCH

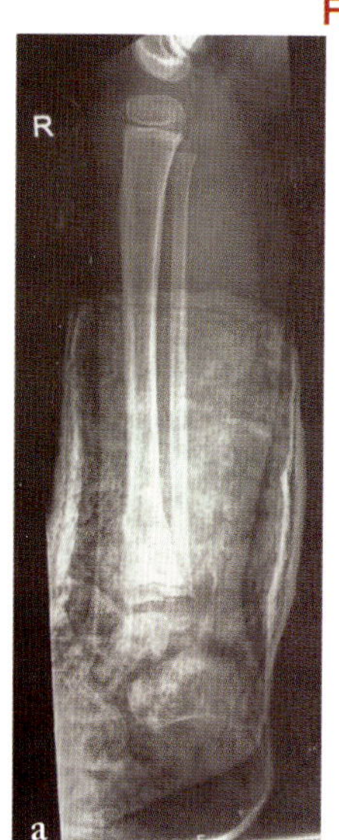

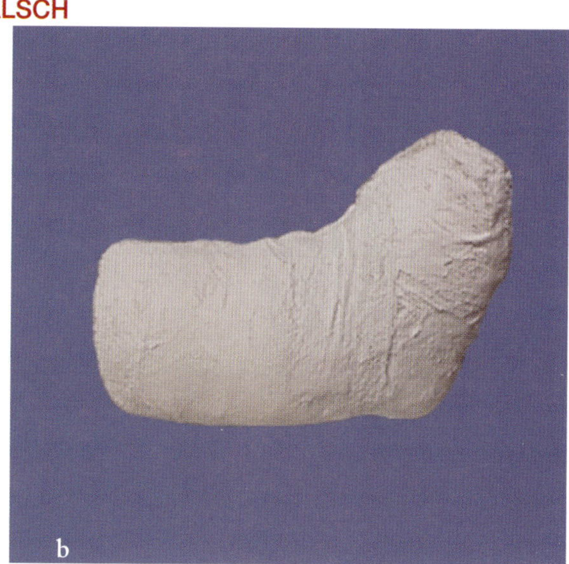

86.01 Röntgenbild einer nicht korrekt durchgeführten konservativen Behandlung einer kindlichen Tibia-Fraktur (a); der fehlerhaft angelegte und wieder abgenommene Stützverband (b)

RICHTIG

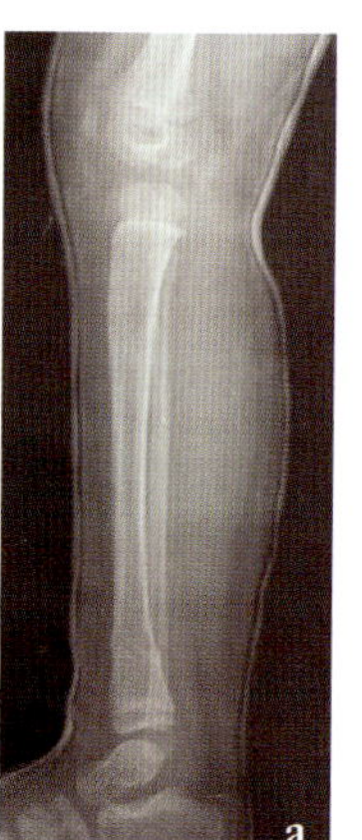

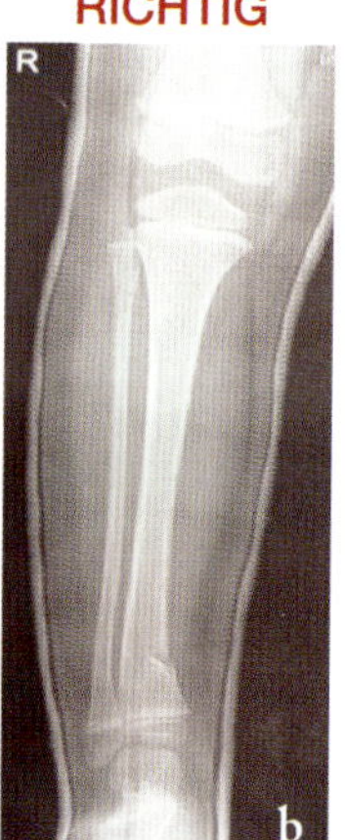

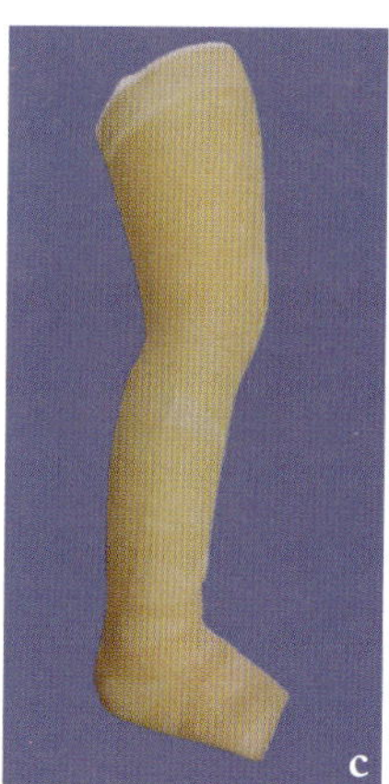

86.02 Isolierte kindliche Tibia-Fraktur von Abb. 85.03 nach Korrektur und einem in Zweistrumpftechnik mit leichter Spitzfußstellung exakt angelegten OS-Combicast (a, b); der exakt angelegte (und nach Heilung abgenommene) Stützverband (c)

17.16 Reposition bei einer Tibia-Fraktur

Indikation

- Tibiakopf-Fraktur

Funktionsstellung

- Fußachse im rechten Winkel zur US-Längsachse
- Kniegelenk je nach Verletzung zwischen 15° und 20°

Dimension des Stützverbandes

- Von den Zehengrundgelenken bis zwei Finger breit unterhalb der Gesäßfalte
- Zehen frei beweglich

Das Anlegen eines Stützverbandes erfolgt im Prinzip gleich wie bei einer OS-Fraktur (vgl. Kapitel 18.16).

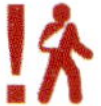 Die Fraktur wird durch Valgus- oder Varus-Stellung entlastet.

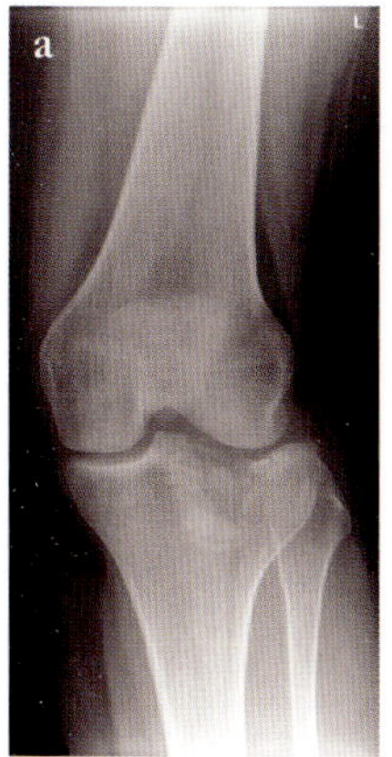

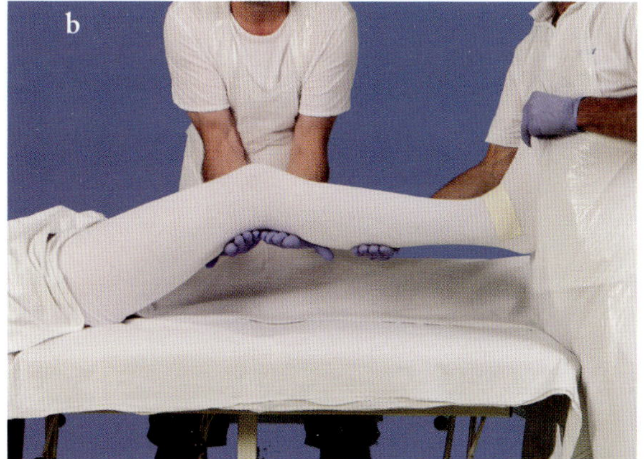

87.01 *Laterale* Tibiakopf-Fraktur. Zur Entlastung des Knorpels muss der Tibiakopf in diesem Fall in die Varus-Stellung gedrückt werden.(a) Eine Hand unterstützt immer die Fraktur (b).

lateral:
seitlich, seitwärts, von der Körpermitte weg

17.17 Gipsfenster

Indikation

- Täglicher Verbandswechsel ohne Gipsabnahme

Arbeitsschritte

- Fenster ausschneiden
- Nach Verbandswechsel neu polstern und Gipsfenster einsetzen
- Mit Gipsbinde oder sonstiger geeigneter Binde schließen

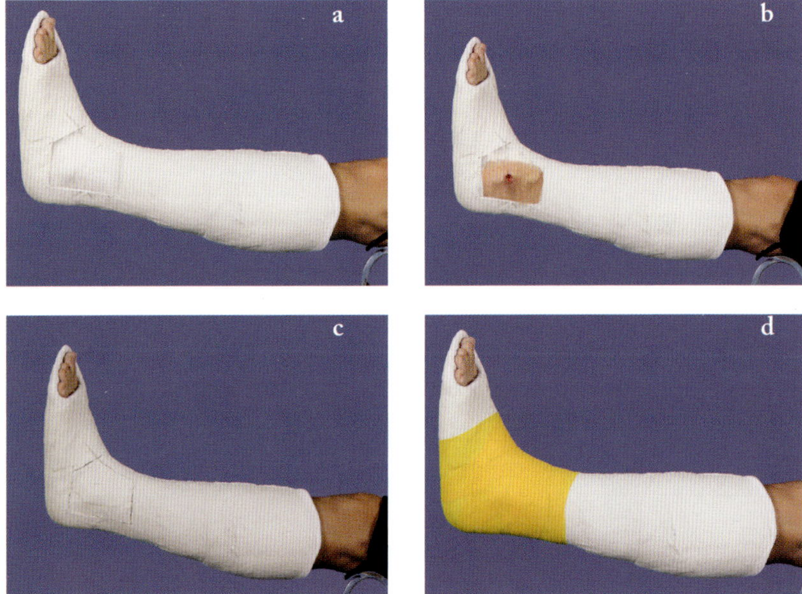

88.01 Fenster ausschneiden (a); Verbandswechsel (b); polstern und Gipsfenster einsetzen (c); mit Gipsbinde oder sonstiger Binde schließen (d)

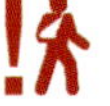
Das Gipsfenster muss nach jedem Verbandswechsel wieder eingesetzt werden; andernfalls kann sich ein Fensterödem bilden!

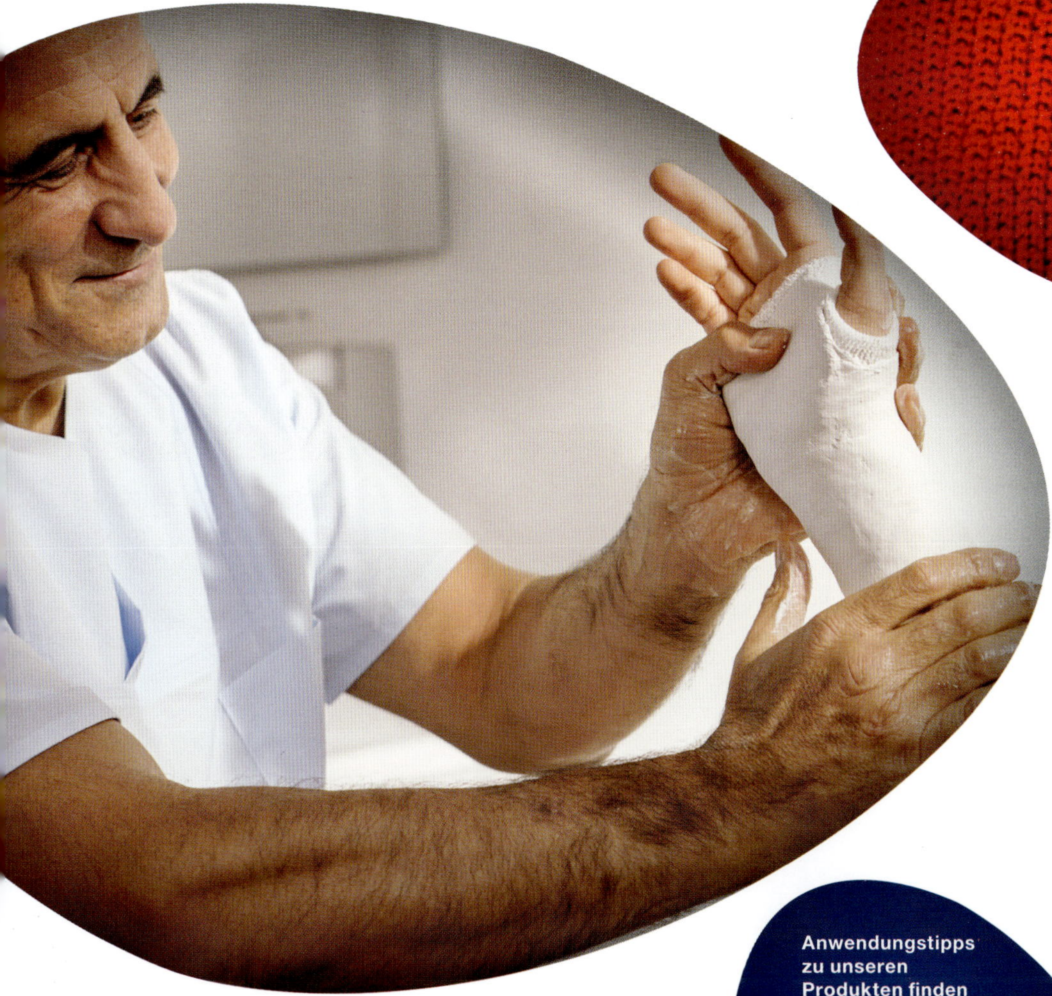

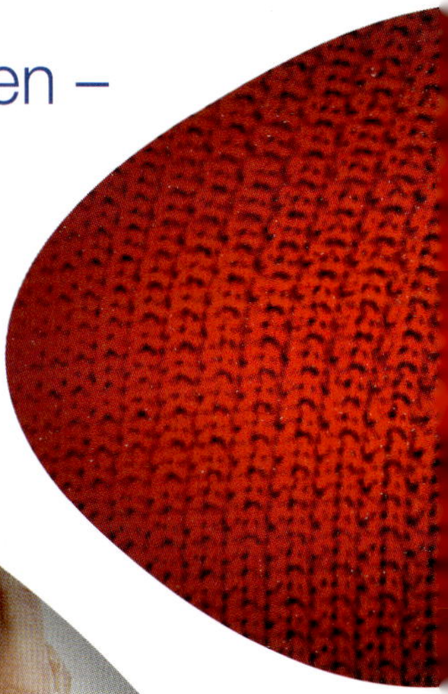

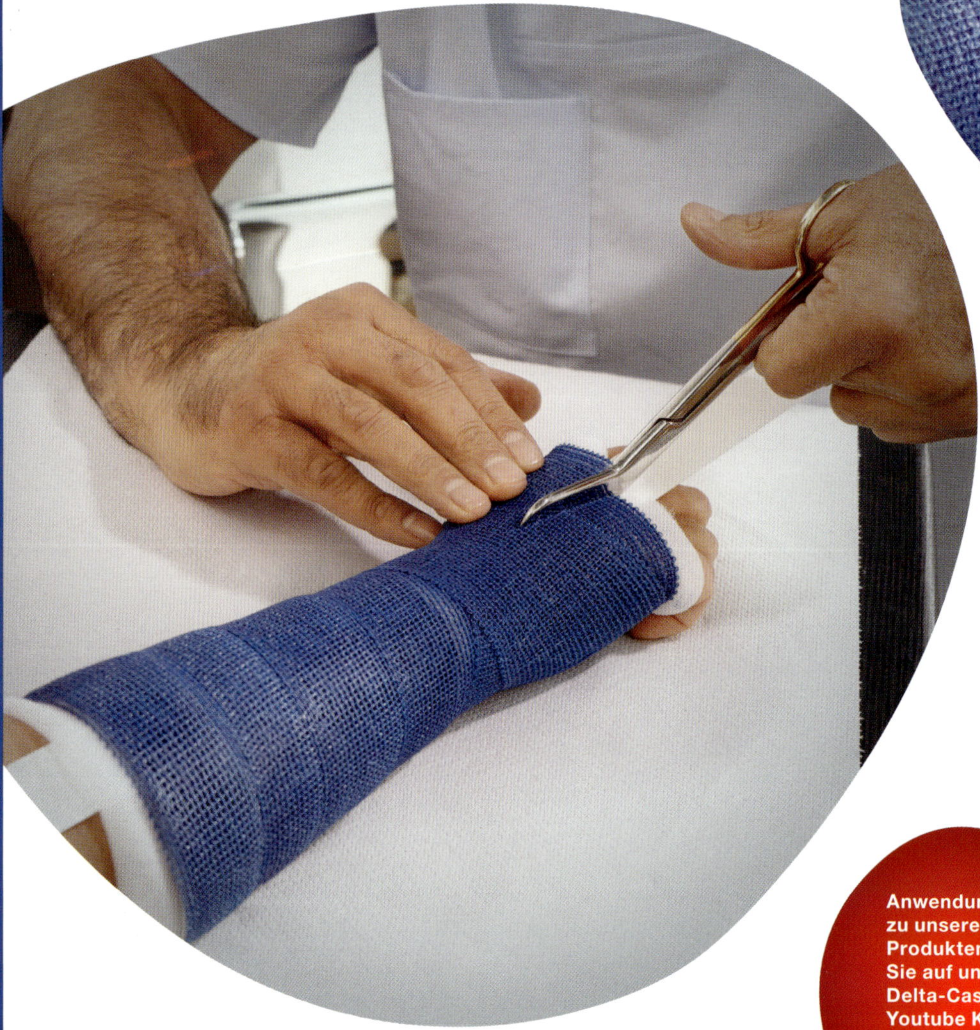

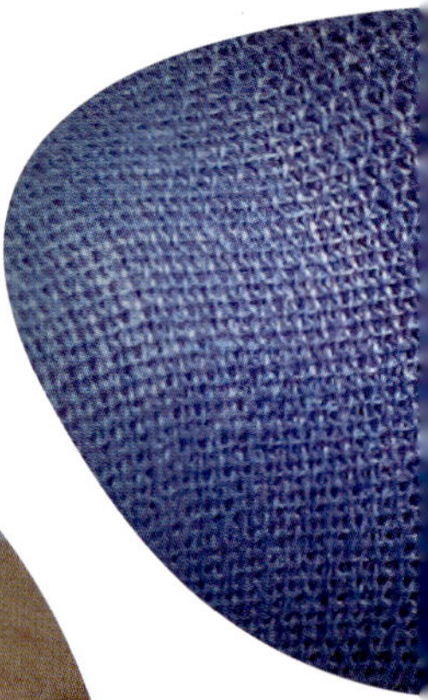

18 Der Einsatz von Weißgips

18.1 Dorsale Unterarm-Gipslonguette

Indikation: Es liegt keine Fraktur vor

- Prä- und postoperative Ruhigstellung
- Distorsion des Handgelenkes
- Verletzungen von Weichteilen
- Entzündliche Prozesse

Indikation: Eine Fraktur liegt vor

Zum Thema „Polsterung, wenn eine Fraktur vorliegt" S. 18.

- Nicht dislozierte Radius-Fraktur
- Grünholz-Fraktur

Funktionsstellung

- Handgelenk 30° in *Extension*
- Ulnarabduktion 10°

Extension: Streckung

Material

- Trikotschlauch, 5 cm breit
- Polsterwatte, 5 cm breit
- Krepppapierbinde
- Gipslonguette, 12 cm oder 15 cm breit
- 1–2 halbelastische Binden, à 6 cm breit
- Netzschlauch

Dimension des Gipsverbandes

- Von den Fingergrundgelenken bis zwei Finger breit unterhalb der Ellenbeuge
- Daumen frei beweglich
- Faustschluss möglich

Vorbereitung des Patienten

- Der Patient sitzt auf einem Drehstuhl.
- Den verletzten Arm mit dem Ellbogen im rechten Winkel auf dem Gipstisch abstützen

Durchführung

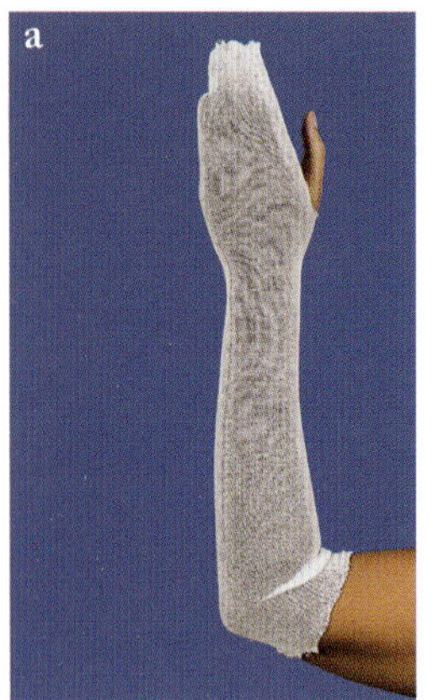

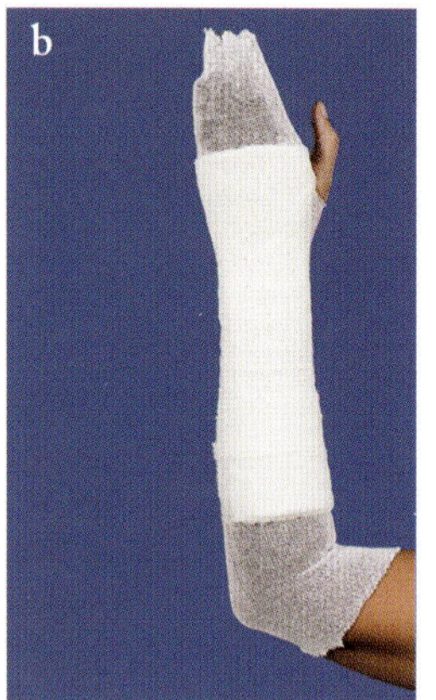

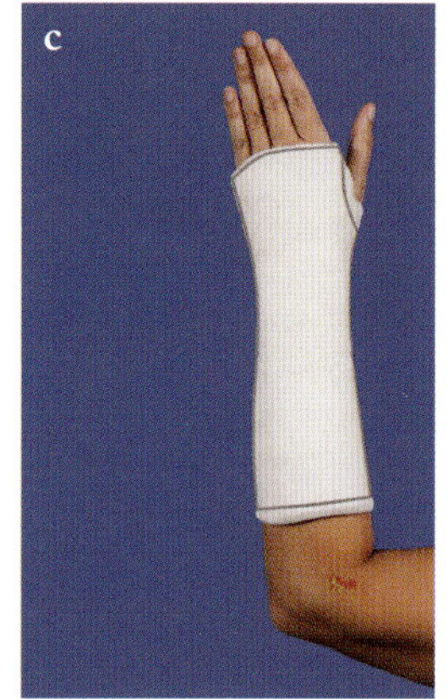

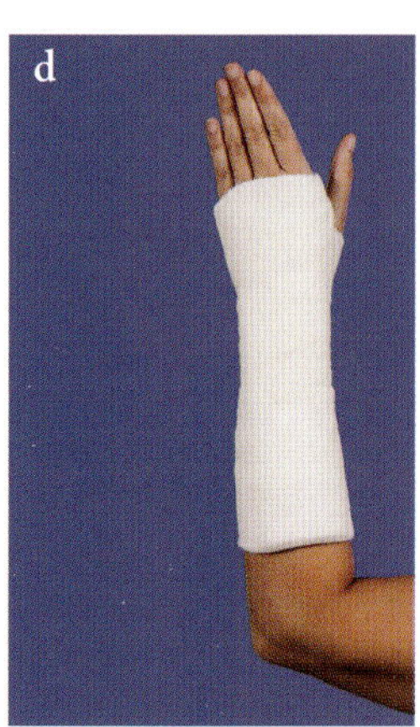

90.01 Trikotschlauch überziehen (a); Polsterwatte anwickeln (b); Gipslonguette (grau) dorsalseitig anmodellieren (c); fertige Gipsloguette (d)

- Trikotschlauch mit Loch für den Daumen überziehen
- Randpolsterung und Polsterwatte dünn durchgehend zirkulär anwickeln
- Krepppapierbinde anwickeln; auf Funktionsstellung achten
- Gipslonguette dorsalseitig vom Ellbogen bis zu den Fingergrundgelenken und zurück bis über das Handgelenk auflegen (Abb. 90.01 c)
- Gipslonguette anmodellieren, Strumpfenden umschlagen und mit halbelastischer Binde fixieren (Pfötchen-Stellung vermeiden)
- Netzschlauch überziehen und Arm bei frischen Verletzungen mittels einer Schlinge im rechten Winkel fixieren

Zirkulärer Schluss

- Nach zwei Tagen und ärztlicher Kontrolle Gipsbinde (10 cm breit) anwickeln

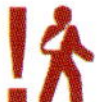 Bei Wunden ist kein zirkulärer Schluss notwendig.

18.2 Dorsale Unterarm-Gipslonguette mit kurzem Daumen

Indikation: Eine Fraktur liegt vor

Zum Thema „Polsterung, wenn eine Fraktur vorliegt" S. 18.

- Kahnbein-Fraktur

Material

- Trikotschlauch, 5 cm breit
- Trikotschlauch, 2,5 cm breit
- Polsterwatte, 5 cm breit
- Krepppapierbinde
- Longuettenstück, 10 cm breit, 15 cm lang
- Gipslonguette, 12 cm oder 15 cm breit
- 1–2 halbelastische Binden, à 6 cm breit
- Netzschlauch

Funktionsstellung

- Handgelenk 30° in Extension
- Daumen leicht abgespreizt
- Leichte Ulnarabduktion

Dimension des Gipsverbandes

- Von den Fingergrundgelenken bis zwei Finger breit unterhalb der Ellenbeuge
- Daumenendglied frei beweglich
- Faustschluss möglich, Berührung von Daumen und Zeigefinger möglich

Vorbereitung des Patienten

- Der Patient sitzt auf einem Drehstuhl.
- Den verletzten Arm mit dem Ellbogen im rechten Winkel auf dem Gipstisch abstützen

Durchführung

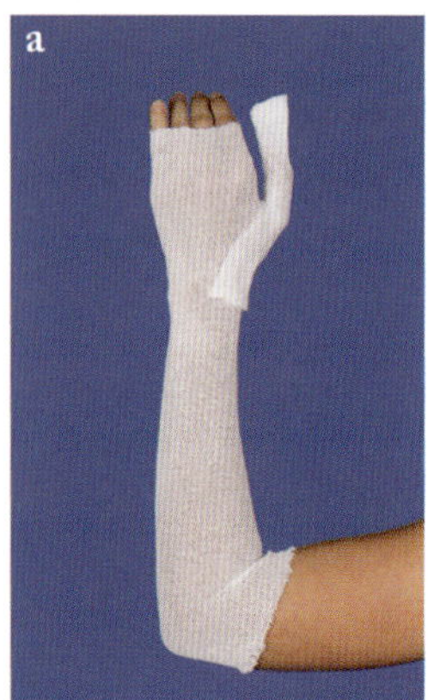

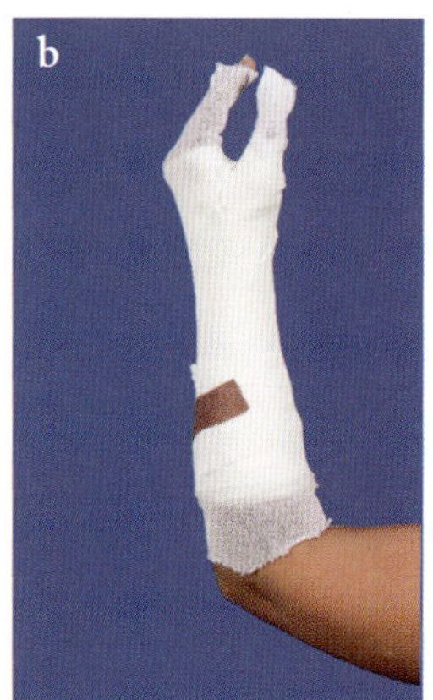

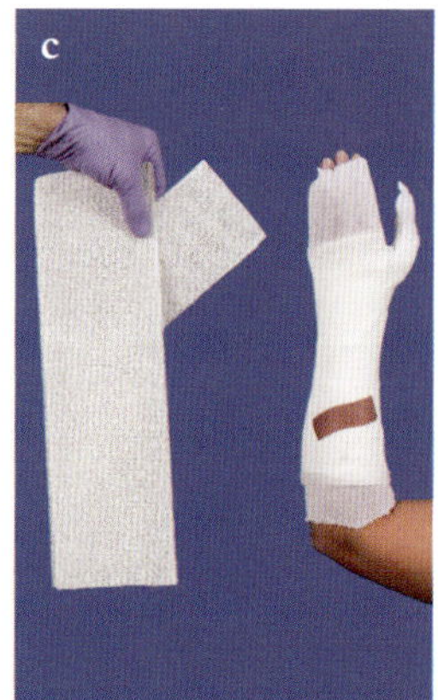

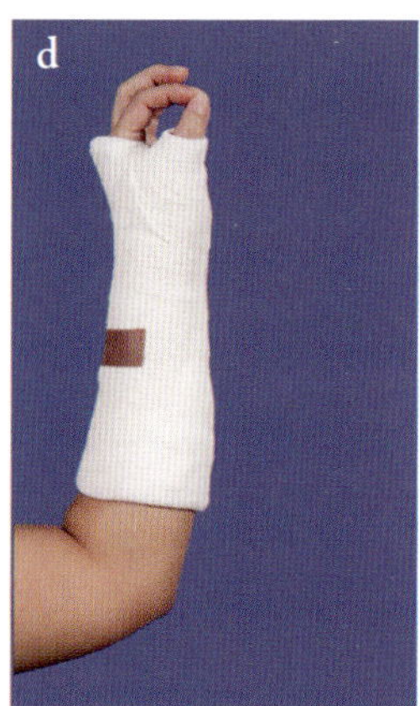

92.01 Strümpfe überziehen, Randpolsterung anwickeln (a); Krepppapierbinde anwickeln (b); Gipslonguette dorsalseitig anmodellieren (c); fertige dorsale Gipslonguette mit kurzem Daumen (d)

- Trikotschlauch (5 cm) mit Loch für den Daumen überziehen
- Trikotschlauch (2,5 cm) über den Daumen stülpen
- Randpolsterung mit Polsterwatte anwickeln
- Krepppapierbinde anwickeln; auf Funktionsstellung achten
- Longuettenstück vom Daumen über das Handgelenk anmodellieren
- Gipslonguette vom Ellbogen bis zu den Fingergrundgelenken und zurück bis über das Handgelenk auflegen
- Gipslonguette anmodellieren, Strumpfenden umschlagen und mit halbelastischer Binde fixieren (Pfötchen-Stellung vermeiden)
- Netzschlauch überziehen und Arm bei frischen Verletzungen mittels einer Schlinge im rechten Winkel fixieren

Zirkulärer Schluss

- Nach zwei Tagen und ärztlicher Kontrolle Gipsbinde (10 cm breit) anwickeln

18.3 Dorsale Unterarm-Gipslonguette mit langem Daumen

Indikation: Es liegt keine Fraktur vor

- Sehnenverletzungen
- Weichteilverletzungen
- Entzündliche Prozesse

Indikation: Eine Fraktur liegt vor

Zum Thema „Polsterung, wenn eine Fraktur vorliegt" S. 18.

- Fraktur am Daumen
- MC I-Fraktur (Bennet-, Rolando-, Winterstein-Fraktur)

Material

- Trikotschlauch, 5 cm breit
- Trikotschlauch, 2,5 cm breit
- Polsterwatte, 5 cm breit
- Krepppapierbinde
- Gipslonguette, 12 cm oder 15 cm breit
- Longuettenstück, 10 cm breit, 15 cm lang
- 1–2 halbelastische Binden, à 6 cm breit
- Netzschlauch

Funktionsstellung

- Handgelenk 30° in Extension
- Ulnarabduktion 10°
- Daumen leicht abgespreizt (je nach Fraktursituation)

Dimension des Gipsverbandes

- Von den Fingergrundgelenken bis zwei Finger breit unterhalb der Ellenbeuge
- Daumeneinschluss bis zur Daumenspitze
- Faustschluss möglich

Vorbereitung des Patienten

- Der Patient sitzt auf einem Drehstuhl.
- Den verletzten Arm mit dem Ellbogen im rechten Winkel auf dem Gipstisch abstützen
- Bei Bedarf Schmerztherapie durch den Arzt

Durchführung

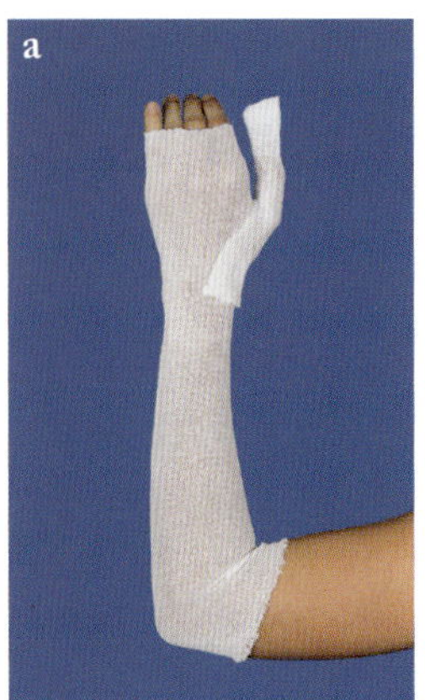

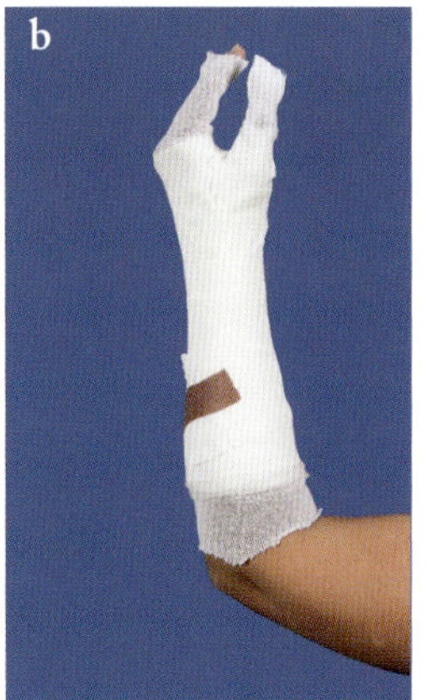

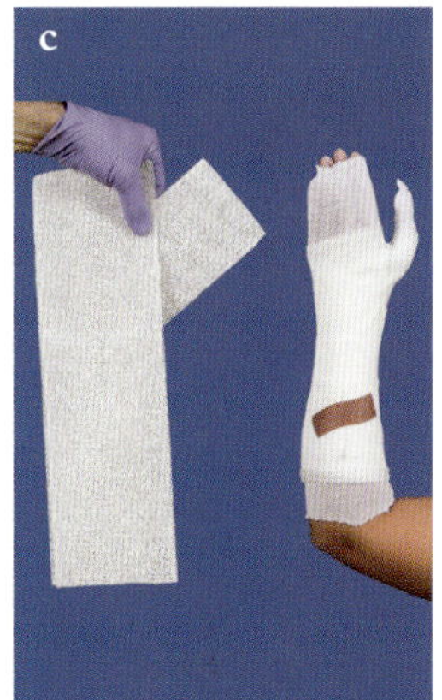

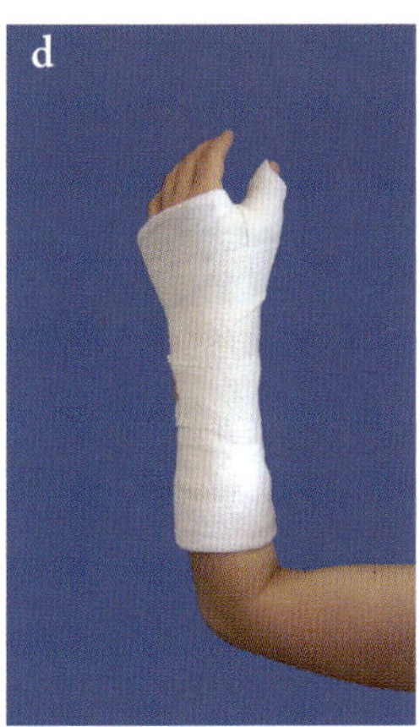

94.01 Strümpfe überziehen (a); Polsterung anwickeln und Krepppapierbinde anwickeln (b); Gipslonguette dorsalseitig auflegen und anmodellieren (c); fertige dorsale Gipslonguette mit langem Daumen (d)

- Trikotschlauch (5 cm) mit Loch für den Daumen überziehen
- Trikotschlauch (2,5 cm) über den Daumen stülpen
- Randpolsterung und Polsterwatte dünn durchgehend zirkulär anwickeln
- Krepppapierbinde anwickeln; auf Funktionsstellung achten
- Gipslonguette vom Ellbogen bis zu den Fingergrundgelenken und zurück bis über das Handgelenk anlegen
- Longuettenstück über den Daumen bis zur Daumenspitze anlegen
- Gipslonguette anmodellieren, Strumpfenden umschlagen und halbelastische Binde fixieren
- Netzschlauch überziehen und Arm bei frischer Verletzung mit einer Schlinge im rechten Winkel fixieren

Zirkulärer Schluss

- Nach zwei Tagen und ärztlicher Kontrolle Gipsbinde (10 cm breit) anwickeln

18.4 Dorsale Unterarm-Gipslonguette (Daumenseitenband)

Indikation: Es liegt keine Fraktur vor

- Daumenseitenbandverletzung

Material

- Trikotschlauch, 5 cm breit
- Trikotschlauch, 2,5 cm breit
- Polsterwatte, 5 cm breit
- Krepppapierbinde
- Longuettenstück, 10 cm breit
- Gipslonguette, 12 oder 15 cm breit
- 1–2 halbelastische Binden, à 6 cm breit
- Netzschlauch

Funktionsstellung

- Handgelenk 30° in Extension
- Ulnarabduktion 10°
- Daumen in Neutralstellung

Dimension des Gipsverbandes

- Von den Fingergrundgelenken bis zwei Finger breit unterhalb der Ellenbeuge
- Daumeneinschluss bis zum Nagelbett
- Faustschluss möglich

Vorbereitung des Patienten

- Der Patient sitzt auf einem Drehstuhl.
- Den verletzten Arm mit dem Ellbogen im rechten Winkel auf dem Gipstisch abstützen

Durchführung

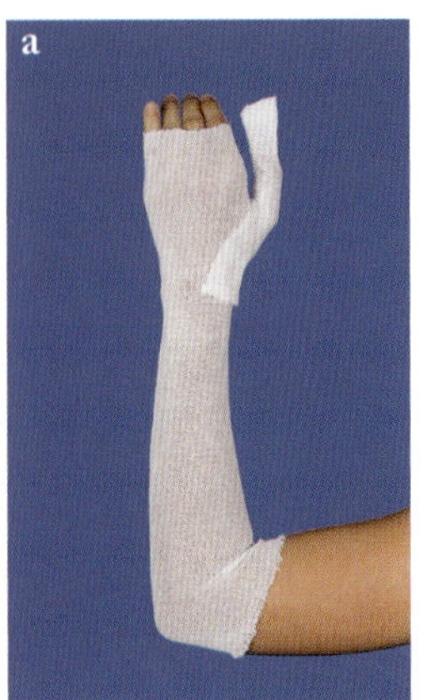

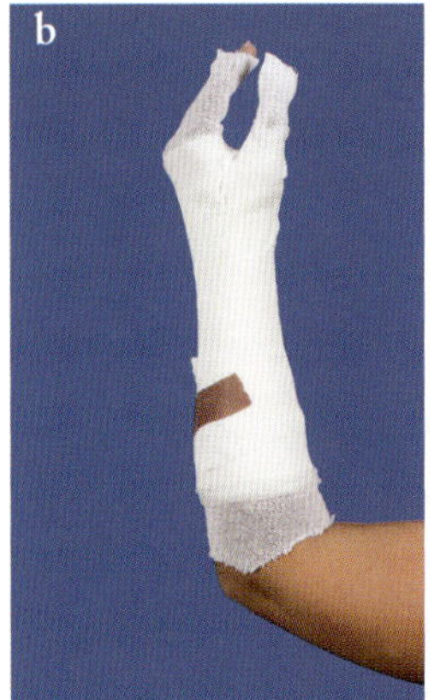

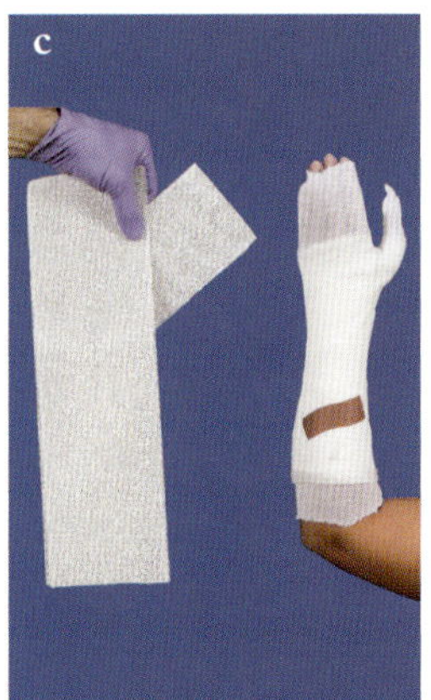

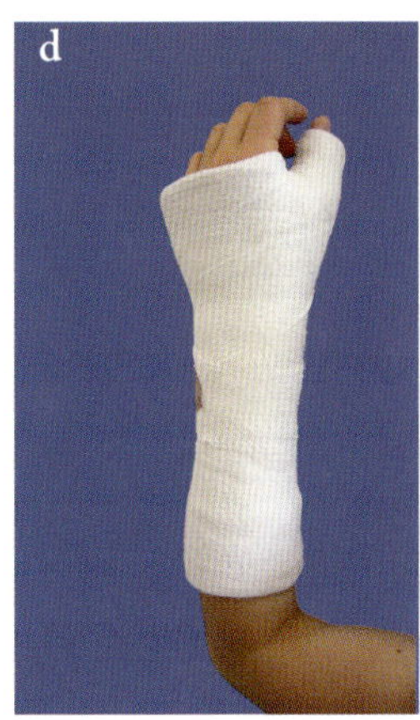

96.01 Strümpfe überziehen (a); Polsterwatte und Krepppapierbinde anwickeln (b); Gipslonguette dorsalseitig anlegen und anmodellieren (c); fertige dorsale Gipslonguette mit Daumeneinschluss bis zum Nagelbett (d)

- Trikotschlauch (5 cm) mit Loch für den Daumen überziehen
- Trikotschlauch (2,5 cm) über den Daumen stülpen
- Randpolsterung und Polsterwatte dünn durchgehend zirkulär anwickeln
- Krepppapierbinde anwickeln; auf Funktionsstellung achten
- Longuettenstück leicht über das Handgelenk ragend bis zum Nagelbett über den Daumen anmodellieren
- Gipslonguette zwei Finger breit vom Ellbogen weg bis zu den Fingergrundgelenken und zurück bis über das Handgelenk anlegen
- Gipslonguette anmodellieren, Strumpfenden umschlagen und mit halbelastischer Binde fixieren (Pfötchen-Stellung vermeiden)
- Daumen in Neutralstellung halten
- Netzschlauch überziehen und Arm bei frischen Verletzungen mittels einer Schlinge im rechten Winkel fixieren

Zirkulärer Schluss

- Nach zwei Tagen und ärztlicher Kontrolle Gipsbinde (10 cm breit) anlegen

18.5 Palmare Unterarm-Gipslonguette bis zur Hohlhand

Indikation: Es liegt keine Fraktur vor

- Distorsion des Handgelenkes
- Weichteilverletzungen
- Entzündliche Prozesse
- Postop. Ruhigstellung

Material

- Trikotschlauch, 5 cm breit
- Polsterwatte, 5 cm breit
- Krepppapierbinde
- Gipslonguette, 12 oder 15 cm breit
- 1–2 halbelastische Binden, à 6 cm breit
- Netzschlauch

Funktionsstellung

- Handgelenk 30° in Extension
- Ulnarabduktion 10°

Dimension des Gipsverbandes

- Von der Hohlhandfalte bis zwei Finger breit unterhalb der Ellenbeuge
- Daumen frei beweglich
- Faustschluss möglich

Vorbereitung des Patienten

- Der Patient sitzt auf einem Drehstuhl.
- Den verletzten Arm mit dem Ellbogen im rechten Winkel auf dem Gipstisch abstützen

Durchführung

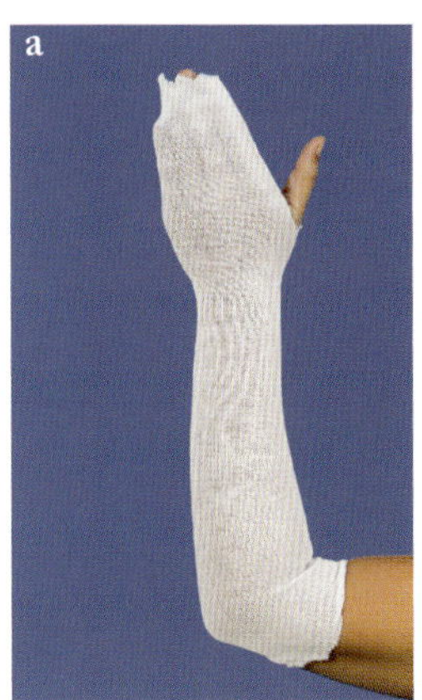

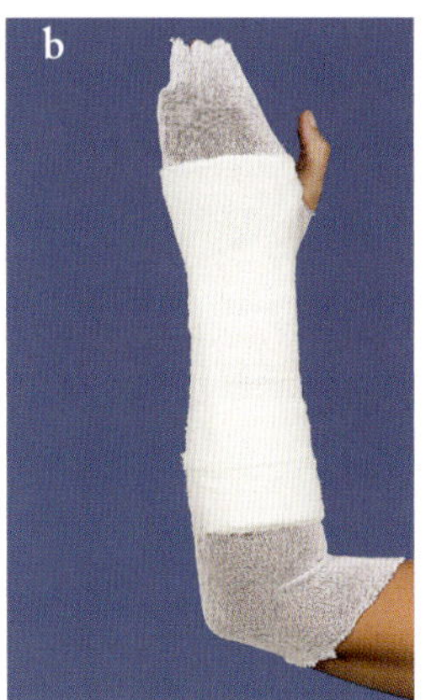

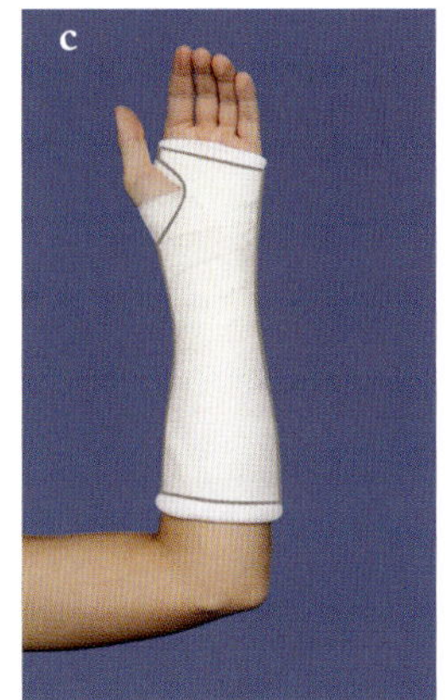

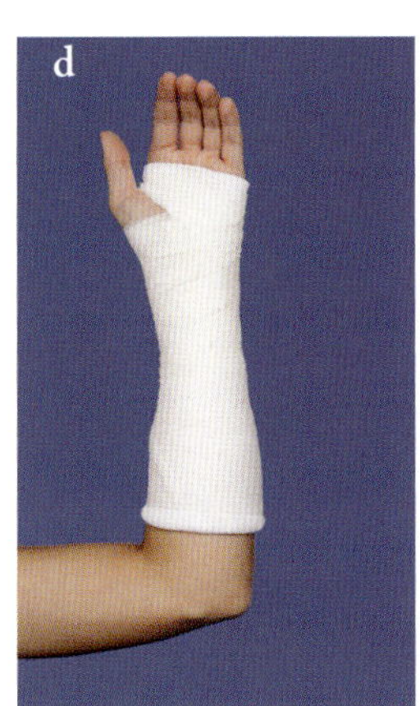

98.01 Strumpf überziehen (a); Polsterwatte und Krepppapierbinde anwickeln (b); Gipslonguette palmar anmodellieren (c); fertige kurze palmare Gipslonguette (d)

- Trikotschlauch mit Loch für den Daumen überziehen
- Randpolsterung und Polsterwatte dünn durchgehend zirkulär anwickeln
- Krepppapierbinde in Funktionsstellung anwickeln
- Gipslonguette lt. Abb. 98.01 c (graue Linie) zuschneiden, tauchen und von der Hohlhandfalte bis zwei Finger breit unterhalb des Ellbogens anlegen
- Gipslonguette anmodellieren, Strumpfenden umschlagen und mit halbelastischer Binde anwickeln (Pfötchen-Stellung vermeiden)
- Netzschlauch überziehen und Arm bei frischer Verletzung mittels einer Schlinge im rechten Winkel fixieren

Zirkulärer Schluss

- Nach zwei Tagen und ärztlicher Kontrolle Gipsbinde (10 cm breit) anwickeln

Kein zirkulärer Schluss bei Weichteilverletzungen notwendig!

18.6 Palmare Unterarm-Gipslonguette mit Fingereinschluss

Indikation: Es liegt keine Fraktur vor

- Prä- und postoperative Ruhigstellung
- Weichteilverletzungen
- Entzündliche Prozesse

Indikation: Eine Fraktur liegt vor

Zum Thema „Polsterung, wenn eine Fraktur vorliegt" S. 18.

- Finger-Frakturen
- Mittelhand-Frakturen

Funktionsstellung

- Handgelenk 30° in Extension
- Intrinsic-plus-Stellung
- Ulnarabduktion 10°

Material

- Kleiner Trikotschlauch oder Zwischenfingertupfer
- Trikotschlauch, 5 cm breit
- Polsterwatte, 5 cm breit
- Krepppapierbinde
- Gipslonguette, 12 oder 15 cm breit
- 1–2 halbelastische Binden, à 6 cm breit
- Netzschlauch

Dimension des Gipsverbandes

- Von den Fingerspitzen bis zwei Finger breit unterhalb der Ellenbeuge
- Daumen frei beweglich

Vorbereitung des Patienten

- Der Patient sitzt auf einem Drehstuhl.
- Den verletzten Arm mit dem Ellbogen im rechten Winkel auf dem Gipstisch abstützen

Durchführung

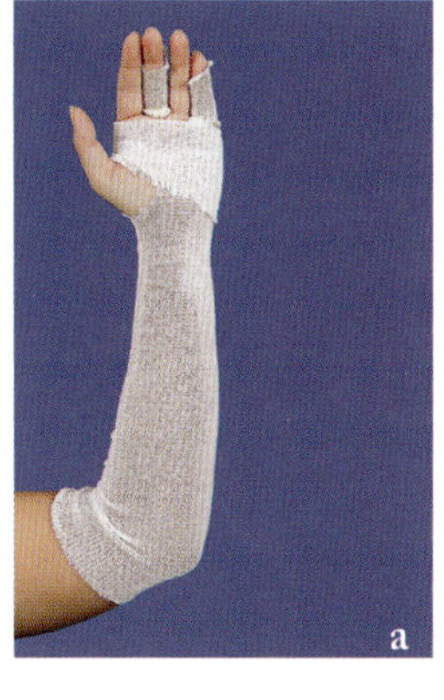

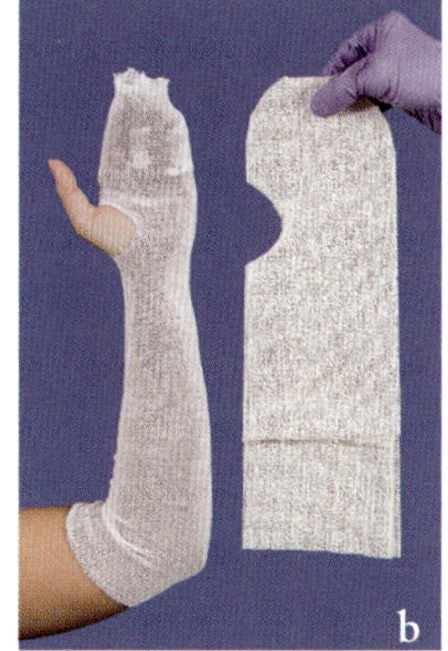

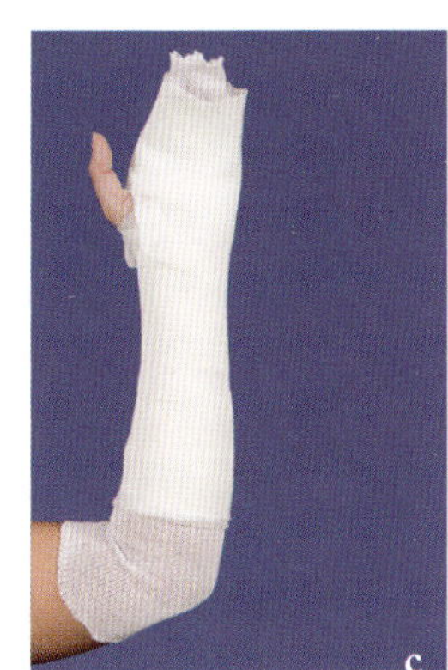

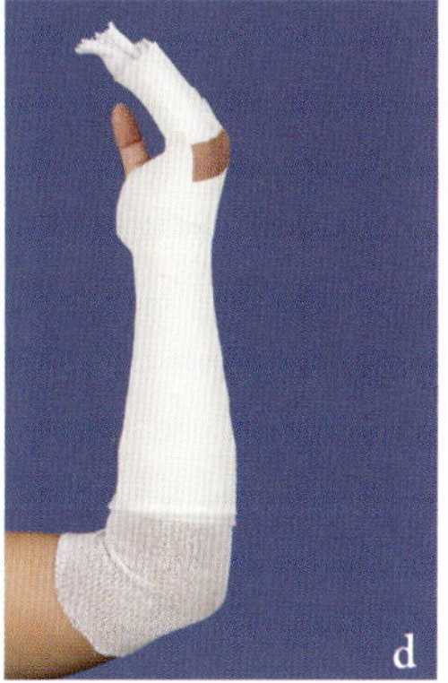

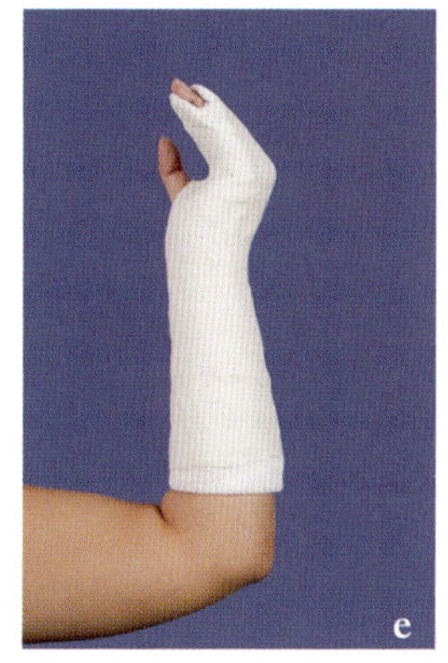

100.01 Kleinen Strumpf oder Zwischenfingertupfer einlegen (a); zweiten Strumpf mit Daumenausschnitt überziehen (b); Polsterung anwickeln (c); Krepppapierbinde anwickeln (d); Gipslonguette palmar anmodellieren – fertige palmare Gipslonguette (e)

- Kleinen Strumpf überziehen oder Zwischenfingertupfer einlegen (Es sollte niemals Haut auf Haut zu liegen kommen!)
- Trikotschlauch mit Loch für den Daumen überziehen
- Randpolsterung und Polsterwatte dünn durchgehend zirkulär anwickeln
- Krepppapierbinde anwickeln; auf Funktionsstellung achten
- Gipslonguette in acht Lagen lt. Abb. 100.01 b zuschneiden, tauchen und von den Fingerspitzen bis zwei Finger unterhalb des Ellbogens anlegen
- Gipslonguette anmodellieren, Strumpfenden umschlagen und halbelastische Binde anwickeln (Pfötchen-Stellung vermeiden)
- Netzschlauch überziehen und Arm bei frischen Verletzungen mittels einer Schlinge im rechten Winkel fixieren

Zirkulärer Schluss

- Nach zwei Tagen und ärztlicher Kontrolle Gipsbinde (10 cm breit) anwickeln

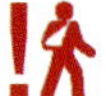
Kein zirkulärer Schluss bei Weichteilverletzungen notwendig!

18.7 Fingerschiene mit dorsaler Gipsverstärkung

Indikation: Eine Fraktur liegt vor

Zum Thema „Polsterung, wenn eine Fraktur vorliegt" S. 18.

- Finger-Frakturen
- Mittelhand-Frakturen

Funktionsstellung

- Handgelenk 30° in Extension
- Intrinsic-plus-Stellung
- Ulnarabduktion 10°

Material

- Fingerschiene
- Mullbinde
- Pflasterstreifen
- Gipslonguette, 12 cm breit
- Doppelflanell oder Trikotschlauch
- Krepppapierbinde
- 1–2 halbelastische Binden, à 6 cm breit
- Netzschlauch

Dimension des Gipsverbandes

- Von den Fingerspitzen bis zwei Finger breit unterhalb der Ellenbeuge
- Daumen und nicht verletzte Finger frei beweglich

Vorbereitung des Patienten

- Der Patient sitzt auf einem Drehstuhl.
- Den verletzten Arm mit dem Ellbogen im rechten Winkel auf dem Gipstisch abstützen
- Bei Bedarf Schmerztherapie durch den Arzt
- Reposition durch den Arzt

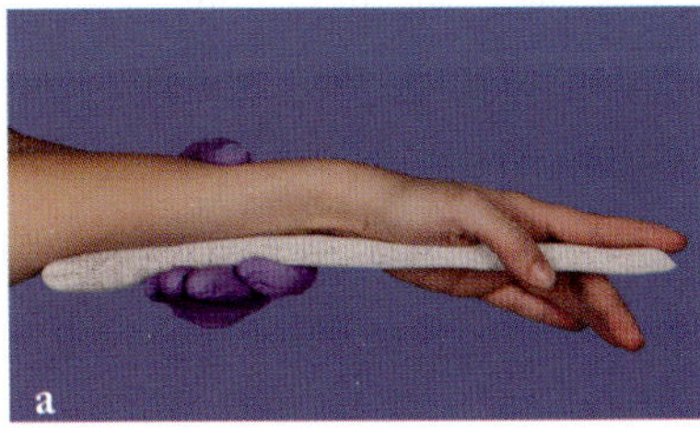

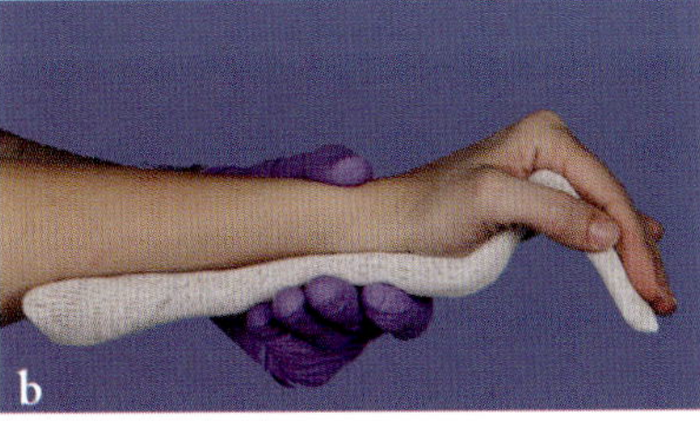

101.01 Fingerschiene (Länge) anpassen (a); Schiene (Form) zurechtbiegen (b)

Durchführung

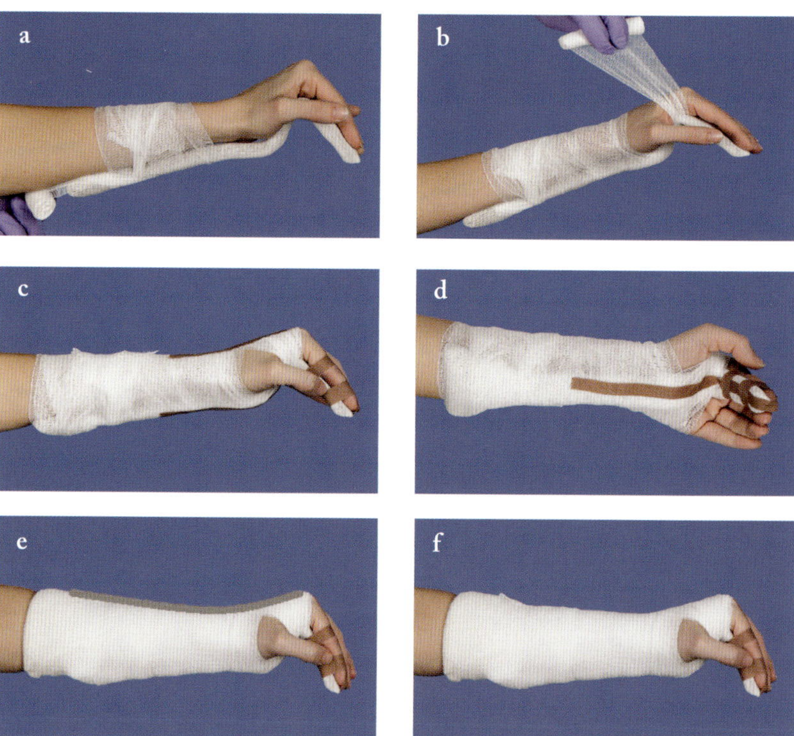

102.01: Erste Fangtour am hinteren Ende der Fingerschiene (a); zweite Fangtour durch die Hohlhand wickeln (b); verletzten Finger mit Pflaster fixieren (c); Längsfixierung mittels Pflaster (d); dorsalseitige Verstärkung mittels einer Gipslonguette (e); fertige Fingerschiene (f)

Fangtour: Die zirkuläre Tour wird mit einer Binde direkt um die Fingerschiene gewickelt. Binde wird zwischen UA und Schiene durchgeführt..

- Fingerschiene anpassen (Länge): sollte nicht über Finger hinausragen (Abb. 101.01 a); vor dem Anbiegen (Abb. 101.01 b) sollte die Fingerschiene nur bis zum Endgelenk reichen.
- Fingerschiene mit Mullbinde zirkulär anwickeln: einmal Fangtour am hinteren Ende (zirkuläre Umwicklung der Schiene, Abb. 102.01 a) und einmal Fangtour durch die Hohlhand (Abb. 102.01 b); diese Fixierung verhindert ein seitliches Verrutschen der Schiene.
- Finger mit Pflasterstreifen fixieren: zweimal zirkulär am Finger (Abb. 102.01 c) und einmal dorsal vom Handgelenk über die Fingerkuppe bis palmar zum Handgelenk (Abb. 102.01 d)
- Da die Fingerschiene bei erwachsenen Personen am Handgelenk zu instabil ist, wird sie in den meisten Fällen dorsalseitig durch eine Gipslonguette verstärkt (Abb. 102.01 e, graue Fläche).
- Randpolsterung (Doppelflanell) hinter der Fingerschiene anlegen
- Krepppapierbinde anwickeln
- Gipslonguette dorsalseitig über das Handgelenk anmodellieren, Randpolsterung umschlagen und mit halbelastischer Binde fixieren
- Netzschlauch überziehen und Arm bei frischen Verletzungen mittels einer Schlinge im rechten Winkel fixieren

18.8 Kleinert-Gips – Funktionelle Versorgung der Beugesehnen der Finger 2 bis 4

Indikation: Es liegt keine Fraktur vor

- Beugesehnenverletzungen an den Fingern 2–4

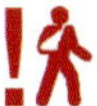
Erstversorgung mit Kleinert-Gips; bei folgenden Gipswechseln schrittweises Zurücknehmen der Beugung bis zur Funktionsstellung (lt. AVO)

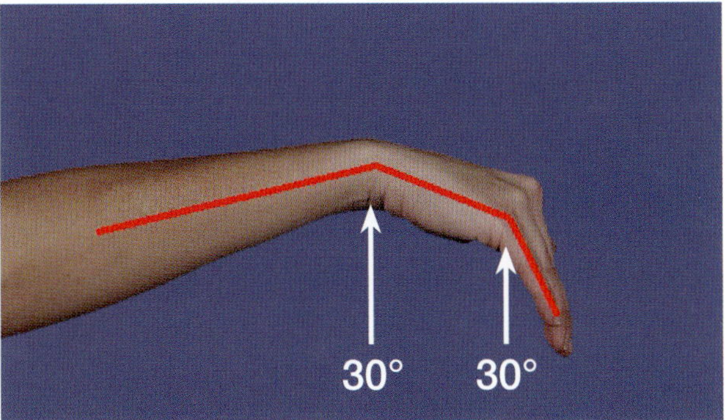

103.01 Beugestellung bei Versorgung einer Beugesehnenverletzung

Beugestellung

- Handgelenk 30° in Flexion
- MCP-Gelenke 30° in Flexion

Material

- Trikotschlauch, 5 cm breit
- Polsterwatte, 5 cm breit
- Krepppapierbinde
- Gipslonguette, 12 oder 15 cm breit
- 2 halbelastische Binden, à 6 cm breit
- Superkleber
- 2 Sicherheitsnadeln
- Gummiband (1 Stk. pro verletzter Sehne)
- Sicherheitsnadeln
- Starker Zwirn (1 Stk. pro verletzter Sehne)

Dimension des Gipsverbandes

- Von den PIP-Gelenken bis zwei oder drei Finger breit unterhalb der
- Ellenbeuge
- Daumen frei beweglich
- Faustschluss möglich

Vorbereitung des Patienten

- Der Patient sitzt auf einem Drehstuhl.
- Den verletzten Arm mit dem Ellbogen im rechten Winkel auf dem Gipstisch abstützen

Durchführung

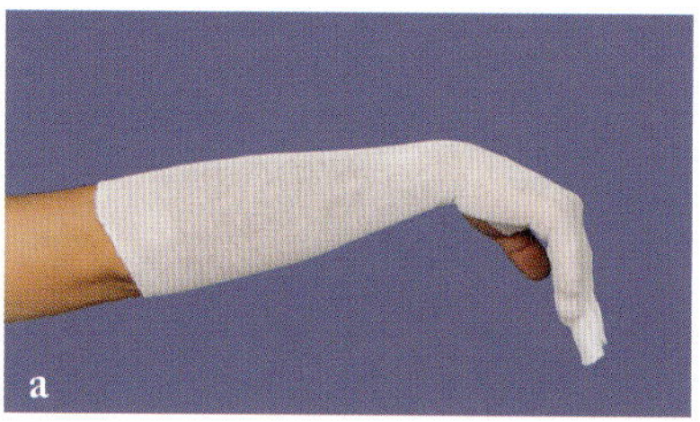

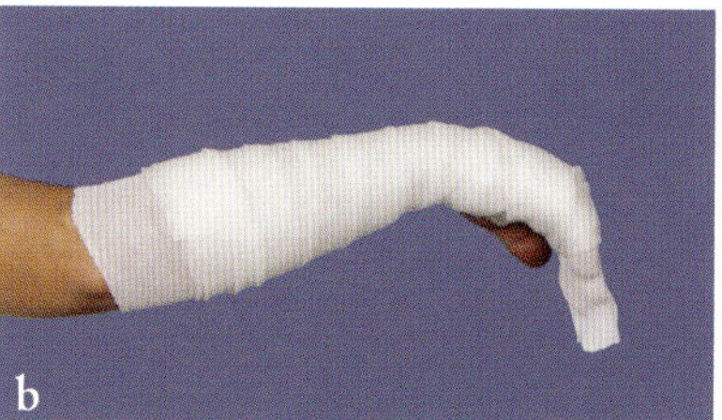

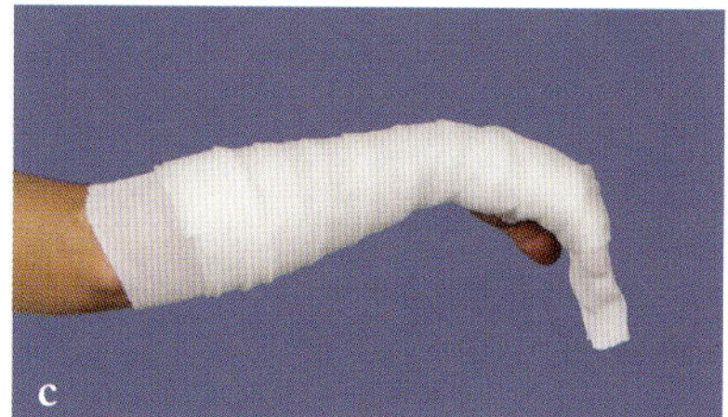

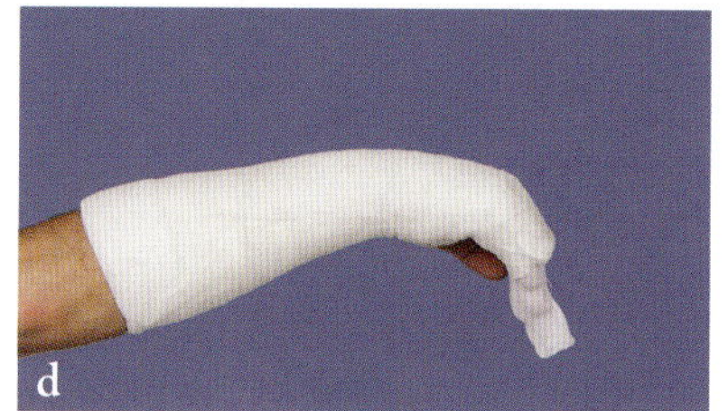

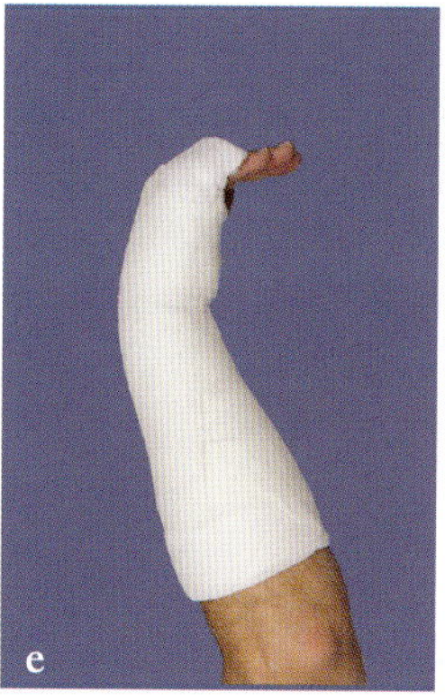

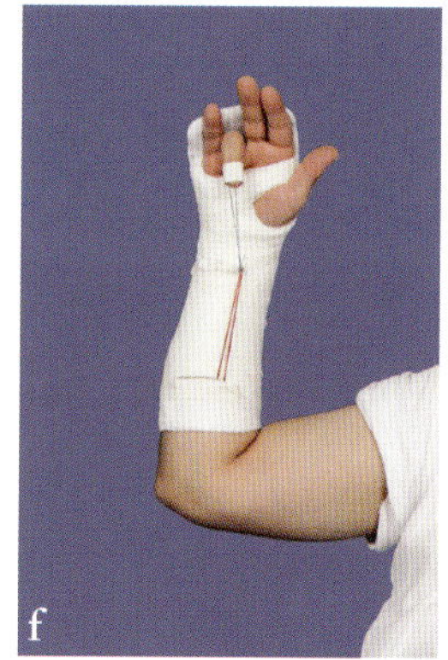

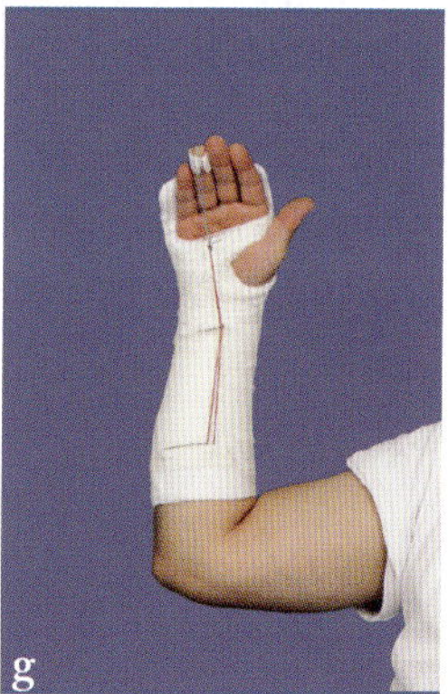

104.01 Strumpf überziehen (a); Polsterwatte anwickeln (b); Krepppapierbinde anwickeln (c); Gipslonguette dorsalseitig anlegen und anmodelieren (d); Finger palmarseitig bis zur Hohlhandfalte freilegen (e); Gummiband übernimmt passiv die Beugung (f); Strecken des Fingers aktiv durch den Patienten (g)

- Strumpf überziehen
- Randpolsterung und Polsterwatte dünn durchgehend zirkulär anwickeln (Abb. 104.01 b)
- Beugestellung im Handgelenk mit Krepppapierbinde fixieren (Abb. 104.01 c)
- Gipslonguette dorsalseitig auflegen: vom Ellbogen bis knapp über die PIP-Gelenke und zurück über das Handgelenk (Abb. 104.01 d)

- Gipslonguette anmodellieren, Strumpfenden umschlagen und mit halbelastischer Binde fixieren
- Finger palmarseitig bis zur Hohlhandfalte freilegen, Trikotschlauch mit halbelastischer Binde fixieren (Abb. 104.01 e)
- Zwirn mit Superkleber an den Fingernägeln fixieren (Arzt!) und mittels Gummiband den richtigen Zug auf die Beugesehne(n) ausüben (Abb. 104.01 f–g)
- Gummibänder mit Sicherheitsnadeln befestigen

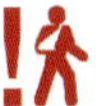 Kleinert-Gips wird nicht zirkulär geschlossen.

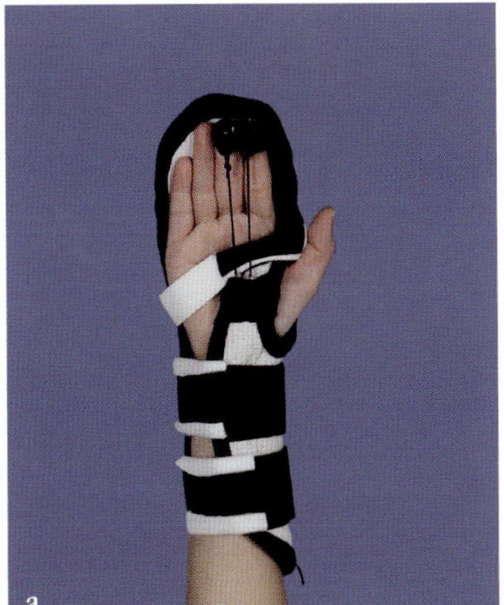

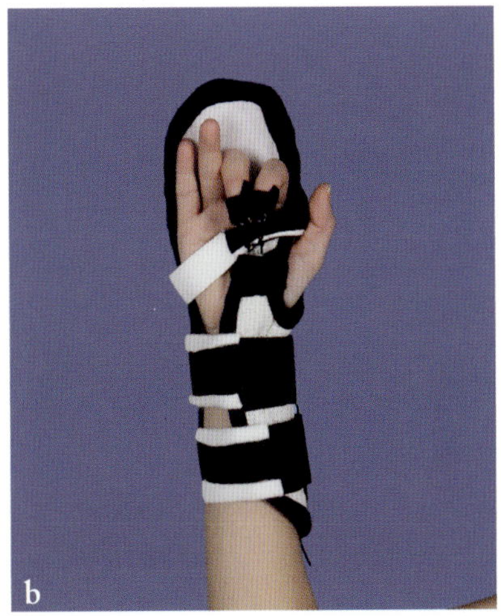

105.01 Kleinert-Gips mit Hardcast-Longuette: Streckung (a) und Beugung (b) wie im entsprechenden Weißgipsverband

18.9 Kleinert-Gips – Funktionelle Versorgung der Beugesehne am Daumen

Indikation: Es liegt keine Fraktur vor

- Beugesehnenverletzungen am Daumen

Beugestellung

- Handgelenk 10° in Flexion
- MCP-Gelenke 30° in Flexion

Dimension des Gipsverbandes

- Von den MCP-Gelenken bis zwei Finger breit unterhalb der Ellenbeuge und vor bis zum Nagelbett des Daumens
- Faustschluss möglich

Material

- Trikotschlauch, 5 cm breit
- Polsterwatte, 5 cm breit
- Krepppapierbinde
- Gipslonguette, 12 cm oder 15 cm breit
- Longuettenstück, 10 cm breit
- 1–2 halbelastische Binden, à 6 cm breit
- Superkleber
- Starker Zwirn
- Gummiband
- 2 Sicherheitsnadeln

Vorbereitung des Patienten

- Der Patient sitzt auf einem Drehstuhl.
- Den verletzten Arm mit dem Ellbogen im rechten Winkel auf dem Gipstisch abstützen

Durchführung

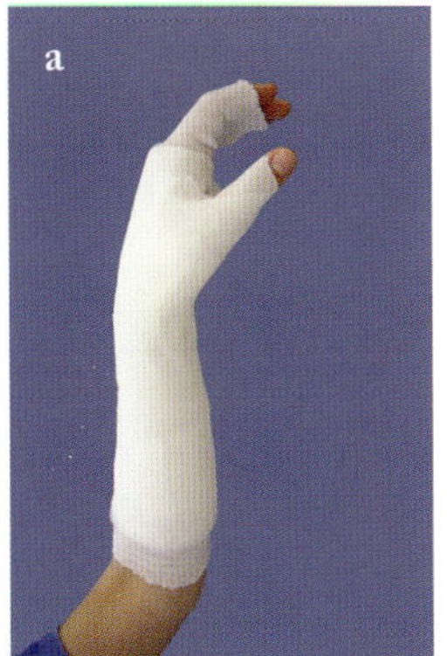
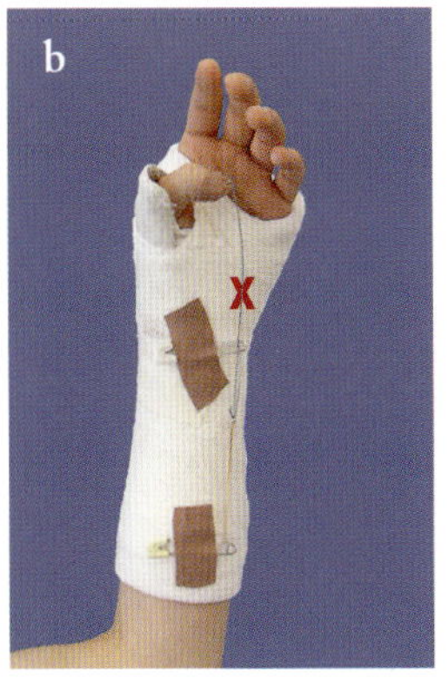
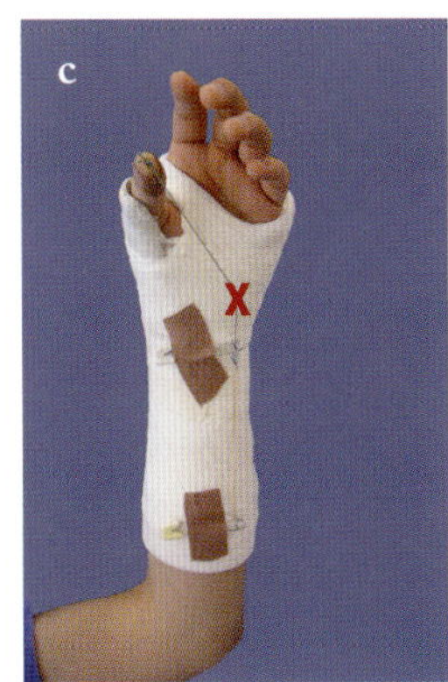

X Umlenkpunkt (auf Höhe Hamulus = Hakengriffel des Hakenbeins)

107.01 Strumpf mit Polsterwatte und Krepppapierbinde (a); Daumen palmarseitig freilegen; damit ist die Beugung passiv (b) und das Strecken aktiv (c) möglich.

- Strumpf über Unterarm ziehen
- Randpolsterung und Polsterwatte dünn durchgehend zirkulär anwickeln
- Leichte Beugestellung im Handgelenk mit Krepppapierbinde fixieren (Abb. 107.01 a)
- Gipslonguette dorsalseitig auflegen: vom Ellbogen bis knapp über die MCP-Gelenke und zurück über das Handgelenk
- Longuettenstück für den Daumen anlegen
- Gipslonguette anmodellieren, Strumpfenden umschlagen und mit halbelastischer Binde fixieren
- Daumen palmarseitig freilegen (ausschneiden, Beugung muss möglich sein.) (Abb. 107.01 b, c)
- Der Arzt befestigt (klebt) einen starken Faden mit Superkleber an den Fingernägeln und bringt mittels Gummiband den richtigen Zug auf die Beugesehne.
- Das Gummiband mit Sicherheitsnadeln befestigen

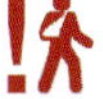 Kleinert-Gips wird nicht zirkulär geschlossen.

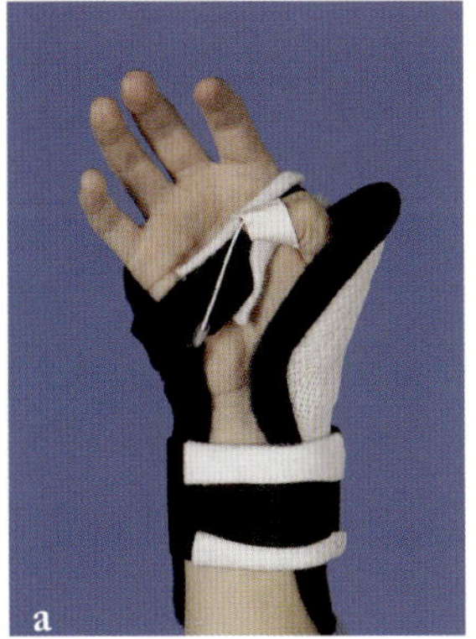
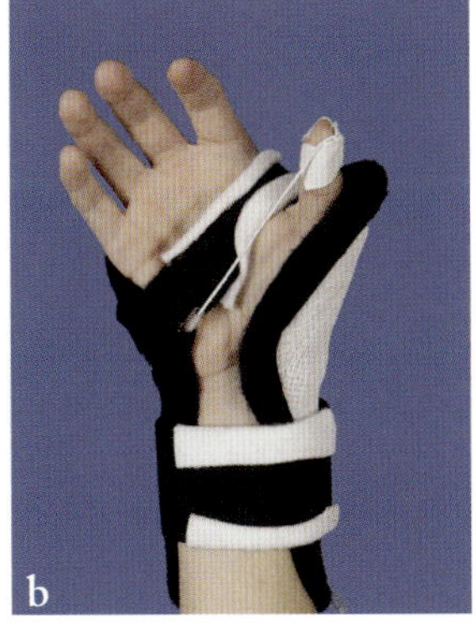

107.02 Kleinert-Gips mit Hardcast-Longuette: passive Beugung des Daumens (a) und aktives Strecken (b) wie im entsprechenden Weißgipsverband

18.10 Dorsale Unterarm-Gipslonguette mit langem Daumen (Autostopper-Gipsverband)

Indikation

- Durchtrennung der langen Strecksehne am Daumen
- Nach OP

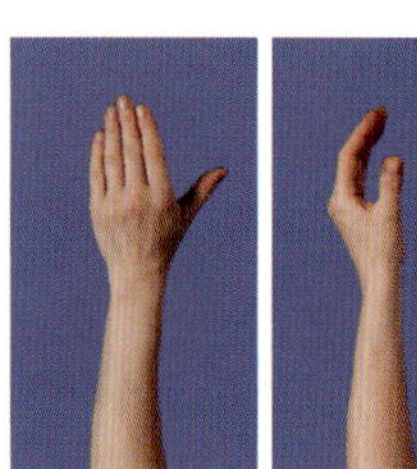
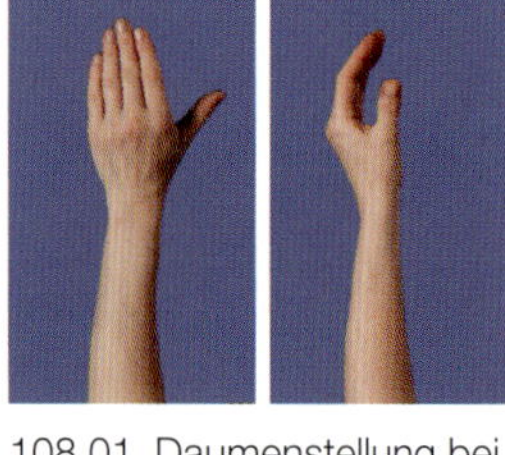

108.01 Daumenstellung bei einer Strecksehnenverletzung

Funktionsstellung

- Funktionsstellung im Handgelenk 30° in Extension
- Ulnarabduktion 10°
- Daumen in Neutralstellung 30°
  Abduktion und Flexion im Sattelgelenk
  10° im MCP-Gelenk

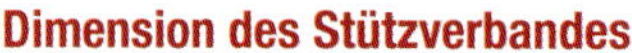

Dimension des Stützverbandes

- Von den Fingergrundgelenken bis zwei Finger breit unterhalb der Ellenbeuge
- Daumen bis zur/über die Fingerkuppe
- Faustschluss möglich

Material

- Trikotschlauch, 5 cm
- Trikotschlauch, 2,5 cm
- Polsterwatte, 5 cm breit
- Krepppapierbinde
- Gipslonguette, 12 oder 15 cm
- Longuettenstück, 10 cm
- 2 halbelastische Binden, à 6 cm breit
- Netzschlauch

Vorbereitung des Patienten

- Der Patient sitzt auf einem Drehstuhl.
- Der verletzte Arm liegt rechtwinklig auf dem Gipstisch.

Durchführung

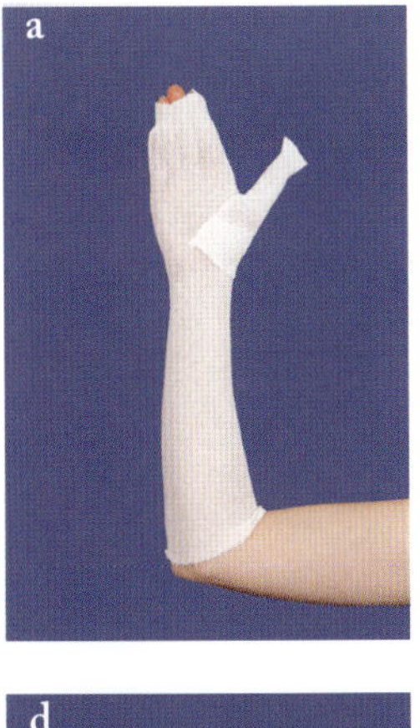
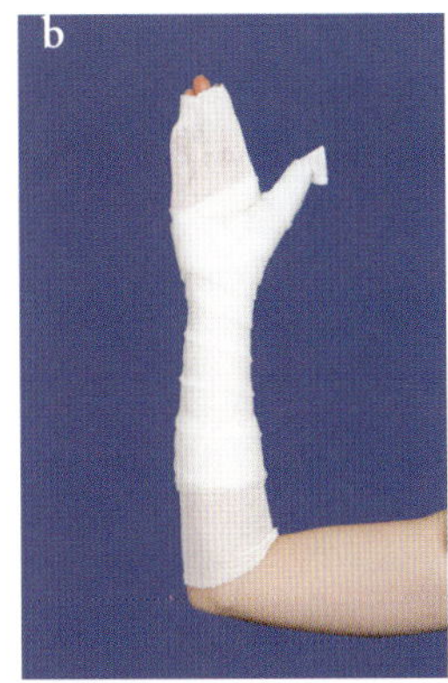
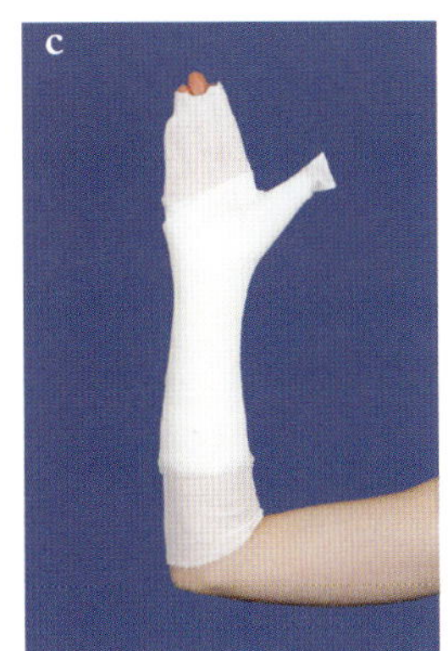
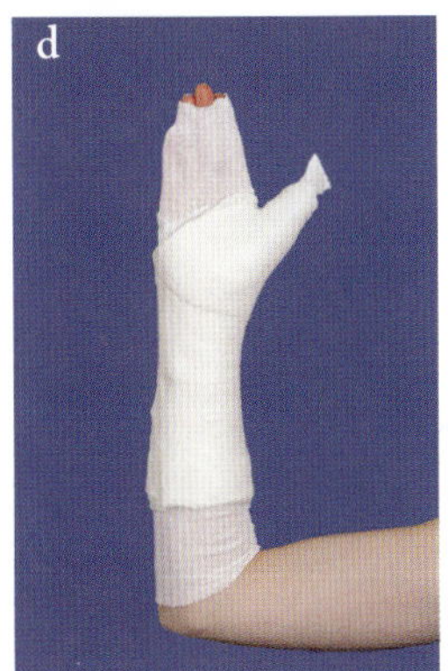
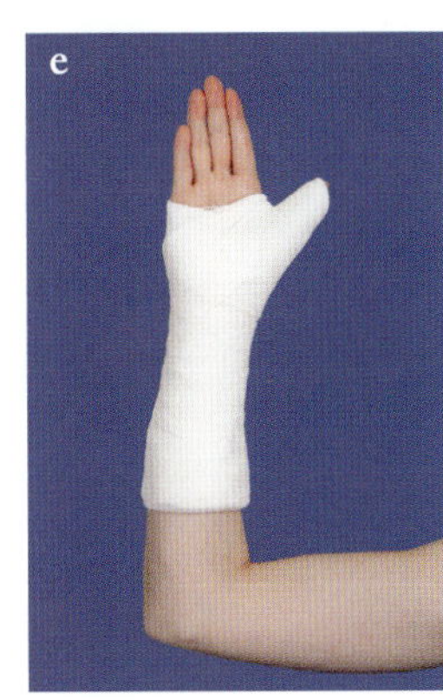

114.01 Strumpf überziehen (a); Polsterwatte (b); und Papierbinde anwickeln (c); Gipslonguetten auflegen (d); und mit halbelastischer Binde fixieren (e)

- Trikotschlauch mit Loch für den Daumen überziehen (Abb. 109.01 a)
- Schmaler Trikotschlauch über den Daumen stülpen
- Randpolsterung und Polsterwatte dünn durchgehend zirkulär anwickeln (Abb. 109.01 b)
- Krepppapierbinde in Funktionsstellung anwickeln, Daumen in leichter Abduktion halten (Abb. 109.01 c)
- Longuettenstück (10 cm) innenseitig über Daumen auflegen
- Longuette vom Ellbogen leicht gefächert palmar auflegen, bis zur Hohlhandfalte und zurück bis übers Handgelenk anlegen (Abb. 109.01 d)
- Gipslonguette anmodellieren und mit halbelastischer Binde fixieren; Pfötchen-Stellung vermeiden (Abb. 109.01 e)
- Daumen in Streckstellung halten
- Netzschlauch überziehen und Arm mit einer Schlinge im rechten Winkel fixieren

Um einen Riss der operierten Sehne zu verhindern, darf der Daumen auf keinen Fall vor oder während der Anlage des Stützverbandes gebeugt werden.

18.11 Oberarm-Gipslonguette

Indikation: Es liegt keine Fraktur vor

- Prä- und postoperative Ruhigstellung
- Schleimbeutelentzündung am Ellbogen (Bursitis)
- Weichteilverletzungen
- Infekte

Funktionsstellung

- Handgelenk 30° in Extension
- Ulnarabduktion 10°
- Ellbogen 90° in Flexion
- Handrücken bildet eine Linie zur OA-Achse (Neutralstellung; keine Pro- oder Supination am Unterarm).

Dimension des Gipsverbandes

- Von den Fingergrundgelenken bis zwei Finger breit unterhalb der Achselhöhle
- Daumen frei beweglich
- Faustschluss möglich

Material

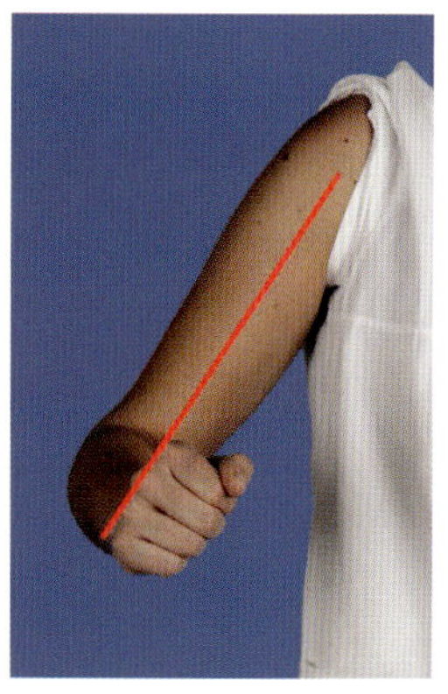

110.01 Arm in Funktionsstellung halten

- Trikotschlauch, 7,5 cm breit
- Polsterwatte, 10 cm breit
- Krepppapierbinde
- Gipslonguette, 15 cm breit, in UA-Länge
- Gipslonguette, 15 cm breit, in OA-Länge
- Gipslonguette etwas kürzer als Länge von UA + OA
- 2–3 halbelastische Binden, à 8 cm breit
- Netzschlauch

Vorbereitung des Patienten

- Der Patient sitzt auf einem Drehstuhl.
- Der verletzte Arm wird in angewinkelter Stellung (Funktionsstellung) gehalten.

Durchführung

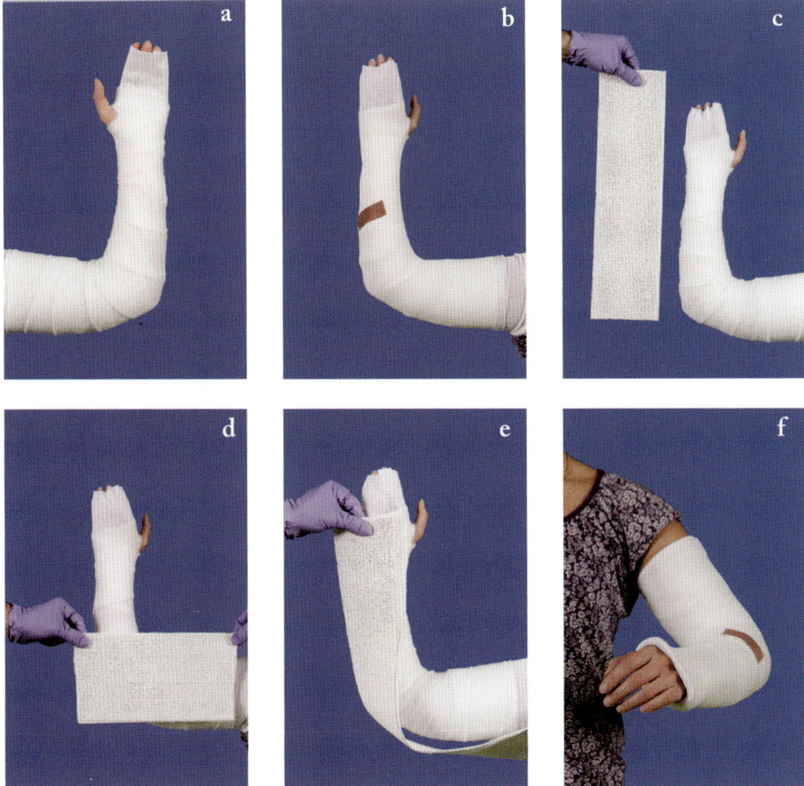

111.01 Arm in Funktionsstellung halten (a); Strumpf überziehen und Polsterwatte anwickeln (a); Krepppapierbinde anwickeln (b); UA-Gipslonguette anlegen (c); OA-Gipslonguette anlegen (d); dritte Gipslonguette über UA und OA anlegen (e); fertige OA-Gipslonguette (g)

- Trikotschlauch mit Loch für den Daumen überziehen
- Randpolsterung und Polsterwatte dünn durchgehend zirkulär anwickeln
- Krepppapierbinde anwickeln; auf Funktionsstellung achten
- Gipslonguette am Unterarm vom Ellbogen bis zu den Fingergrundgelenken anlegen (Abb. 111.01 c)
- Gipslonguette am Oberarm anlegen (Abb. 111.01 c)
- Dritte Gipslonguette am Handrücken und seitlich über UA zum Ellbogen und weiter über OA anlegen (Abb. 111.01 e)
- Gipslonguette anmodellieren, Strumpfenden umschlagen und halbelastische Binden zirkulär anwickeln
- Netzschlauch überziehen und Arm bei frischen Verletzungen mittels einer Schlinge im rechten Winkel fixieren

18.12 Oberarmgips (OA-Spaltgips)

Indikation: Es liegt keine Fraktur vor

- Ellbogen-Luxation

Indikation: Eine Fraktur liegt vor

Zum Thema „Polsterung, wenn eine Fraktur vorliegt" S. 18.

- Unterarm-Fraktur
- Ellbogen-Fraktur
- Radiusköpfchen-Fraktur

Funktionsstellung

- Handgelenk 30° in Flexion
- Ulnarabduktion 10°
- Finger frei beweglich
- Ellbogen 90° in Flexion
- Handrücken bildet eine Linie zur OA-Achse (Neutralstellung; keine Pro- oder Supination am Unterarm).

Dimension des Gipsverbandes

- Von den Fingergrundgelenken bis zwei Finger breit unterhalb der Achselhöhle
- Daumen frei beweglich
- Faustschluss möglich

Material

- Trikotschlauch, 7,5 cm breit
- Polstermaterial, 10 cm breit
- Krepppapierbinde
- 2–3 Gipsbinden, à 12 cm breit
- Gipslonguette, 12 cm breit, in UA-Länge
- Gipslonguette, 15 cm breit, in OA-Länge
- Mullbinde
- 2–3 halbelastische Binden, à 8 cm breit
- Netzschlauch

Vorbereitung des Patienten

- Der Patient sitzt auf einem Drehstuhl.
- Der verletzte Arm wird in angewinkelter Stellung (Funktionsstellung) gehalten.
- **Bei Fraktur**: Der Patient liegt mit verletzter Seite am Rand der Liege, der verletzte Arm hängt im rechten Winkel senkrecht am Extensionsgalgen (Abb. 113.01 f).

Durchführung

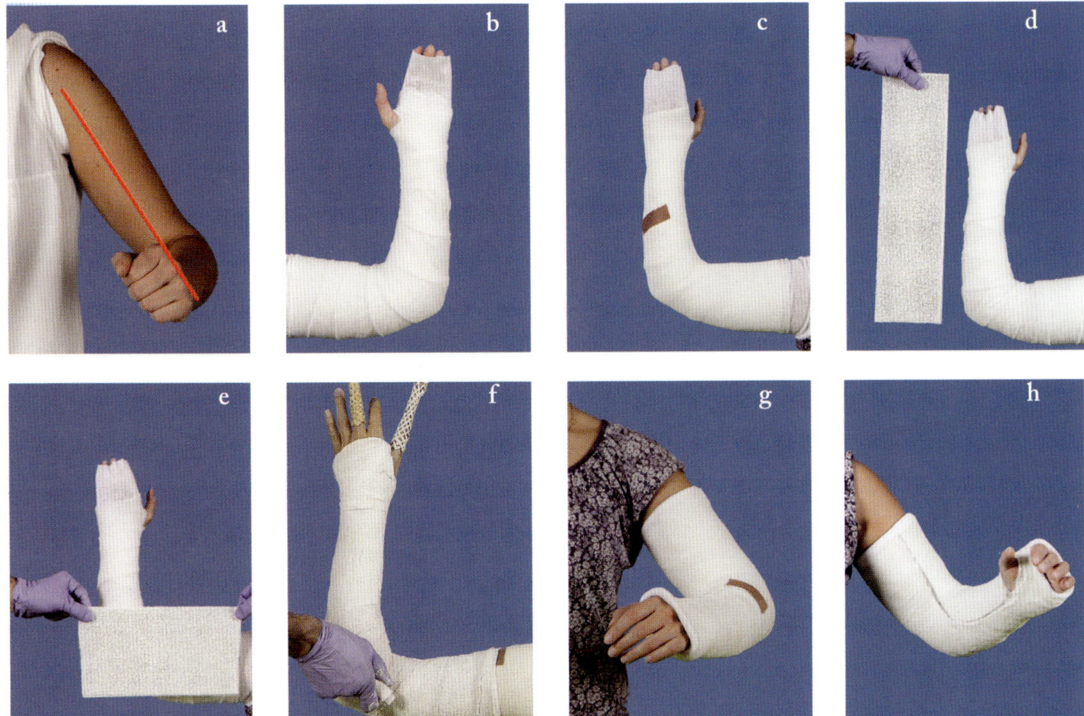

113.01 Arm in Funktionsstellung halten (a); Strumpf überziehen, Polsterwatte anwickeln (b); Krepppapierbinde anwickeln, erste Gipsbinde zirkulär anwickeln (c); UA-Gipslonguette anlegen (d); OA-Gipslonguette anlegen (e); mit zweiter Gipsbinde zirkulär anwickeln (f); fertiger OA-Gipsverband (g); gespaltener OA-Gipsverband bei frischen Verletzungen (h)

- Strumpf überziehen und Randpolsterung mit durchgehender zirkulärer Polsterwatte anwickeln
- Krepppapierbinde anwickeln; auf Funktionsstellung achten
- Erste Gipsbinde zirkulär anwickeln
- Erste Gipslonguette (UA-Länge) von den Fingergrundgelenken bis über den Ellbogen anlegen und mit Mullbinde dreimal durch die Hohlhand fixieren (Abb. 113.01 d)
- Zweite Gipslonguette (OA-Länge) am Oberarm bis über den Ellbogen anlegen (Abb. 113.01 d, e)
- Zweite Gipsbinde zirkulär anwickeln (Abb. 113.01 f)
- Gipsverband anmodellieren (Pfötchen-Stellung vermeiden)

Bei frischen Verletzungen

- Gipsverband palmarseitig vom Daumen bis über die Ellenbeuge spalten Abb. 113.01 h
- Gipsverband mit halbelastischer Binde zirkulär fixieren
- Netzschlauch überziehen und Arm mittels Schlinge fixieren

18.13 Unterschenkelgips (US-Spaltgips)

Indikation: Es liegt keine Fraktur vor

- Prä- und postoperative Ruhigstellung
- Weichteilverletzungen
- Entzündungen
- Bandverletzungen

Zum Thema „Polsterung, wenn eine Fraktur vorliegt" S. 18.

Indikation: Eine Fraktur liegt vor

- Fraktur am Sprunggelenk

Funktionsstellung

- Vorfuß im rechten Winkel zur US-Längsachse

Dimension des Gipsverbandes

- Von den Zehengrundgelenken bis zwei Finger breit unterhalb der Kniekehle
- Zehen frei beweglich

 Vorsicht am Fibulaköpfchen (Gefahr von Vorfußlähmung)!

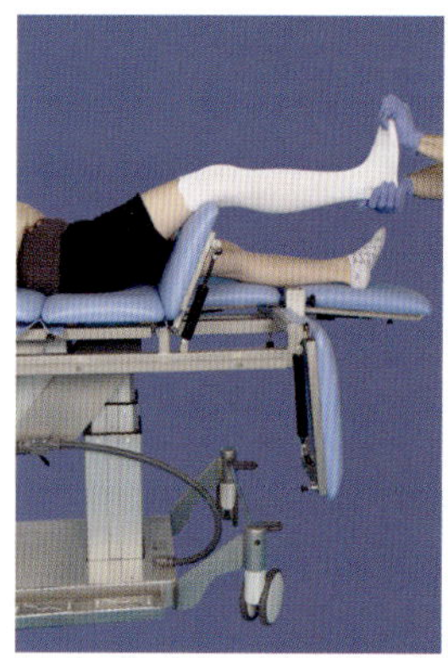

114.01 Lagerung auf einem modernen Gipstisch

Material

- Trikotschlauch, 7,5 oder 10 cm breit
- Polsterwatte, 10 cm breit
- Krepppapierbinde
- 3 Gipsbinden, à 15 cm breit
- Spaltschlauch
- Gipslonguette, 15 cm breit, in US-Länge + doppelter Vorfuß-Länge
- 1–2 halbelastische Binden, à 10 cm breit
- Gipsschuh (eventuell)

Vorbereitung des Patienten

- Der Patient liegt mit der verletzten Seite am Rand der Liege, die verletzte Extremität wird unter dem Knie mit einem Bock unterstützt. Oder:
- Der Patient wird auf dem Gipstisch wie in Abb. 114.01 gelagert.
- Der Arzt oder der Helfer übernimmt das Bein.

Durchführung

- Trikotschlauch überziehen
- Randpolsterung anwickeln (Abb. 115.01 b)

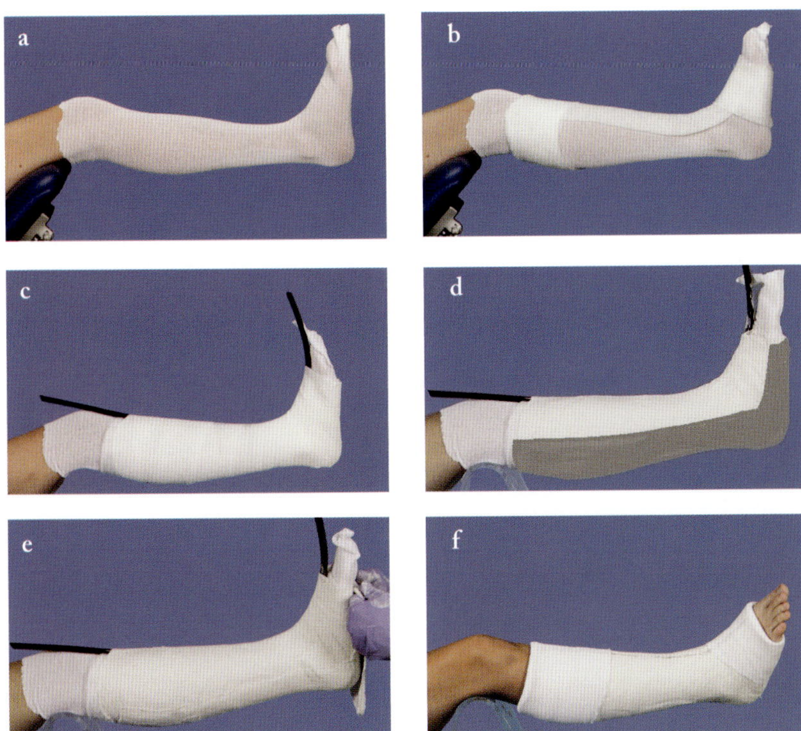

115.01 Strumpf überziehen (a); Polsterwatte anwickeln (b); bei frischer Verletzung Spaltschlauch mit Krepppapierbinde anwickeln (c); Gipslonguette – grau – anmodellieren (d); auf der Fußsohle Gipslonguette doppelt (acht Lagen) anlegen (e); Gipsverband bei frischer Verletzung spalten (f)

- Bei frischer Verletzung Spaltschlauch einlegen
- Krepppapierbinde anwickeln; auf Funktionsstellung achten
- Erste Gipsbinde zirkulär von den Zehengrundgelenken bis zum Kniegelenk anwickeln
- Gipslonguette von der Kniekehle über die Ferse zu den Zehengrundgelenken und zurück zur Ferse anlegen (Abb. 115.01 a, acht Lagen auf der Fußsohle), Strumpfenden umschlagen
- Zweite Gipsbinde zirkulär über das Sprunggelenk anwickeln
- Dritte Gipsbinde vom Sprunggelenk bis zwei Finger breit unterhalb der Kniekehle und seitlich **über das Fibularköpfchen** anwickeln (Reiterstiefel)
- Gipsverband anmodellieren
- Gipsschuh nach ärztlicher Anordnung überziehen
- Bei frischer Verletzung Gipsverband nach dem Aushärten spalten und mit halbelastischen Binden zirkulär fixieren (Spaltgips ist nicht belastbar).

Zirkulärer Schluss

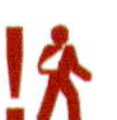

Ein Unterschenkel-Spaltgips sollte nicht zirkulär geschlossen werden. In der Regel wird nach dem Abschwellen (nach ca. fünf bis sechs Tagen) ein **definitiver**, geschlossener Gipsverband angelegt.

18.14 Unterschenkelgips mit langer Zehenplatte (Spaltgips)

Indikation: Es liegt keine Fraktur vor

- Prä- und postoperative Ruhigstellung
- Weichteilverletzungen am Vorfuß
- Entzündungen

Zum Thema „Polsterung, wenn eine Fraktur vorliegt" S. 18.

Indikation: Eine Fraktur liegt vor

- Mittel- und Vorfuß-Frakturen

Funktionsstellung

- Vorfuß im rechten Winkel zur US-Längsachse

Dimension des Gipsverbandes

- Von den Zehenspitzen bis zwei Finger breit unterhalb der Kniekehle

 Vorsicht am Fibulaköpfchen (Gefahr einer Vorfußlähmung)!

Material

- Trikotschlauch, 7,5 cm breit
- Polsterwatte, 10 cm breit
- Krepppapierbinde
- 3 Gipsbinden, à 15 cm breit
- Gipslonguette, 15 cm breit, in US-Länge + doppelter Vorfuß-Länge
- 2 halbelastische Binden, à 10 cm breit
- Spaltschlauch
- Gipsschuh (lt. AVO)

Vorbereitung des Patienten

- Der Patient liegt mit verletzter Seite am Rand der Liege bzw. wie in Abb. 116.01. auf einem modernen Gipstisch.
- Verletzte Extremität unter dem Knie mit einem Bock bzw. auf einem Gipstisch wie in Abb. 116.01 unterstützen
- Der Arzt oder der Helfer übernimmt das Bein.

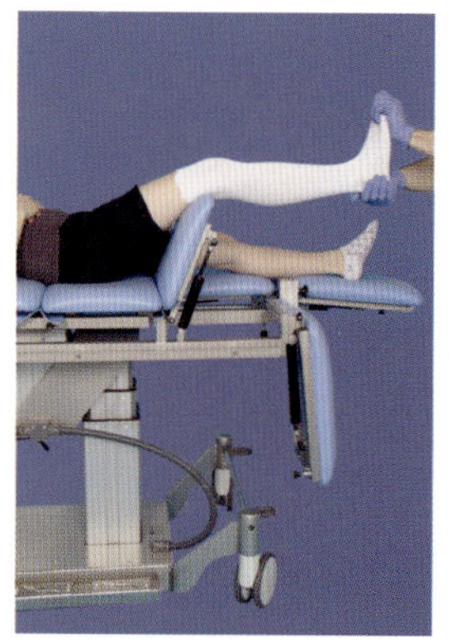

116.01 Lagerung auf einem modernen Gipstisch

Durchführung

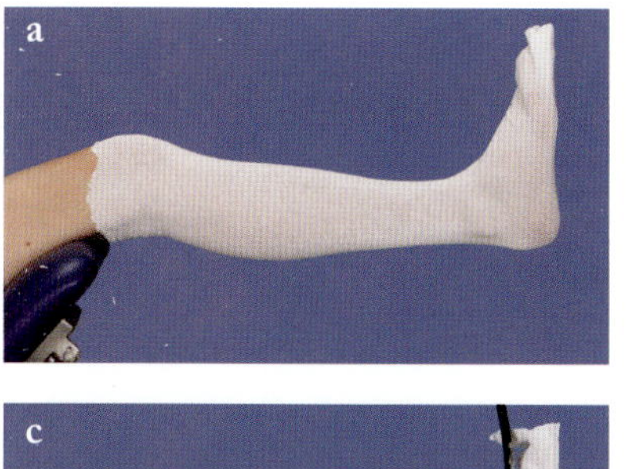

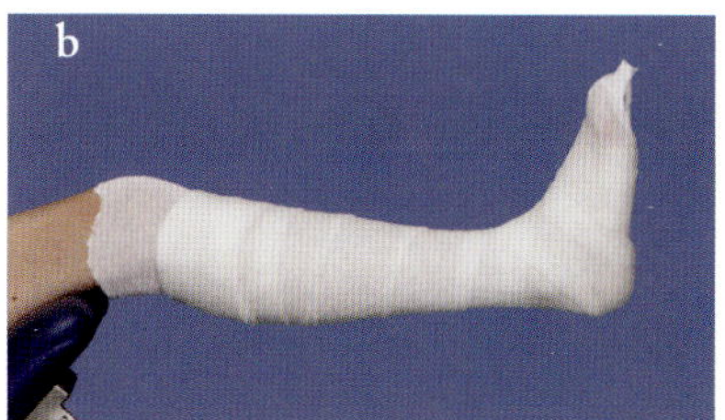

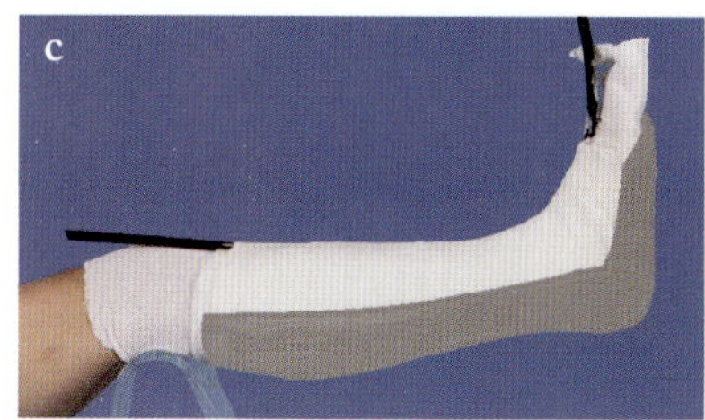

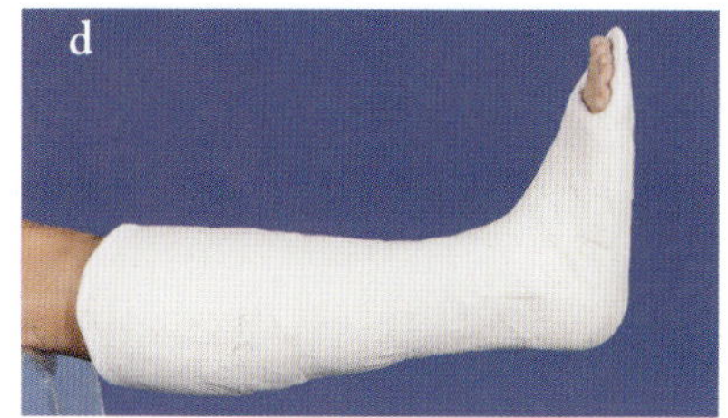

117.01 Strumpf überziehen (a); Polsterwatte anwickeln (b); Krepppapierbinde anwickeln und Gipslonguette (grau) anlegen (c); fertiger US-Gipsverband mit langer Zehenplatte (d)

- Trikotschlauch überziehen
- Randpolsterung und Polsterwatte dünn durchgehend zirkulär anwickeln
- Bei frischer Verletzung Spaltschlauch einlegen
- Krepppapierbinde anwickeln; auf Funktionsstellung achten
- Erste Gipsbinde zirkulär von den Zehengrundgelenken bis zum Kniegelenk anwickeln
- Gipslonguette von der Kniekehle über die Ferse zu den Zehenspitzen und zurück zur Ferse anlegen (acht Lagen auf der Fußsohle), Strumpfenden umschlagen
- Zweite Gipsbinde zirkulär über das Sprunggelenk anwickeln
- Dritte Gipsbinde vom Sprunggelenk bis zwei Finger breit unterhalb der Kniekehle und seitlich über das Fibulaköpfchen anwickeln (Reiterstiefel)
- Gipsverband anmodellieren
- Gipsschuh nach ärztlicher Anordnung überziehen
- Bei frischer Verletzung Gipsverband nach dem Aushärten spalten und mit halbelastischen Binden zirkulär fixieren (Spaltgips ist nicht belastbar.)

Zirkulärer Schluss

Ein Unterschenkel-Spaltgips sollte nicht zirkulär geschlossen werden. In der Regel wird nach dem Abschwellen (nach ca. fünf bis sechs Tagen) ein definitiver, geschlossener Gipsverband angelegt.

18.15 Unterschenkelgips in Spitzfußstellung (Spaltgips)

Indikation: Es liegt keine Fraktur vor

- Verletzung der Achillessehne

Indikation: Eine Fraktur liegt vor

Zum Thema „Polsterung, wenn eine Fraktur vorliegt" S. 18.

- Dislozierte Fersenbein-Fraktur (große Neigung zu Schwellung, weshalb eine durchgehende Polsterung erforderlich ist).

Beide genannten Verletzungen werden in Spitzfußstellung versorgt (lt. AVO).

Spitzfußstellung

- Sprunggelenk in Spitzfußstellung

Dimension des Gipsverbandes

- Von den Zehengrundgelenken bis zwei Finger breit unterhalb der Kniekehle
- Zehen frei beweglich

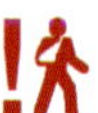
Vorsicht am Fibulaköpfchen (Gefahr einer Vorfußlähmung)!

Material

- Trikotschlauch, 7,5 cm breit
- Polsterwatte, 10 cm breit
- Krepppapierbinde
- 3 Gipsbinden, à 15 cm breit
- Gipslonguette, 15 cm breit, in US-Länge + doppelter Vorfuß-Länge
- 2 halbelastische Binden, à 10 cm breit
- Spaltschlauch
- Gipsschuh (lt. AVO)

Vorbereitung des Patienten

- Der Patient liegt mit der verletzten Seite am Rand der Liege, die verletzte Extremität wird unter dem Knie mit einem Bock unterstützt. Oder:
- Der Patient wird auf dem Gipstisch wie in Abb. 116.01 gelagert.
- Der Arzt oder der Helfer übernimmt das Bein.

Durchführung

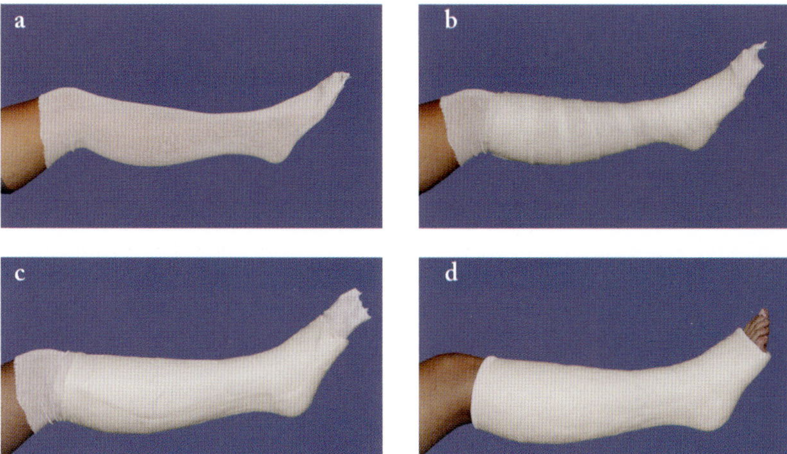

119.01 Strumpf überziehen (a); Polsterwatte und Krepppapierbinde anwickeln (b); erste Gipsbinde anwickeln und Gipslonguette anlegen (c); Strumpfenden umschlagen und mit Gipsbinden anwickeln, fertiger US-Gipsverband in Spitzfußstellung (d)

- Trikotschlauch überziehen
- Randpolsterung und Polsterwatte dünn durchgehend zirkulär anwickeln
- Bei frischer Verletzung Spaltschlauch einlegen
- Krepppapierbinde anwickeln; auf Spitzfußstellung achten
- Erste Gipsbinde zirkulär von den Zehengrundgelenken bis zum Kniegelenk anwickeln
- Gipslonguette von der Kniekehle über die Ferse zu den Zehengrundgelenken und zurück zur Ferse anlegen (acht Lagen auf der Fußsohle), Strumpfenden umschlagen (Abb. 119.01 c)
- Zweite Gipsbinde zirkulär über das Sprunggelenk anwickeln
- Dritte Gipsbinde vom Sprunggelenk bis zwei Finger breit unterhalb der Kniekehle und seitlich über das Fibulaköpfchen anwickeln (Reiterstiefel)
- Bei frischer Verletzung Gipsverband nach dem Aushärten spalten und mit halbelastischen Binden zirkulär fixieren
- Gehschuh laut ärztlicher Anordnung. In einer Spitzfußstellung ist das Bein nicht belastbar, weshalb ein geeigneter Keil in den Gipsschuh eingelegt werden muss.

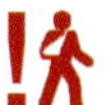

Verletzungen der Achillessehne und eine dislozierte Fersenbein-Fraktur werden in Spitzfußstellung bzw. nach einer Operation laut ärztlicher Verordnung versorgt.

18.16 Oberschenkelgips (Spaltgips)

Indikation: Es liegt keine Fraktur vor

- Prä- und postoperative Ruhigstellung des Kniegelenkes
- Weichteilverletzungen
- Entzündungen

Zum Thema „Polsterung, wenn eine Fraktur vorliegt“ S. 18.

Indikation: Eine Fraktur liegt vor

- Tibiaplateau-Fraktur
- Unterschenkel-Fraktur

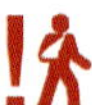

Eine distale Unterschenkel-Fraktur wird bis zum ersten Gipswechsel aufgrund der Gefahr einer Achsenfehlstellung (Rekuvation) in Spitzfußstellung versorgt (siehe Seiten 81–93).

Funktionsstellung

- Kniegelenk 15°–20°
- Vorfuß im rechten Winkel zur US-Längsachse

Dimension des Gipsverbandes

- Von den Zehengrundgelenken bis zwei oder drei Finger breit unterhalb der Gesäßfalte
- Zehen frei beweglich

Material

- Trikotschlauch, 10 cm breit
- Polsterwatte, 10 cm und 15 cm breit
- Krepppapierbinde
- 5 Gipsbinden, à 15 cm breit
- Gipslonguette, 15 cm breit, in OS-Länge + doppelter Vorfuß-Länge
- Gipslonguette, 15 cm breit, ca. 60 cm lang
- Halbelastische Binde, 12 cm breit
- Spaltschlauch
- Gehsohle (lt. AVO)

Vorbereitung des Patienten

- Der Patient liegt mit verletzter Seite am Rand der Liege.
- Der Arzt übernimmt das Bein am Sprunggelenk.
- Ein Helfer unterstützt das Knie auf der Gegenseite.

Durchführung

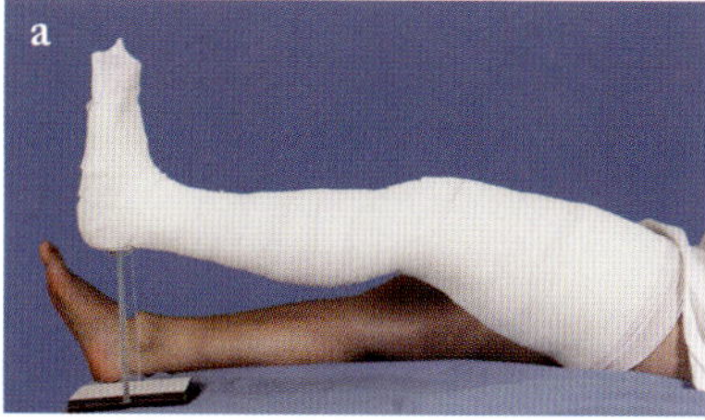

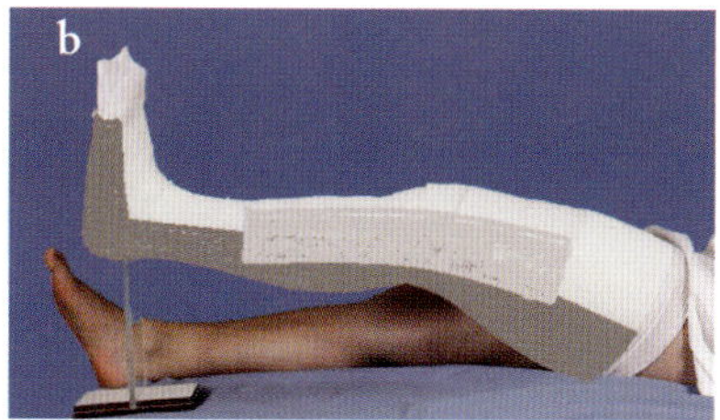

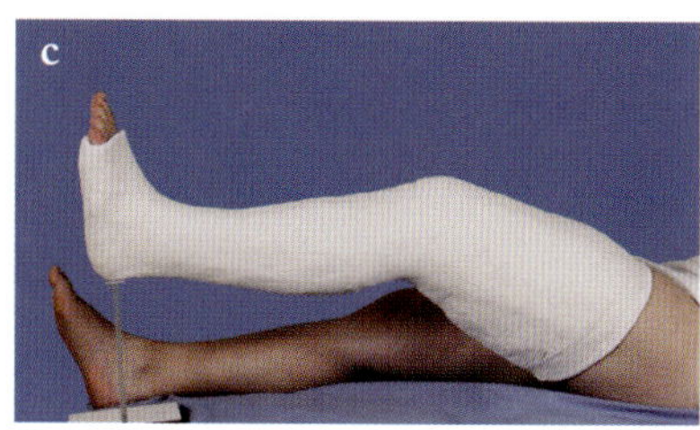

121.01 Polsterwatte und Krepppapierbinde auf Strumpf anwickeln (a); erste Gipslonguette (tiefgrau) und zweite Gipslonguette (hellgrau) anlegen (b); fertiger OS-Gipsverband (c)

ACHTUNG: Die hier gezeigte Fußstütze darf an einem verletzten Bein **nicht** verwendet werden! Sie kam hier – an einem gesunden Bein – nur zum Einsatz, um den Gipsverband entsprechend fotografieren zu können.

- Trikotschlauch überziehen
- Randpolsterung und Polsterwatte dünn durchgehend zirkulär anwickeln
- Bei frischer Verletzung Spaltschlauch einlegen
- Krepppapierbinde anwickeln; auf Funktionsstellung achten
- Erste und zweite Gipsbinde zirkulär von den Zehengrundgelenken über das Kniegelenk bis zum Oberschenkel anwickeln
- Gipslonguette (längere) vom Oberschenkel über die Ferse zu den Zehengrundgelenken und zurück zur Ferse anlegen (acht Lagen auf der Fußsohle), Strumpfenden umschlagen (Abb. 121.01 b tief grau)
- Gipslonguette (kürzere) seitlich über das Kniegelenk zur zusätzlichen Stabilisierung der Fraktur und des Kniegelenkes entweder medial oder lateral anmodellieren – dort, wo der Druck für die Fraktur ausgeübt werden muss (Abb. 121.01 b hellgrau)
- Dritte Gipsbinde zirkulär über das Sprunggelenk anwickeln
- Restliche Gipsbinden vom Sprunggelenk über das Kniegelenk bis zum Oberschenkel anwickeln
- Gipsverband anmodellieren
- Wenn Patient das Bein belasten darf, Gipsschuh anlegen
- Bei frischer Verletzung Gipsverband nach dem Aushärten spalten und mit halbelastischer Binde zirkulär fixieren

Besondere Vorsicht bei einem Oberschenkelgips! Um Druckstellen zu vermeiden, wird das verletzte Bein mit gestreckten Fingern und flacher Hand unterstützt.

19 Gipsmieder – Liegeschale

19.1 Gipsmieder im ventralen Durchhang

Indikation: Eine Fraktur liegt vor

thorakolumbaler Übergang: Übergang von der Brustwirbelsäule zur Lendenwirbelsäule

- Frakturen an der Lendenwirbelsäule (LWS)
- Fraktur am *thorakolumbalen Übergang* (TLÜ)

Funktioneller Ansatz

- Reposition über ventrale Überstreckung und Längszug

Geräte und Material

- Gipstisch oder Liege mit Deckenkran
- Gurt und 2 kleine Schaumstoffpolster (zur Abpolsterung des Gurtes, vgl. 123.01 a)
- 3 Leintücher
- Beistelltisch und Lagerungspolster (zur Stütze von Kopf oder Unterarmen)
- Bildwandler
- Trikotschlauch, 30 cm breit
- 3 Schaumstoffpolster (vgl. Abb. 124.01 b, 124.01 b, c)
- 8 Gipsbinden, à 15 cm breit
- Gipslonguette, 15 cm breit, in Länge des Beckenumfanges
- Gipslonguette, 15 cm breit, in Länge des Brustumfanges
- 2 Gipslonguetten, à 15 cm breit, in Rumpflänge
- Klebefilz
- Pflaster oder kohäsive Bandage

Vorbereitung des Patienten

- Der Patient liegt mit dem Rücken auf einer Liege.
- Leintuch zu einem Streifen falten und in Achselhöhe auf die Liege legen
- Hebegurt in Brusthöhe auf Liege oder Gipstisch vorbereiten
- Trikotschlauch überziehen, Ärmellöcher ausschneiden

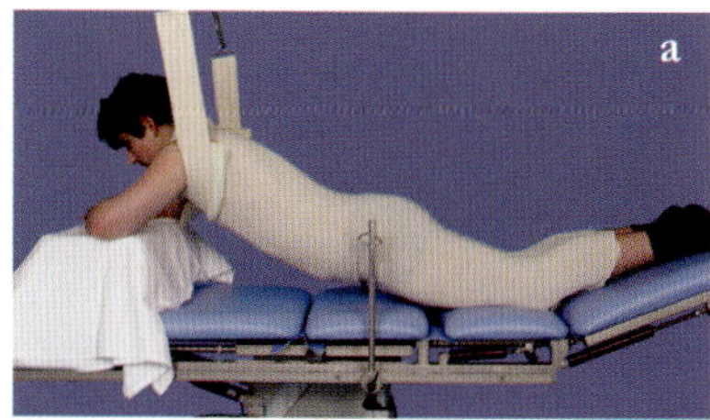

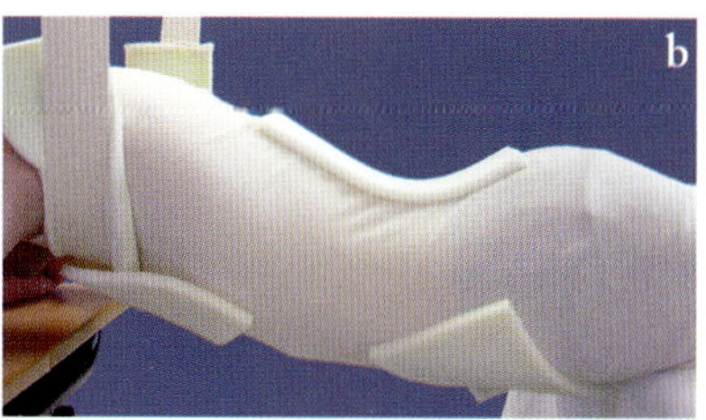

123.01 Lagerung auf einem modernen Gipstisch (a); Lagerung mittels Deckenkran (b)

Aufrichtung des Wirbelkörpers durch Reposition mittels Längszug

- Transportliege mit Patient parallel zur Liege im Gipsraum stellen; den Patienten vorsichtig und ohne Verwindung des Oberkörpers (wie ein Brett) auf die andere Liege in Bauchlage drehen
- Der Arzt an der Kopfseite des Patienten fasst mit beiden Händen das verknotete Leintuch um den Brustkorb.
- Der Assistent steht am Fußende und fasst den Patienten an den Sprunggelenken.
- Auf Kommando ziehen Arzt und Assistent gleichzeitig (nicht ruckartig) den Körper des Patienten in die Länge, bleiben auf Zug – so wird der Wirbelkörper wieder aufgerichtet – und setzen den Patienten wieder gleichzeitig ab; zwei- bis dreimal wiederholen.
- Leintuch entfernen, Gurt unter die Achseln legen (polstern)
- Liege mit Patienten zur Mitte des Kranes fahren, Gurt am Bügel einhängen
- Patienten mit dem Kran auf ärztliche Anweisung hin langsam am Brustkorb anheben
- Um den Oberkörper umwickeln zu können, wird der Patient am Becken und an den Beinen hochgehoben und die Liege nach hinten bis zur Höhe der Oberschenkel geschoben (Drachenflieger-Stellung, Abb. 123.01 a, b).
- Beistelltisch mit Lagerungspolster so vor den Patienten stellen, dass dieser sich mit den Ellbogen darauf abstützen und den Kopf ablegen kann
- Kontrolle mittels Bildwandler

Durchführung

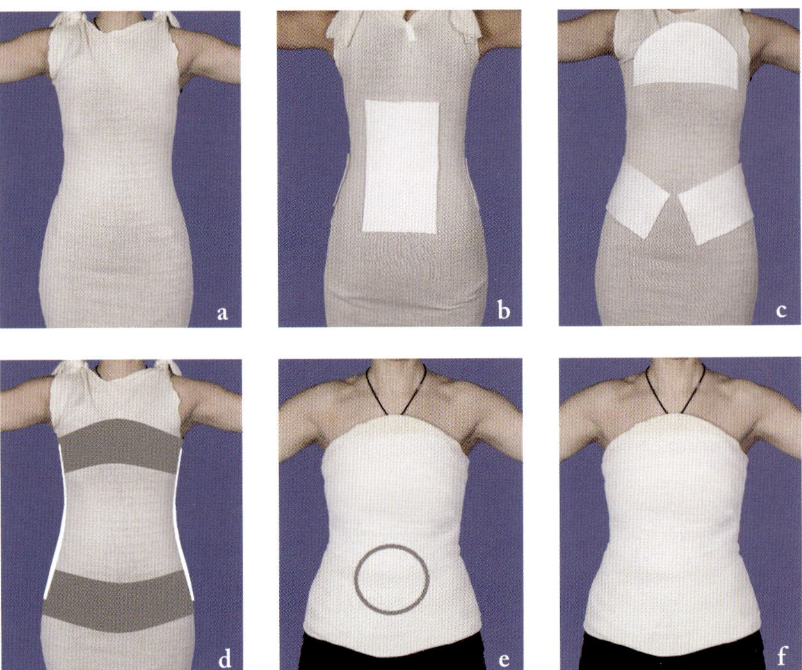

124.01 Strumpf über Körper ziehen (a); Schaumstoffpols-terung auf Rückseite und Vorderseite anlegen (b, c); Gipslonguette (tiefgrau) zirkulär an Brust und Becken und seitlich (hellgrau) zur Verstärkung anlegen (d); kreisförmige Fläche (grau) für Atmung ausschneiden, Gipsverband an Becken und Achseln ausschneiden, Strumpfenden umschlagen (e); fertiges Gipsmieder (f)

- Ersten Schaumstoffpolster auf den Trikotschlauch im Bereich der LWS kleben (Abb. 124.01 b)
- Zweiten Schaumstoffpolster halbieren, links und rechts über die Beckenkämme kleben (Abb. 124.01 c)
- Dritten Schaumstoffpolster an der Längsseite abrunden und über die Brust kleben (Abb. 124.01 c)
- Zwei bis drei Gipsbinden beim Becken beginnend zirkulär über den Rumpf anwickeln
- Erste Gipslonguette (Beckenumfang) unter dem Patienten durchreichen, in Höhe des Schambeins zirkulär anlegen (Abb. 124.01 d)
- Zweite Gipslonguette (Brustumfang) oberhalb des Brustbeines und seitlich unter die Achseln führend über der Wirbelsäule anlegen (Abb. 124.01 d)
- Beide Gipslonguetten (Rumpflänge) links und rechts an den Körperseiten anlegen (Abb. 124.01 d)
- Mit den restlichen Gipsbinden die Gipslonguetten fixieren und über den Oberkörper gleichmäßig zirkulär anwickeln
- Gipsmieder glätten und an den Beckenkämmen anmodellieren

- Nach Aushärtung des Gipsverbandes Patienten an den Beinen hochheben, Bremse an der Liege lösen und diese wieder zur Gänze unter den Patienten schieben
- Patient stützt sich mit Hilfe des Arztes oder des Assistenten mit dem Ellbogen auf; der Deckenkran kann nun gesenkt und der Gurt wieder entfernt werden (wodurch sich der Gips am Bauch nicht eindrückt).
- Patienten auf die zweite Liege auf den Rücken drehen
- Im feuchten Zustand des Gipsverbandes die Lendenwirbelsäule mittels eines zusammengerollten Leintuchs unterstützen
- Etwas oberhalb des Bauchnabels einen Kreis anzeichnen und das Segment mittels elektrischer Gipssäge oder eines Gipsmessers ausschneiden; das Gipsmieder ebenso unter den Achseln, oberhalb des Brustbeins sowie an den Beckenknochen und des Schambeins (Abb. 124.01 e) ausschneiden
- Strumpfenden bis zur Fertigstellung umschlagen und mit einem Pflaster oder einer kohäsiven Bandage fixieren
- Gipsmieder erst am nächsten Tag ausbessern und fertigstellen

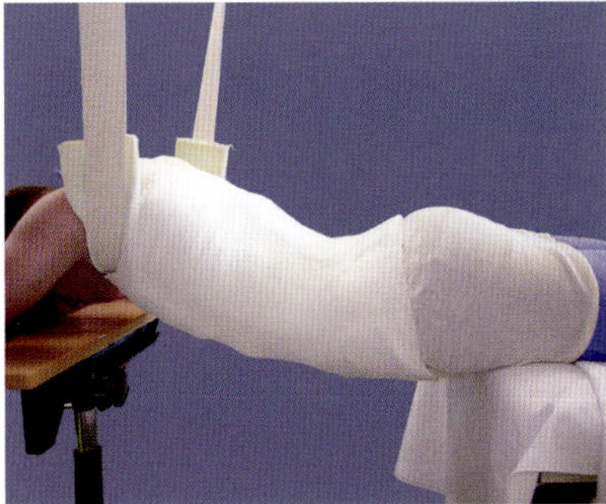

125.01 Mieder im Aushang; Patient befindet sich in sogenannter Drachenflieger-Stellung mit freiliegendem Oberkörper.

Der Patient muss vor den Ausbesserungsarbeiten mobilisiert werden, da er für die Fertigstellung des Gipsmieders ca. 10 bis 15 Min. stehen sollte. Anschließend muss das Gipsmieder an allen ausgeschnittenen Stellen überprüft werden; eventuell Ränder des Gipsmieders sind mittels Rabenschnabel nachzuschneiden und aufzudehnen.

Beweglichkeit überprüfen: Patient sollte das Gesäß mit beiden Händen erreichen und die Beine anwinkeln können. Die Arme müssen frei beweglich sein.

An Achseln, Schulterblättern und am Becken ist jeweils einen Streifen Klebefilz anzubringen, die Strumpfenden sind umzustülpen und mit einer Gipsbinde (12 cm) oder mit eine kohäsiven Bandage einzufassen (Abb. 124.01 f).

19.2 Liegeschale im Aushang

Indikation

- Präoperative Ruhigstellung bei Frakturen an LWS

Funktioneller Ansatz

- Reposition über ventrale Überstreckung und Längszug

Geräte und Material

- Gipstisch oder Liege mit Deckenkran
- Gurt und 2 kleine Schaumstoffpolster
- Bildwandler
- Kunststofffolie
- Schaumstoffplatte, 2 cm dick, in Größe der Breitlonguette
- 4 Breitlonguetten, à 60 cm breit, Länge: gemessen am Patienten vom Nacken bis über das Gesäß
- 3 Leintücher

Vorbereitung des Patienten

- Der Patient liegt mit dem Rücken auf der Liege.
- Leintuch zu einem Streifen falten und in Höhe der Achseln auf die zweite Liege legen
- Hebegurt etwas unterhalb des gefalteten Leintuches positionieren
- Breitlonguetten auslegen und an den Achseln ausschneiden (Abb. 126.01 a)
- Der Patient kann nun auf eine parallel stehende Liege oder einen modernen Gipstisch in Bauchlage gedreht werden.

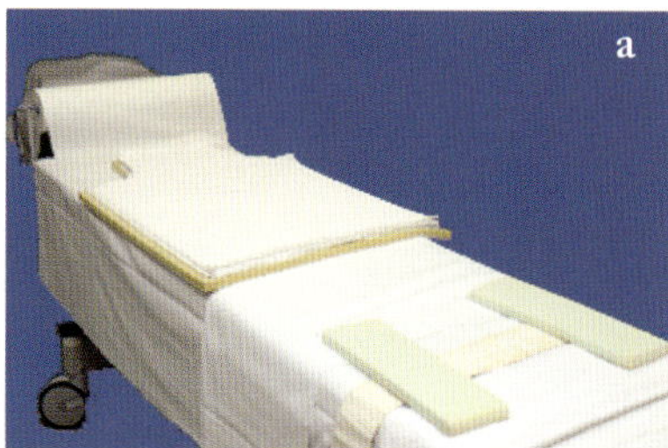

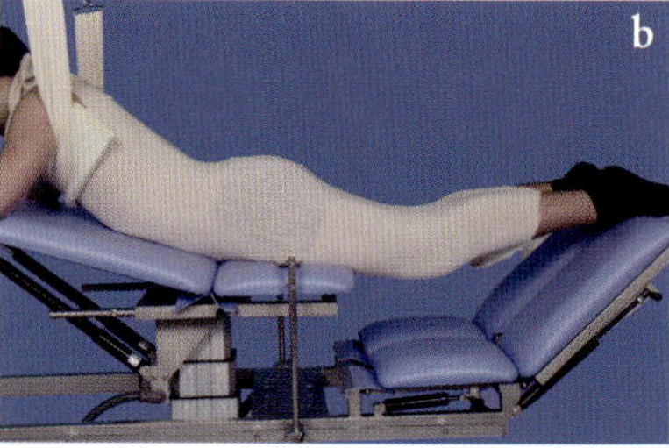

126.01 Vorbereitung auf normaler Liege: Breitlonguette, Schaumstoffplatte, Lagerungshilfen, Leintuch, Gurt, Lagerungspolster (a); Lagerung auf einem modernen Gipstisch (b)

Aufrichtung des Wirbelkörpers durch Reposition mittels Längszug

- Transportliege mit Patienten parallel zur Liege im Gipsraum stellen; den Patienten vorsichtig und ohne Verwindung des Oberkörpers (wie ein Brett) auf die andere Liege in Bauchlage drehen

- Der Arzt an der Kopfseite des Patienten fasst mit beiden Händen das verknotete Leintuch um den Brustkorb.
- Der Assistent steht am Fußende und fasst den Patienten an den Sprunggelenken.
- Auf Kommando ziehen Arzt und Assistent gleichzeitig (nicht ruckartig) den Körper des Patienten in die Länge, bleiben auf Zug – so wird der Wirbelkörper wieder aufgerichtet – und setzen den Patienten gleichzeitig ab; zwei- bis dreimal wiederholen.
- Leintuch entfernen, Gurt unter die Achseln legen (polstern)
- Liege mit Patienten zur Mitte des Kranes fahren, Gurt am Bügel einhängen
- Patienten mit dem Kran auf ärztliche Anweisung hin langsam am Brustkorb anheben
- Kontrolle mittels Bildwandler
- Patienten mit Kunststofffolie an Oberkörper und Beinen abdecken; die Folie soll Nässe und Schmutz (Gips) abhalten.

Durchführung

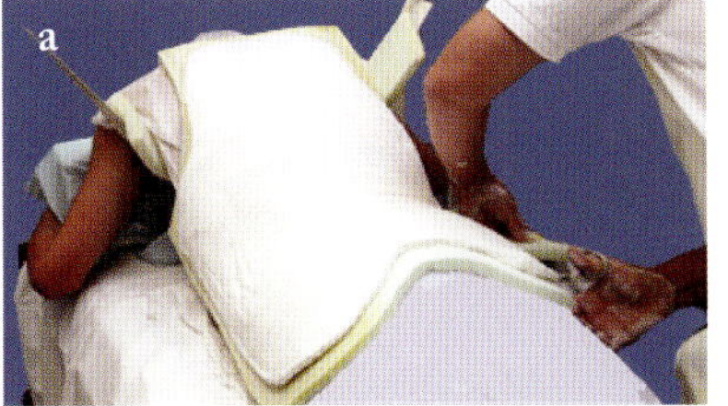

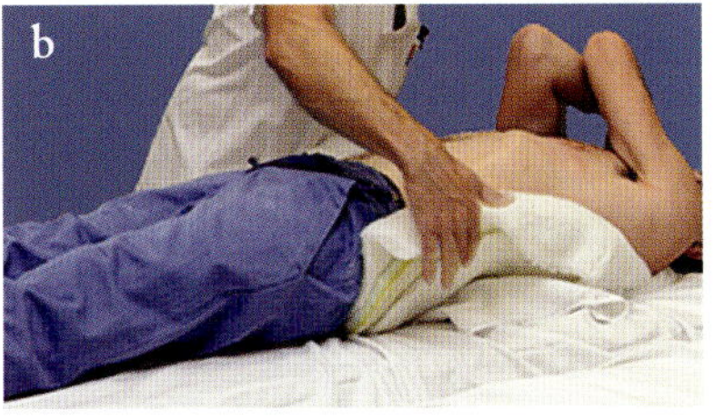

127.01 Liegeschale zuschneiden, Schaumstoff 2 cm überstehend, Patient mit Kunststofffolie abdecken (a); fertige Liegeschale mit Lagerung auf einem Lammfell (b)

- Vorgeschnittene Schaumstoffplatte am Rücken auflegen (Abb. 127.01)
- Zugeschnittene Breitlonguette in Wasser tauchen, ausstreichen, auf den Schaumstoffpolster am Rücken des Patienten legen und anmodellieren
- Um eine bessere Anpassung der Liegeschale zu erreichen, vorbereitetes Leintuch um den Patienten spannen; Breitlonguette lässt sich so besser anmodellieren.
- Wenn der Gipsverband zu „ziehen“ beginnt (Aushärtungsprozess), Leintuch entfernen, Gipsverband noch einmal glatt streichen und unmittelbar mit dem Ausschneiden unter den Achseln und am Gesäß beginnen. (Nach vollständigem Aushärten kann die Liegeschale nur mehr mit einer Oszillationssäge ausgeschnitten werden.)
- Den Patienten mittels Kran senken; wenn möglich, stützt sich der Patient mit dem Ellbogen auf – wird dabei von Arzt oder Assistenten unterstützt; Gurt entfernen
- Transportliege oder Bett bereitstellen, 1–2 Leintücher zusammenrollen und auf Höhe der *LWS-Lordose* positionieren
- Den Patienten auf diese zweite Liege zurückdrehen, die zusammengerollten Leintücher exakt unter der Wölbung in der LWS positionieren; sie bleiben dort bis zum vollständigen Aushärten der Liegeschale.
- Um ein schnelles Aushärten der Liegeschale zu garantieren, sollte eine seitliche Luftzirkulation zustandekommen; Patienten daher seitlich nicht zudecken

LWS-Lordose: Krümmung der Lendenwirbelsäule

20 Combicast

20.1 Unterarm-Combicast

Indikation: Es liegt keine Fraktur vor

- Distorsion des Handgelenkes
- Weichteilverletzungen
- Entzündliche Prozesse

Zum Thema „Polsterung bei einem Combicast-Stützverband“ siehe S. 28

Indikation: Eine Fraktur liegt vor

- Nicht dislozierte Radius-Fraktur
- Grünholz-Fraktur

Funktionsstellung

- Handgelenk 30° in Extension
- Ulnarabduktion 10°

Dimension des Stützverbandes

- Von den Fingergrundgelenken bis zwei Finger breit unterhalb der Ellenbeuge
- Daumen frei beweglich
- Faustschluss möglich

Material

- Trikotschlauch, 5 cm breit
- Polsterwatte, 5 cm breit
- 2 Softcast-Binden, à 5 cm breit
- Hardcast-Longuette, 7,5 cm breit
- Elastische Bandage, 8 cm breit
- Klebefilz oder Tape

Vorbereitung des Patienten

- Der Patient sitzt auf einem Drehstuhl.
- Den verletzten Arm mit dem Ellbogen im rechten Winkel auf dem Gipstisch abstützen

Durchführung

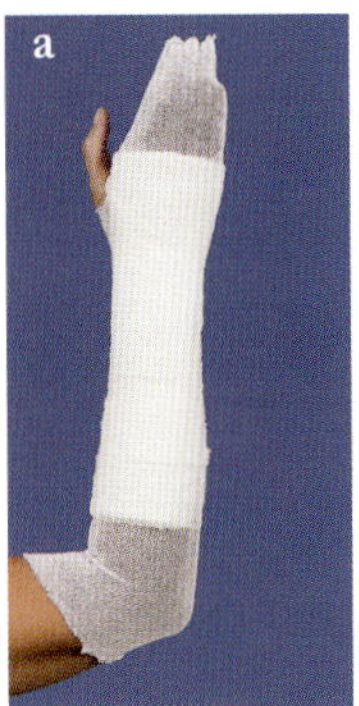

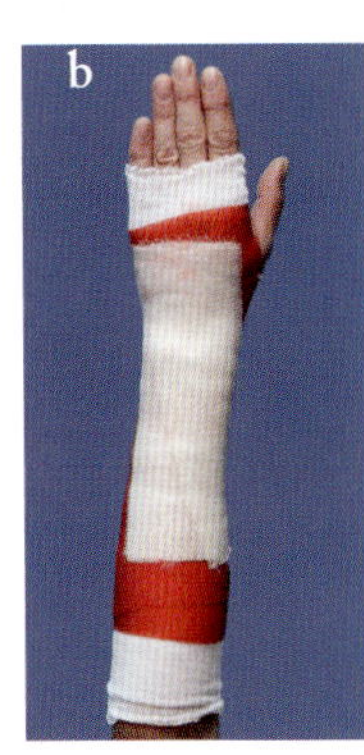

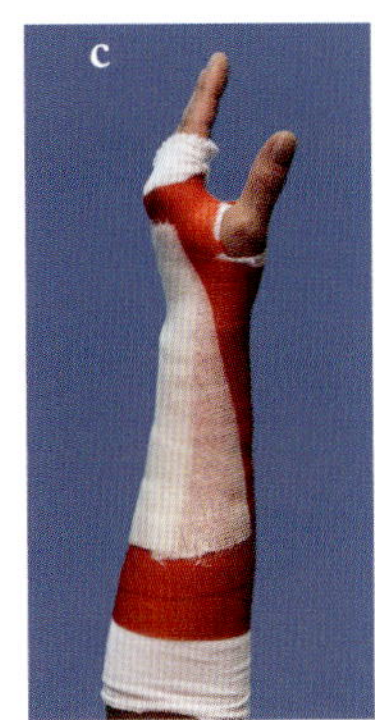

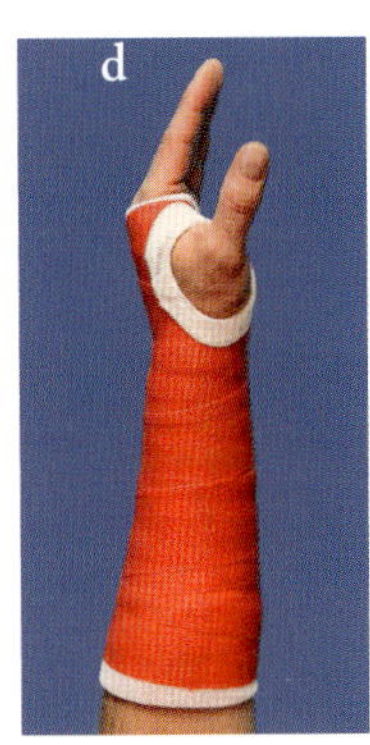

129.01 Strumpf mit Polsterung (a); erste Softcast-Binde zirkulär anwickeln und Hardcast-Longuette auflegen, Strumpfenden umschlagen (b, c); fertiger Unterarm-Combicast (d)

- Strumpf mit Loch für den Daumen überziehen
- Randpolsterung und Polsterwatte dünn durchgehend zirkulär anwickeln
- Erste Softcast-Binde **trocken** anwickeln
- Hardcast-Longuette dorsalseitig anlegen
- Strumpfenden umschlagen
- Zweite Softcast-Binde **trocken** anwickeln
- Elastische Bandage **nass** anwickeln; auf Funktionsstellung achten
- Nach dem Aushärten des Stützverbandes elastische Bandage abwickeln
- Daumen ausschneiden, Ränder mit Klebefilz oder Tape abkleben

20.2 Unterarm-Combicast abnehmbar

Indikation: Es liegt keine Fraktur vor

- Distorsion des Handgelenkes
- Weichteilverletzungen
- Entzündliche Prozesse

Funktionsstellung

- Handgelenk 30° in Extension
- Ulnarabduktion 10°
- Faustschluss möglich

Dimension des Stützverbandes

- Von den Fingergrundgelenken bis zwei Finger breit unterhalb der Ellenbeuge
- Daumen frei beweglich
- Faustschluss möglich

Material

- 2 Trikotschläuche, à 5 cm breit
- Klebepolster (Microfoam) für exponierte Stellen
- 2 Softcast-Binden, à 5 cm breit
- Hardcast-Longuette, 7,5 cm breit
- Elastische Bandage, 8 cm breit
- Klebefilz oder Tape
- Kohäsive Bandage

Vorbereitung des Patienten

- Der Patient sitzt auf einem Drehstuhl.
- Den verletzten Arm mit dem Ellbogen im rechten Winkel auf dem Gipstisch abstützen

Durchführung

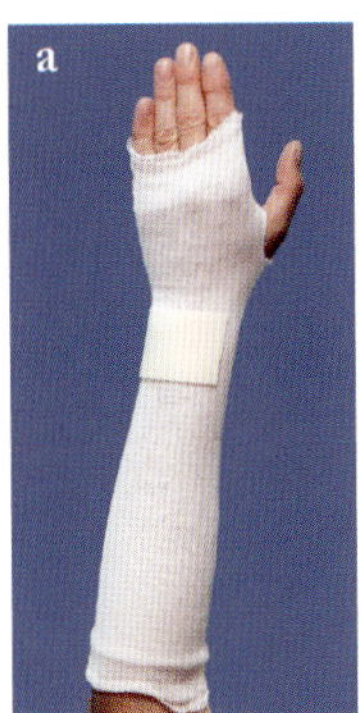

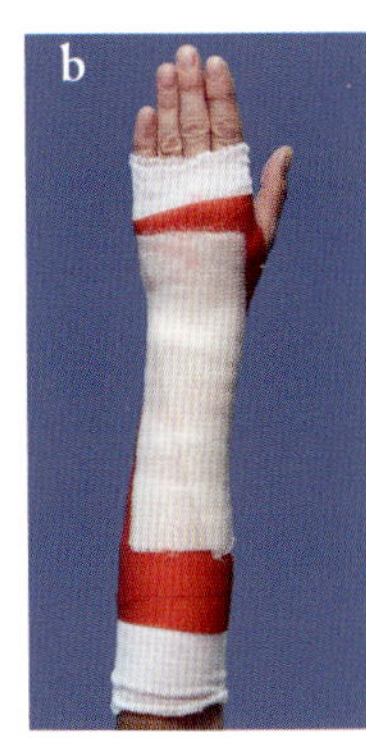

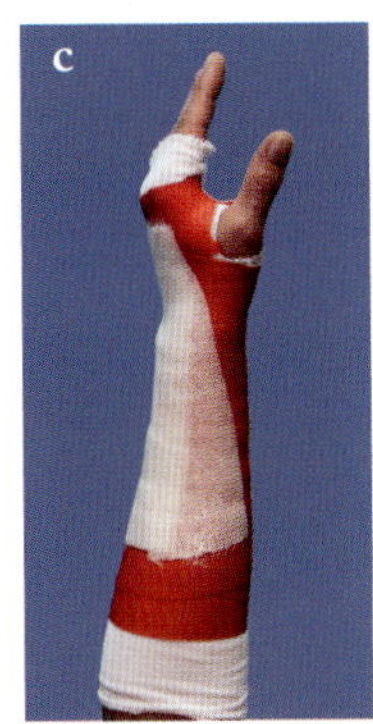

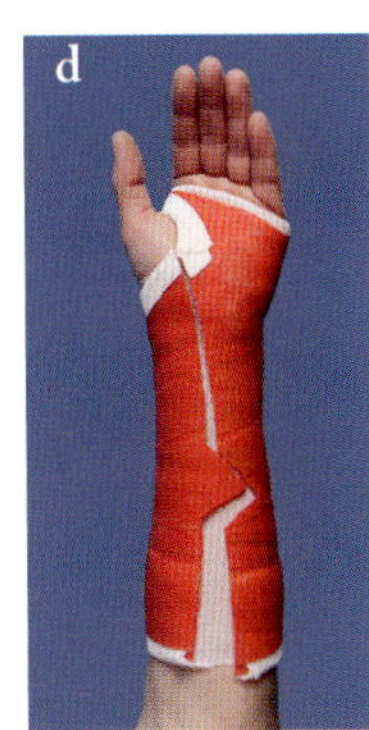

131.01 Doppelstrumpf mit Klebepolsterung (a); erste Softcast-Binde zirkulär anwickeln, Hardcast-Longuette dorsalseitig auflegen (b); Strumpfenden umschlagen (c); Unterarm-Combicast spalten (d)

- Zwei Strümpfe mit Loch für den Daumen überziehen
- Klebepolsterung an exponierten Stellen auflegen
- Erste Softcast-Binde **trocken** anwickeln
- Hardcast-Longuette dorsalseitig anlegen
- Oberen Strumpf an den Enden umschlagen
- Zweite Softcast-Binde **trocken** anwickeln
- Elastische Bandage **nass** anwickeln; auf Funktionsstellung achten
- Nach dem Aushärten des Stützverbandes elastische Bandage abwickeln
- Daumen ausschneiden, Stützverband palmarseitig spalten, abnehmen
- Ränder mit Tape oder Klebefilz abkleben, Stützverband wieder anlegen
- Zweiten Strumpf an den Enden umschlagen und mit einer kohäsiven Bandage anwickeln

20.3 Kahnbein-Combicast

Zum Thema „Polsterung bei einem Combicast-Stützverband“ siehe S. 28

Indikation: Eine Fraktur liegt vor

- Kahnbein-Fraktur

Funktionsstellung

- Handgelenk 30° in Extension
- Leichte Ulnarabduktion
- Daumen und Zeigefinger berühren sich leicht.

Dimension des Stützverbandes

- Von den Fingergrundgelenken bis zwei Finger breit unterhalb der Ellenbeuge
- Daumenendglied frei beweglich
- Faustschluss möglich

Material

- 2 Trikotschläuche, à 5 cm breit
- Trikotschlauch, 2,5 cm breit
- Klebepolsterung
- 2 Softcast-Binden, à 5 cm breit
- Hardcast-Longuette, 7,5 cm breit
- Elastische Bandage, 8 cm breit

Vorbereitung des Patienten

- Der Patient sitzt auf einem Drehstuhl.
- Den verletzten Arm mit dem Ellbogen im rechten Winkel auf dem Gipstisch abstützen

Durchführung

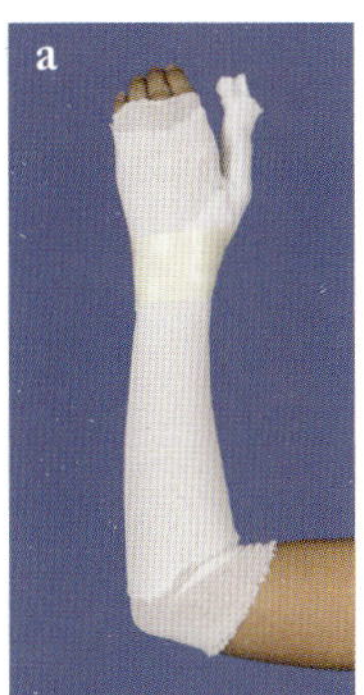

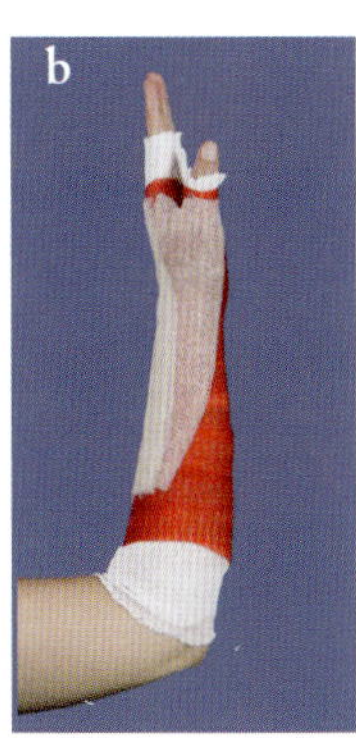

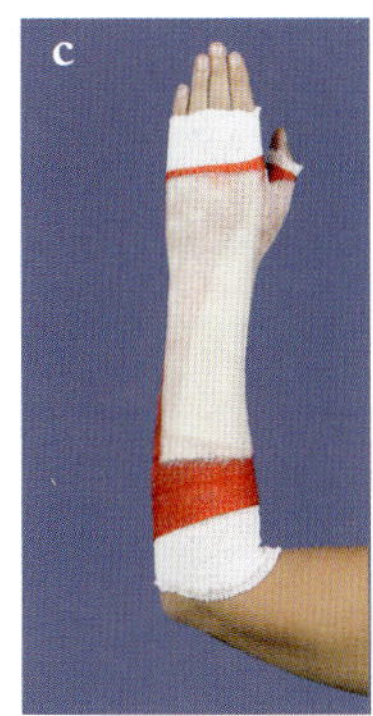

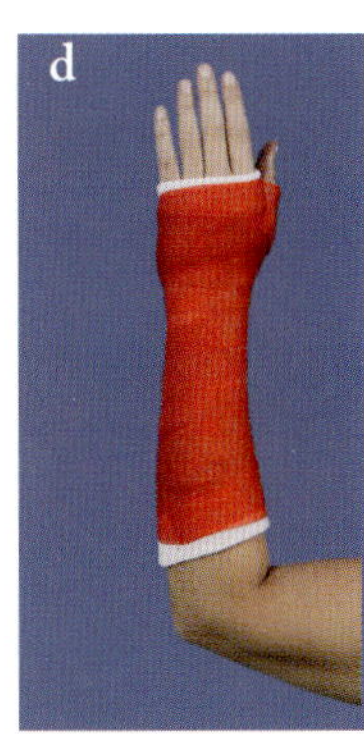

133.01 Doppelstrumpf mit Klebepolsterung (a); erste Softcast-Binde zirkulär anwickeln und Hardcast-Longuette dorsalseitig auflegen, Strumpfenden umschlagen (b, c); fertiger Unterarm-Combicast (d)

- 2 Trikotschläuche (5 cm) mit Loch für den Daumen überziehen
- Trikotschlauch (2,5 cm) über den Daumen ziehen
- Klebepolsterung an exponierten Stellen auflegen
- Erste Softcast-Binde **trocken** anwickeln
- 2 Lagen der Hardcast-Longuette dorsalseitig, restliche Lage in der Mitte falten und über den Daumen anlegen (Abb. 133.01 b, c)
- Oberen Strumpf an den Enden umschlagen
- Zweite Softcast-Binde **trocken** anwickeln
- Elastische Bandage **nass** anwickeln; auf Funktionsstellung achten
- Nach dem Aushärten des Stützverbandes elastische Bandage abwickeln

20.4 Handschuh kurz – Combicast („Moritz")

Indikation: Es liegt keine Fraktur vor

- Verletzung des Daumenseitenbandes

Funktionsstellung

- Handgelenk frei beweglich
- Ulnarabduktion 10°
- Daumen in Neutralstellung 30° Abduktion und Flexion im Sattelgelenk, 10° im MCP I-Gelenk; beim Autostopper 0° im MCP

Dimension des Stützverbandes

- Von den Fingergrundgelenken bis zum Handgelenk
- Daumeneinschluss bis zum Nagelbett
- Faustschluss möglich

Material

- 2 Trikotschläuche, à 5 cm breit
- Trikotschlauch, 2,5 cm breit
- 2 Softcast-Binden, à 2,5 cm breit
- Elastische Bandage, 8 cm breit

Vorbereitung des Patienten

- Der Patient sitzt auf einem Drehstuhl.
- Den verletzten Arm mit dem Ellbogen im rechten Winkel auf dem Gipstisch abstützen

Durchführung

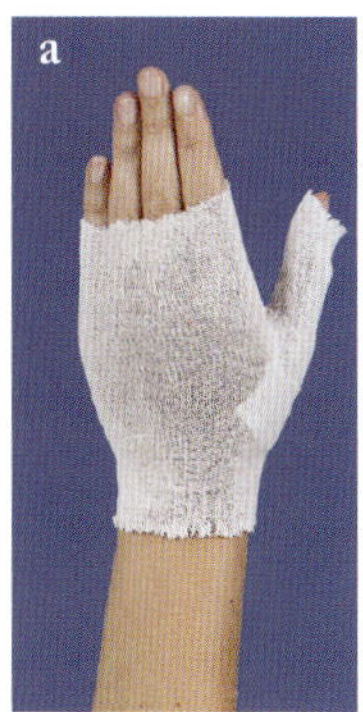

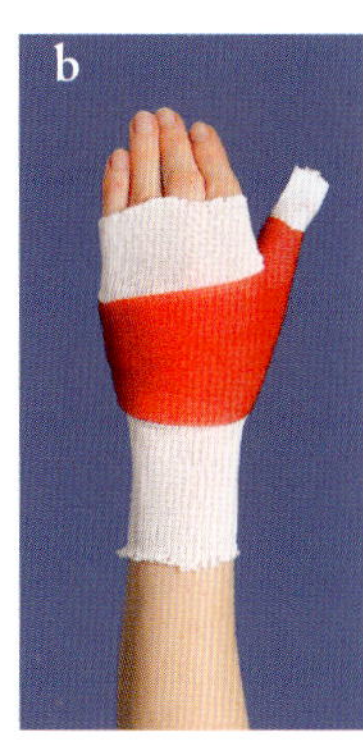

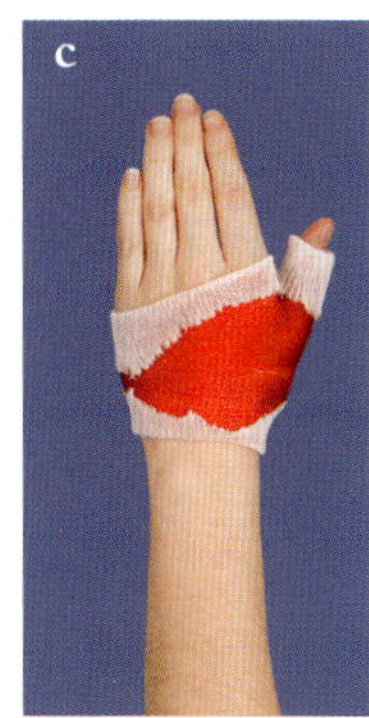

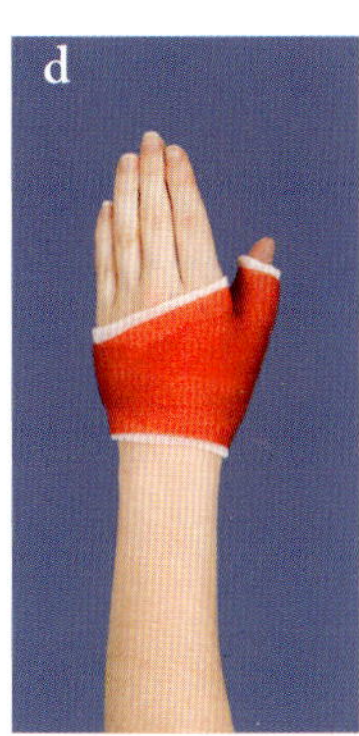

135.01 Strümpfe überziehen (a); erste Softcast-Binde zirkulär anwickeln (b); Strumpfenden umschlagen und zweite Softcast-Binde anwickeln (c); finaler Handschuh-Combicast kurz (d)

- 2 Strümpfe (5 cm) mit Loch für den Daumen überziehen
- Strumpf (2,5 cm) über den Daumen ziehen
- Erste Softcastbinde **trocken** anwickeln
- Strumpfenden umschlagen
- Zweite Softcast-Binde **trocken** anwickeln
- Elastische Bandage **nass** anwickeln
- Daumen in Neutralstellung halten
- Nach dem Aushärten des Stützverbandes elastische Bandage abwickeln

 Für einen „Handschuh kurz" ist keine Hardcast-Longuette notwendig.

20.5 Handschuh lang – Combicast

Indikation: Es liegt keine Fraktur vor

- Daumenseitenband-Verletzung

Funktionsstellung

- Handgelenk 30° in Extension
- Ulnarabduktion 10°
- Daumen in Neutralstellung

Dimension des Stützverbandes

- Von den Fingergrundgelenken bis zur Mitte des Unterarms
- Daumeneinschluss bis zum Nagelbett
- Faustschluss möglich

Material

- 2 Trikotschläuche, à 5 cm breit
- Trikotschlauch, 2,5 cm breit
- Klebepolsterung
- Softcast-Binde, 5 cm breit
- Hardcast-Longuette, 7,5 cm breit
- Elastische Bandage, 8 cm breit

Vorbereitung des Patienten

- Der Patient sitzt auf einem Drehstuhl.
- Den verletzten Arm mit dem Ellbogen im rechten Winkel auf dem Gipstisch abstützen

Durchführung

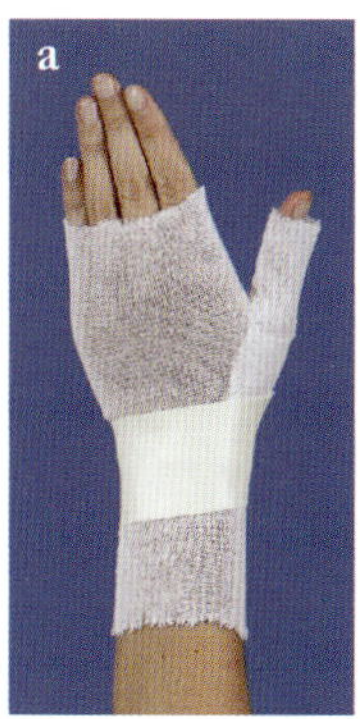

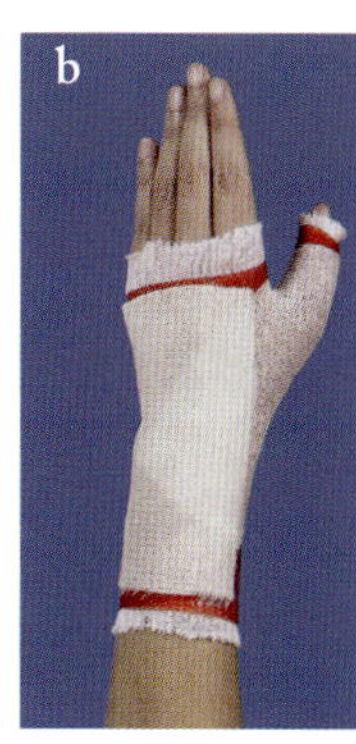

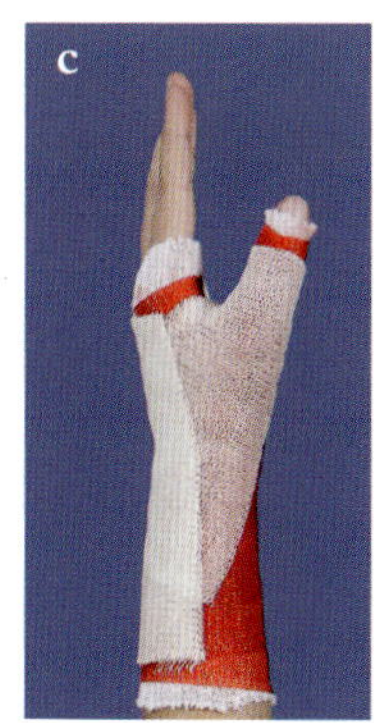

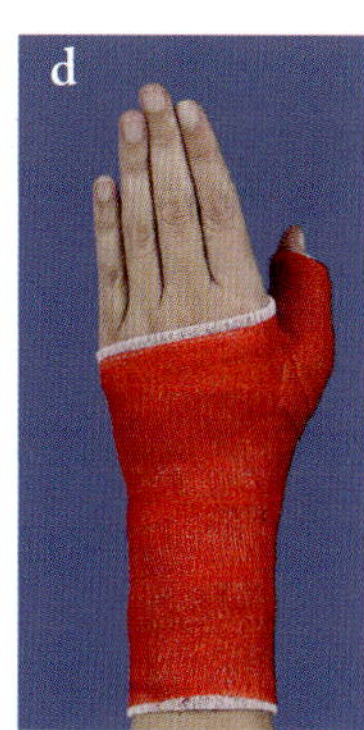

137.01 Doppelstrumpf überziehen, Klebepolsterung anlegen (a); Softcast-Binde zur Hälfte zirkulär anwickeln, Hardcast-Longuette dorsalseitig anlegen (b); Hardcast-Longuette zu einem Drittel über den Daumen legen, Strumpfenden umschlagen (c); zweite Hälfte der Softcast-Binde zirkulär anwickeln, fertiger Handschuh-Combicast (d)

- 2 Strümpfe (5 cm) mit Loch für den Daumen überziehen
- Strumpf (2,5 cm) leicht einschneiden (Abb. 137.01 a) und über den Daumen ziehen
- Klebepolsterung an exponierten Stellen auflegen
- Softcast-Binde zur Hälfte **trocken** anwickeln
- Eine Lage der Hardcast-Longuette für den Daumen abziehen, restliche zwei Lagen dorsalseitig zweifach auflegen; (Abb. 137.01 b)
- Restlichen Teil der Hardcast-Longuette in der Mitte falten und über den Daumen legen (Abb. 137.01 c)
- Strumpfenden umschlagen
- Restliche Softcast-Binde **trocken** anwickeln
- Elastische Bandage **nass** anwickeln; Daumen in Neutralstellung halten
- Nach dem Aushärten des Stützverbandes elastische Bandage abwickeln

20.6 Unterarm-Combicast mit Einschluss der Finger 2 und 3

Indikation: Eine Fraktur liegt vor

Zum Thema „Polsterung bei einem Combicast-Stützverband" siehe S. 28

- Fraktur des 2. Mittelhandknochens
- Fraktur am 2. Finger

Funktionsstellung

- Handgelenk 30° in Extension
- Ulnarabduktion 10°
- Intrinsic-plus-Stellung

Dimension des Stützverbandes

- Von den Fingergrundgelenken bis zwei Finger breit unterhalb der Ellenbeuge
- Daumen sowie Finger 4 und 5 frei beweglich

Material

- Trikotschlauch, 2 cm breit, oder Zwischenfingertupfer
- 2 Trikotschläuche, à 5 cm breit
- Trikotschlauch, 2,5 cm breit
- Klebepolsterung
- 2 Softcast-Binden, à 5 cm breit
- Hardcast-Longuette, 5 cm breit
- Elastische Bandage, 8 cm breit
- Klebefilz oder Tape

Vorbereitung des Patienten

- Der Patient sitzt auf einem Drehstuhl.
- Den verletzten Arm mit dem Ellbogen im rechten Winkel auf dem Gipstisch abstützen

Durchführung

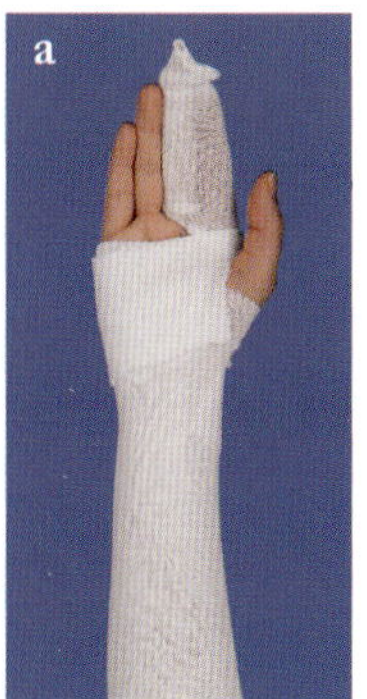

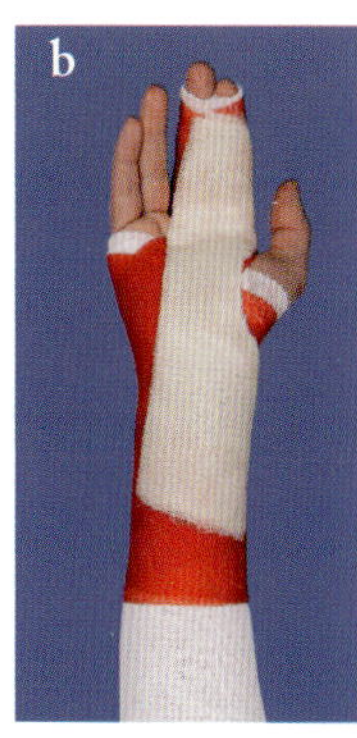

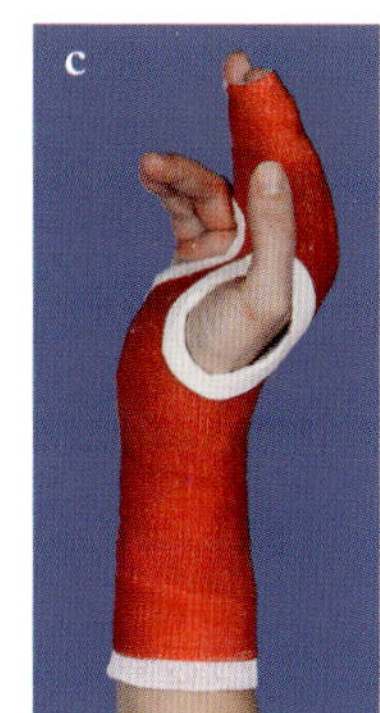

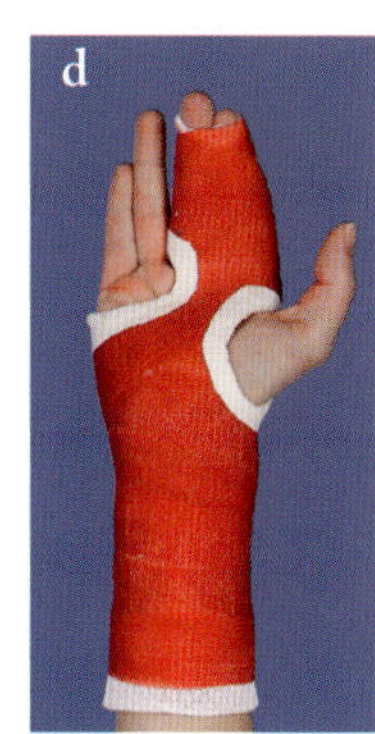

139.01 Strümpfe über Unterarm und Finger ziehen, Klebepolsterung anlegen (a); erste Softcast-Binde zirkulär anwickeln, Hardcast-Longuette palmarseitig anlegen (b); Strumpfenden umschlagen, zweite Softcast-Binde zirkulär anwickeln, Daumen ausschneiden, Ränder abkleben (c); fertiger UA-Combicast mit Fingereinschluss (d)

- Zwischen Finger 2 und 3 Tupfer legen oder kleinen Strumpf (2 cm breit) über einen der Finger ziehen (Es sollte niemals Haut auf Haut zu liegen kommen!)
- 2 Strümpfe (5 cm) mit Loch für den Daumen über den Unterarm ziehen
- Strumpf (2,5 cm) leicht einschneiden (Abb. 139.01 a) und über die Finger 2 und 3 ziehen
- Klebepolsterung an exponierten Stellen auflegen
- Erste Softcast-Binde **trocken** anwickeln
- Hardcast-Longuette am Daumen ausschneiden und palmarseitig anlegen (Abb. 139.01 b)
- Strumpfenden umschlagen
- Zweite Softcast-Binde **trocken** anwickeln
- Elastische Bandage **nass** anwickeln; auf die Intrinsic-plus-Stellung achten
- Nach dem Aushärten des Stützverbandes elastische Bandage abwickeln
- Daumen ausschneiden (Abb. 139.01 c) und Ränder abkleben

Wickeltechnik

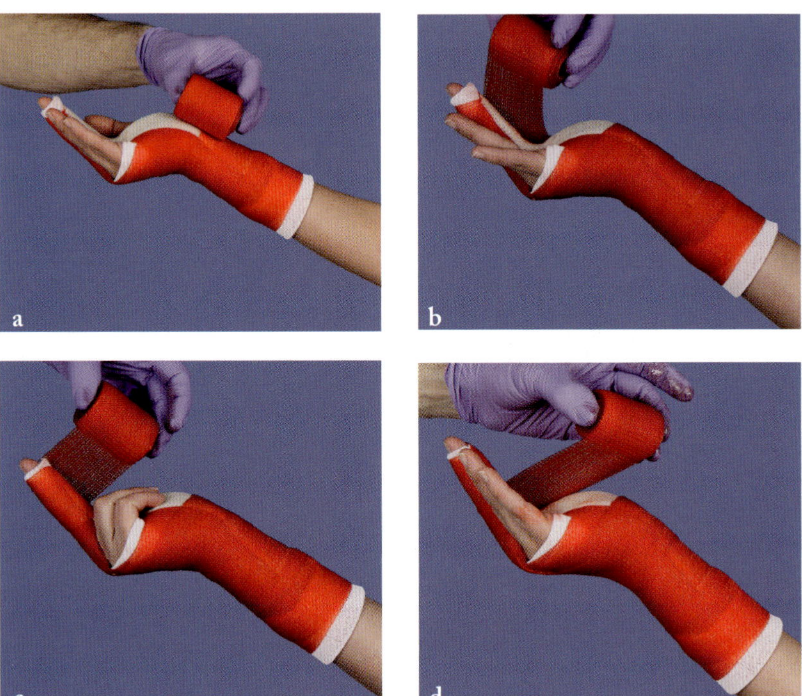

140.01 Vom Handgelenk (a) hinter dem Daumen vor zu den Fingern (b), zirkulär über die Finger (c), durch die Hohlhand zum Handgelenk (d) wickeln

Prinzipiell sollte bei Unterarm-Stützverbänden – ob an linker oder rechter Hand – immer von außen nach innen gewickelt werden. Der Vorteil dabei ist, dass so immer gleich gewickelt werden kann. Besonders zur Geltung kommt diese Technik bei Combicast-Stützverbänden mit Einschluss der Finger 2 und 3 oder auch der Finger 3, 4 und 5 (vgl. Kap. 20.7).

Nach Überziehen der Strümpfe und dem Auflegen der Klebepolsterung an exponierten Stellen wird die erste Softcast-Binde eine Handbreite hinter dem Handgelenk weg bis zum Daumengrundgelenk von der Außenseite zur Innenseite gewickelt. Weiter geht es am Daumengrundgelenk (Abb.140.01 a) von palmar nach dorsal bis vor zu den Fingern; bei der ersten Tour – wenn notwendig - einen kleinen Schnitt zwischen den Fingern 3 und 4 setzen, um eine gute Überlappung herzustellen (Abb.140.01 b). Die zweite Tour führt nach vorne bis zu den Fingerspitzen (Abb.140.01 c), dann wieder zurück durch die Hohlhand (Abb.140.01 d) und wieder bis zum Daumengrundgelenk.

Anschließend die Hardcast-Longuette palmar auflegen und die Strumpfenden an beiden Seiten umschlagen. Mit einer zweiten Softcast-Binde dieselbe Tour wiederholen.

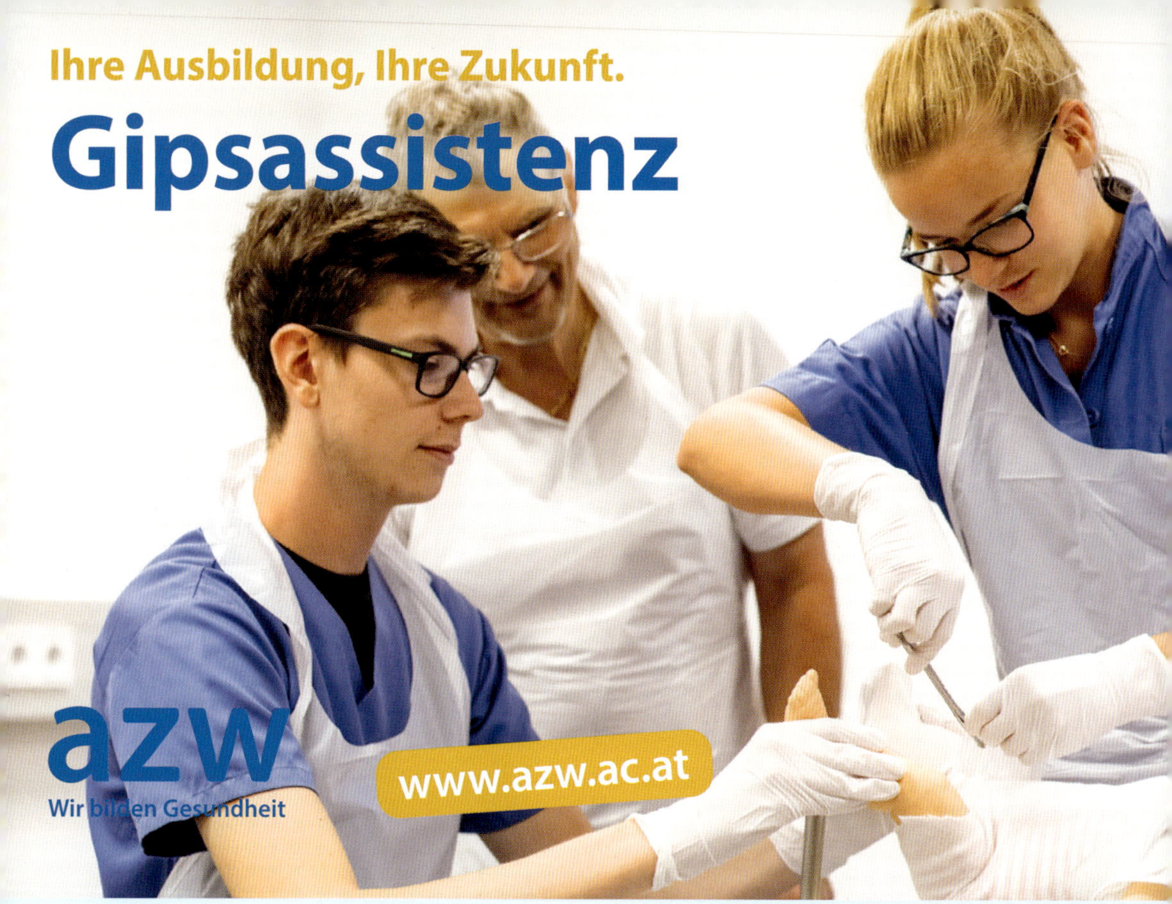

azw

20.7 Unterarm-Combicast mit Einschluss der Finger 4 und 5 (oder 3, 4 und 5)

Indikation: Eine Fraktur liegt vor

Zum Thema „Polsterung bei einem Combicast-Stützverband" siehe S. 28

- Fraktur der 4., 5. oder 3., 4. und 5. Mittelhandknochen
- Fraktur der 4., 5. oder 3., 4. und 5. Finger

Material

- Trikotschlauch, 2 cm breit, oder Zwischenfingertupfer
- 2 Trikotschläuche, à 5 cm breit
- Trikotschlauch, 2,5 cm breit
- Klebepolsterung
- 2 Softcast-Binden, à 5 cm breit
- Hardcast-Longuette, 5 cm breit
- Elastische Bandage, 6 cm breit
- Klebefilz oder Tape

Funktionsstellung

- Handgelenk 30° in Extension
- Ulnarabduktion 10°
- Intrinsic-plus-Stellung

Dimension des Stützverbandes

- Von den Fingergrundgelenken bis zwei Finger breit unterhalb der Ellenbeuge
- Daumen, Zeige- und Mittelfinger frei beweglich

Vorbereitung des Patienten

- Der Patient sitzt auf einem Drehstuhl.
- Den verletzten Arm mit dem Ellbogen im rechten Winkel auf dem Gipstisch abstützen

Durchführung

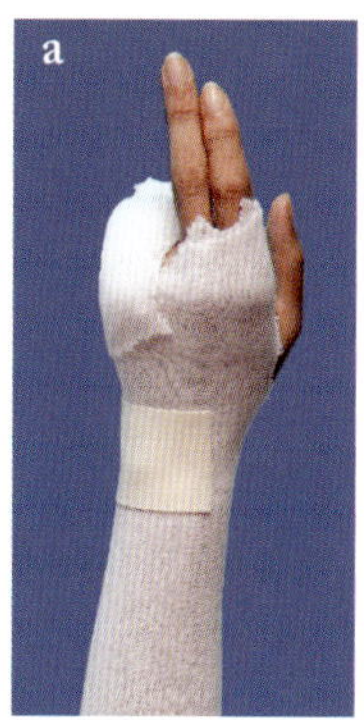

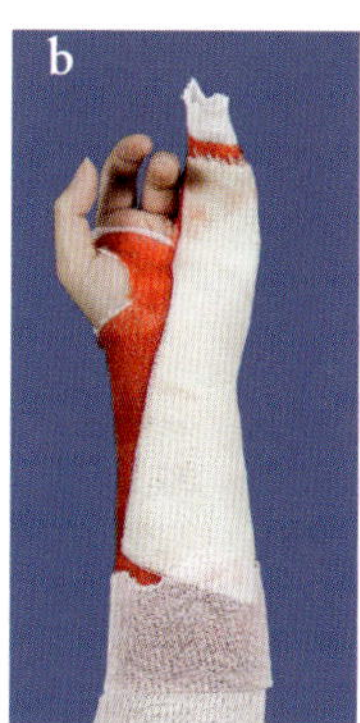

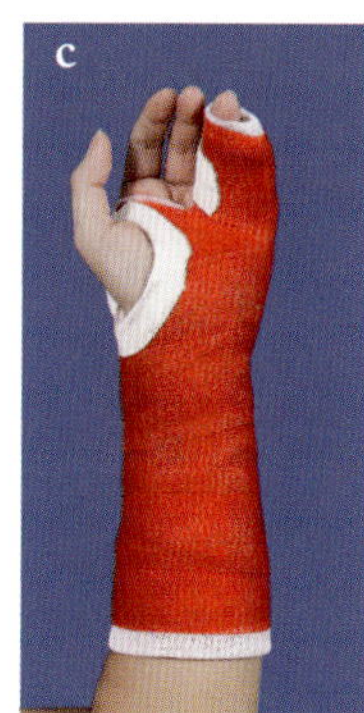

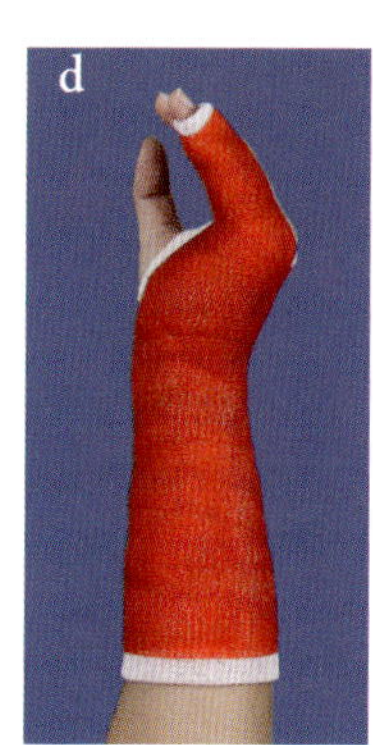

142.01 Strümpfe über Unterarm und Finger ziehen, Klebepolsterung auflegen (a); erste Softcast-Binde zirkulär anwickeln, Hardcast-Longuette palmarseitig anlegen (b); Strumpfenden umschlagen, zweite Softcast-Binde zirkulär anwickeln, Daumen ausschneiden, Ränder abkleben (c); fertiger UA-Combicast mit Fingereinschluss (d)

- Zwischen Finger 3, 4 und 5 Tupfer legen oder kleinen Strumpf (2 cm) über Finger 4 ziehen (Es sollte niemals Haut auf Haut zu liegen kommen!)
- Zwei Strümpfe (5 cm) mit Loch für den Daumen über den Unterarm ziehen
- Strumpf (2,5 cm) leicht einschneiden (Abb. 142.01 a) und über die Finger (3), 4 und 5 ziehen
- Klebepolsterung an exponierten Stellen auflegen
- Erste Softcast-Binde **trocken** anwickeln
- Hardcast-Longuette palmarseitig anlegen und seitlich nach dorsal anmodellieren (Abb. 142.01 b)
- Strumpfenden umschlagen
- Zweite Softcast-Binde **trocken** anwickeln
- Elastische Bandage **nass** anwickeln; auf Intrinsic-plus-Stellung achten
- Nach dem Aushärten des Stützverbandes elastische Bandage abwickeln
- Daumen ausschneiden und Ränder abkleben

20.8 Unterarm-Combicast mit langen Daumen (Autostopper-Combicast)

Indikation

- Durchtrennung der langen Strecksehne am Daumen
- Nachbehandlung

Funktionsstellung

- Funktionsstellung im Handgelenk 30° in Extension
- Ulnarabduktion 10°
- Daumen in Neutralstellung 30°
  Abduktion und Flexion im Sattelgelenk
  10° im MCP-Gelenk

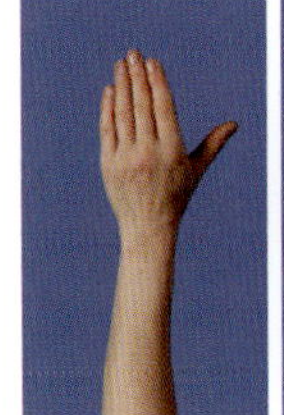
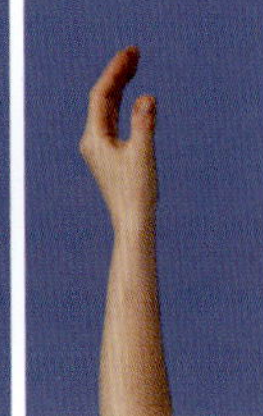

143.01 Daumenstellung bei einer Strecksehnenverletzung

Dimension des Stützverbandes

- Von der Hohlhandfalte bis eine Handbreite über das Handgelenk (Handschuh)
- Daumen bis zur Kuppe
- Faustschluss möglich

Material

- Trikotschlauch, 5 cm breit
- Trikotschlauch, 2,5 cm breit
- Polsterwatte, 5 cm breit
- 2 Softcast-Binde à 5 cm breit
- Hardcast-Longuette, 5 cm breit
- Halbelastische Binde, 6 cm breit

Vorbereitung des Patienten

- Der Patient sitzt auf einem Drehstuhl.
- Den verletzten Arm mit dem Ellbogen im rechten Winkel auf dem Gipstisch abstützen

Durchführung

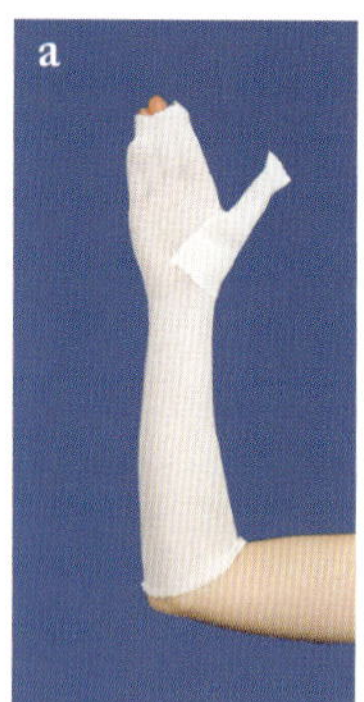

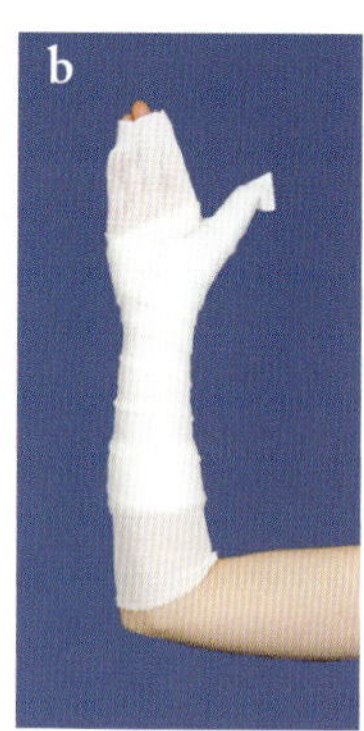

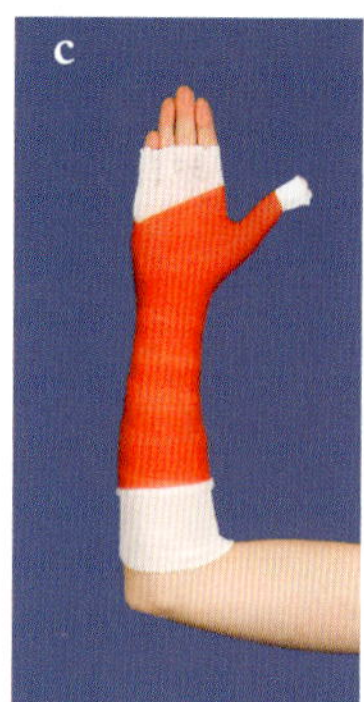

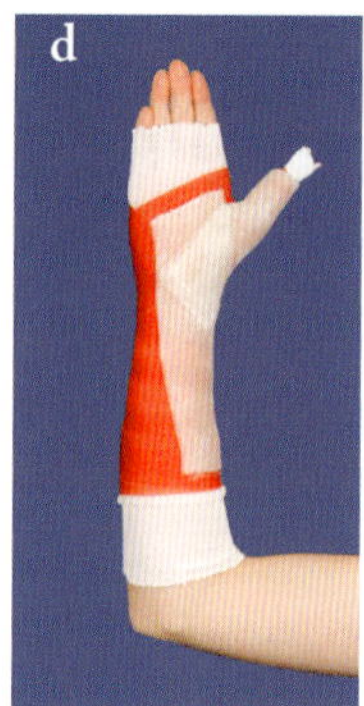

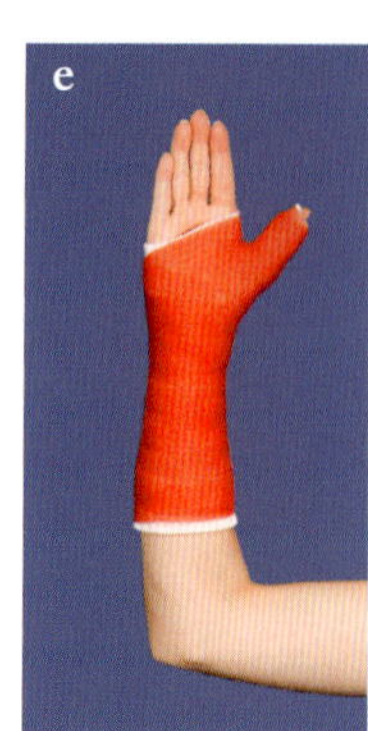

144.01. Strumpf überziehen (a), Polsterung (b), Papierbinde (c); Gipslonguetten auflegen (d) und mit halbelastischer Binde fixieren (e)

- Trikotschlauch (5 cm) mit Loch für den Daumen überziehen
- Trikotschlauch (2,5 cm) über den Daumen stülpen
- Randpolsterung und dünne zirkuläre Polsterung anwickeln
- Erste Softcast-Binde **trocken** anwickeln
- Hardcast-Longuette palmarseitig auflegen (2-fach)
- Restliche Scotchcast-Longuette in der Mitte falten und innenseitig über den Daumen legen
- Strumpfenden umschlagen
- Restliche oder zweite Softcast-Binde anwickeln
- Halbelastische Binde **nass** anwickeln
- Daumen in Streckstellung halten
- Nach dem Aushärten halbelastische Binde abwickeln

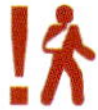

Um einen Riss der operierten Sehne zu verhindern, darf der Daumen auf keinen Fall vor oder während der Anlage des Stützverbandes gebeugt werden.

20.9 Oberarm-Combicast

Indikation: Es liegt keine Fraktur vor

- Prä- und postoperative Ruhigstellung
- Schleimbeutelentzündung am Ellbogen
- Weichteilverletzungen

Indikation: Eine Fraktur liegt vor

- Grünholz-Frakturen am Unterarm
- Nicht dislozierte Frakturen am Ellbogen

Zum Thema „Polsterung bei einem Combicast-Stützverband" siehe S. 28

Funktionsstellung

- Handgelenk 30° in Extension
- Ulnarabduktion 10°
- Ellbogengelenk 90° in Flexion
- Handrücken bildet eine Linie zur OA-Achse (Neutralstellung; keine Pro- oder Supination am Unterarm).

Dimension des Stützverbandes

- Von den Fingergrundgelenken bis zwei Finger breit unterhalb der *Axilla*
- Daumen frei beweglich
- Faustschluss möglich

Axilla: Achselhöhle

Material

- 2 Trikotschläuche, à 7,5 cm breit
- Klebepolsterung
- 2 Softcast-Binden, à 7,5 cm breit
- Hardcast-Longuette, 7,5 cm breit, 70 cm lang
- Elastische Bandage, 8 cm breit
- Klebefilz oder Tape

Vorbereitung des Patienten

- Der Patient sitzt, der verletzte Arm ist angewinkelt.

Alternative:

- Der Patient liegt am Rande der Liege, der Arm hängt im rechten Winkel am Extensionsgalgen.

Durchführung

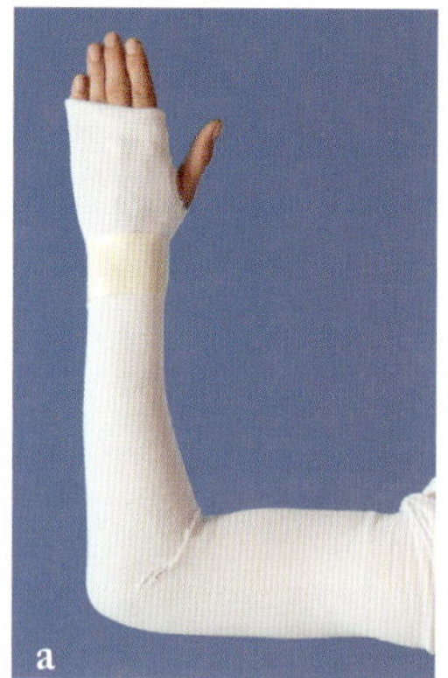

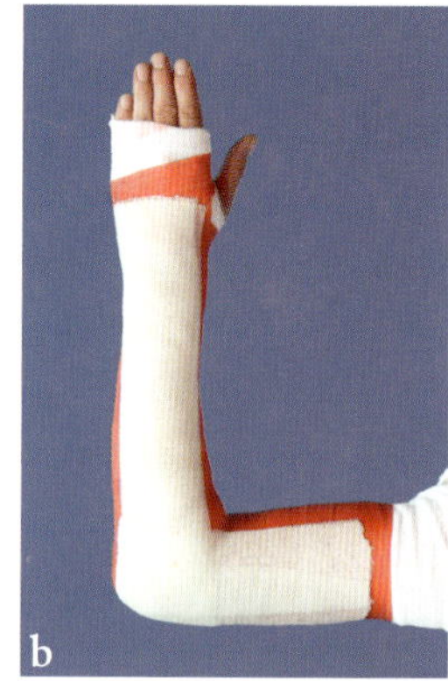

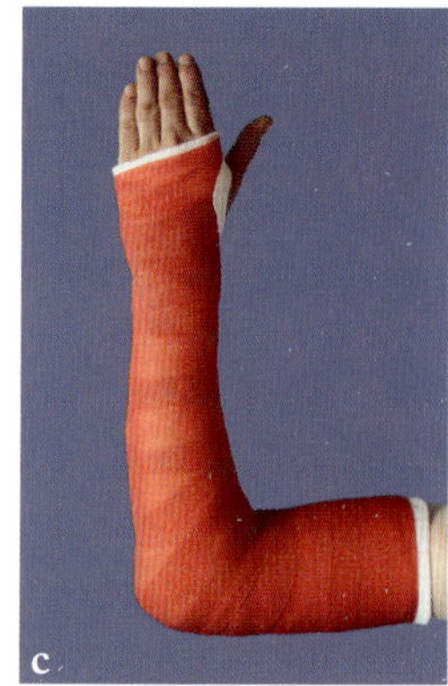

146.01 Doppelstrumpf mit Loch für den Daumen überziehen, Klebepolsterung anbringen (a); erste Softcast-Binde anwickeln, Hardcast-Longuette zu einem Drittel auf den Oberarm, die restlichen zwei Drittel über den Unterarm auflegen (b); Strumpfenden umschlagen, zweite Softcast-Longuette anwickeln, Daumen ausschneiden und Ränder abkleben (c)

- Doppelstrumpf mit Loch für den Daumen über Unter- und Oberarm ziehen
- Klebepolsterung an exponierten Stellen auflegen
- Erste Softcast-Binde zirkulär anwickeln
- Hardcast-Longuette zu einem Drittel abschneiden, das längere Stück (⅔) dorsalseitig über das Handgelenk bis zum Ellbogen anlegen, das kürzere Stück (⅓) vom Ellbogen über den Oberarm anlegen
- Strumpfenden umschlagen
- Zweite Softcast-Longuette zirkulär anwickeln
- Elastische Bandage **nass** anwickeln; auf die Funktionsstellung achten
- Nach dem Aushärten des Stützverbandes elastische Bandage abwickeln
- Daumen ausschneiden und Ränder abkleben

20.10 Oberarm-Combicast abnehmbar

Indikation

- Prä- und postoperative Ruhigstellung
- Schleimbeutelentzündung am Ellbogen
- Weichteilverletzungen
- Therapie

Funktionsstellung

- Handgelenk 30° in Extension
- Ulnarabduktion 10°
- Ellbogengelenk 90° in Flexion
- Handrücken bildet eine Linie zur OA-Achse (Neutralstellung; keine Pro- oder Supination am Unterarm).

Dimension des Stützverbandes

- Von den Fingergrundgelenken bis zwei Finger breit unterhalb der Axilla
- Daumen frei beweglich
- Faustschluss möglich

Material

- 2 Trikotschläuche, à 7,5 cm breit
- Klebepolsterung
- 2 Softcast-Binden, à 7,5 cm breit
- Hardcast-Longuette, 7,5 cm breit, 70 cm lang
- Elastische Bandage, 8 cm breit
- Klebefilz oder Tape
- Kohäsive Bandage

Vorbereitung des Patienten

- Der Patient sitzt, der verletzte Arm ist angewinkelt.

Durchführung

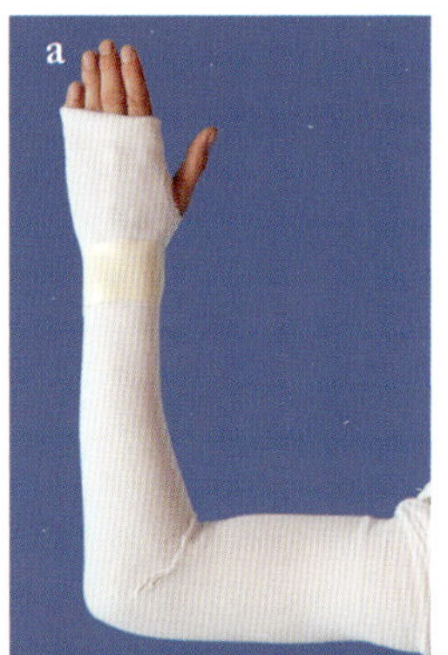

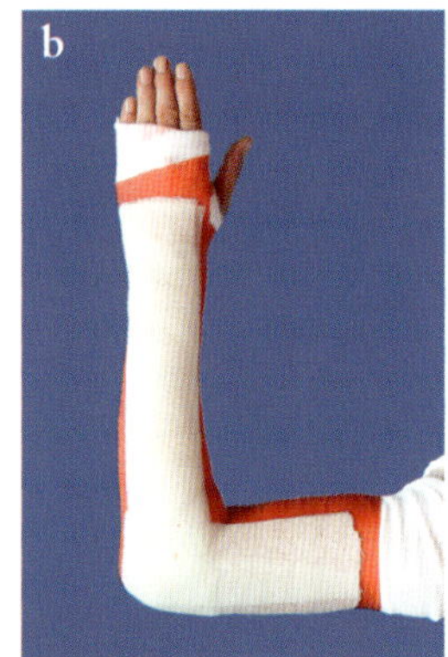

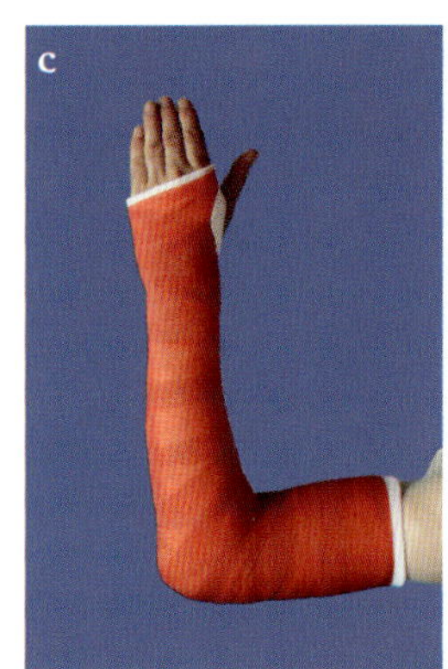

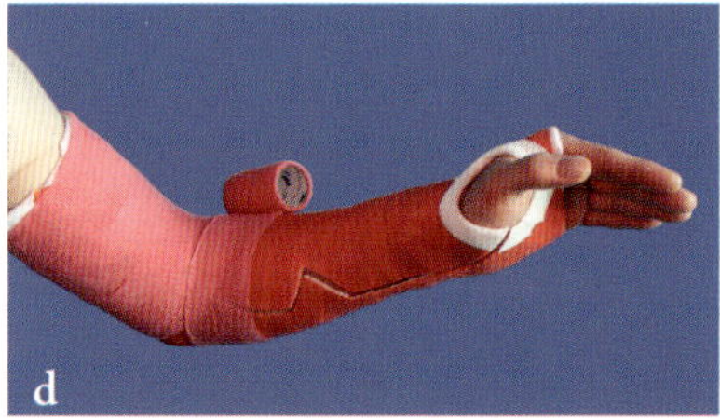

148.01 Doppelstrumpf mit Loch für den Daumen über Unter- und Oberarm ziehen, Klebepolsterung auflegen (a); erste Softcast-Binde anwickeln, ⅔ der Hardcast-Longuette über den Unterarm, das restliche Drittel über den Oberarm anlegen (b); Enden des oberen Strumpfes umschlagen, zweite Softcast-Binde anwickeln, Daumen ausschneiden und Ränder abkleben (c); Stützverband palmarseitig spalten, kohäsive Bandage zirkulär anwickeln (d)

- Doppelstrumpf mit Loch für den Daumen überziehen
- Klebepolsterung an exponierten Stellen auflegen
- Erste Softcast-Binde zirkulär anwickeln
- Hardcast-Longuette zu einem Drittel abschneiden, das längere Stück dorsalseitig über das Handgelenk zum Ellbogen anlegen, das kürzere Stück vom Ellbogen über den Oberarm anlegen
- Enden des oberen Strumpfes umschlagen
- Zweite Softcast-Binde zirkulär anwickeln
- Elastische Bandage **nass** anwickeln; auf die Funktionsstellung achten
- Nach dem Aushärten des Stützverbandes elastische Bandage abwickeln
- Stützverband palmarseitig durch die Ellbogenbeuge spalten (Abb. 148.01 d)
- Daumen ausschneiden und Ränder abkleben
- Kohäsive Bandage zirkulär anwickeln

20.11 Oberarm-Combicast abnehmbar (Handgelenk frei)

Indikation

- Prä- und postoperative Ruhigstellung
- Schleimbeutelentzündung am Ellbogen
- Weichteilverletzungen
- Therapie

Funktionsstellung

- Ellbogengelenk 90° in Flexion
- Handrücken bildet eine Linie zur OA-Achse (Neutralstellung; keine Pro- oder Supination am Unterarm).

Dimension des Stützverbandes

- Von zwei Finger breit hinter dem Handgelenk bis zwei Finger breit unterhalb der Axilla
- Handgelenk frei beweglich

Material

- 2 Trikotschläuche, à 7,5 cm breit
- 2 Softcast-Binden, à 7,5 cm breit
- Hardcast-Longuette, 7,5 cm breit, 70 cm lang
- Elastische Bandage, 8 cm breit
- Klebefilz oder Tape
- Kohäsive Bandage

Vorbereitung des Patienten

- Der Patient sitzt, der verletzte Arm ist angewinkelt.

Durchführung

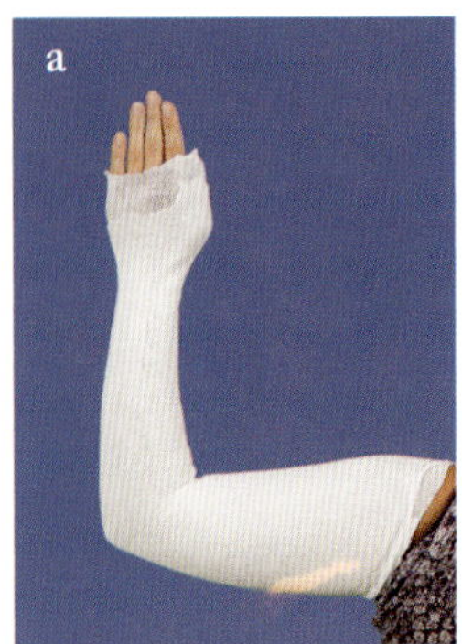

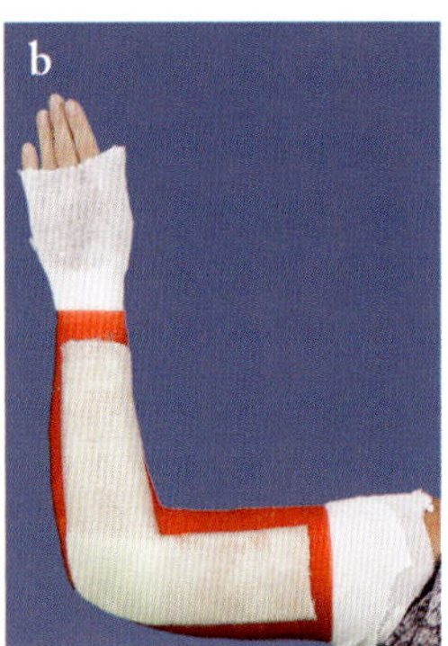

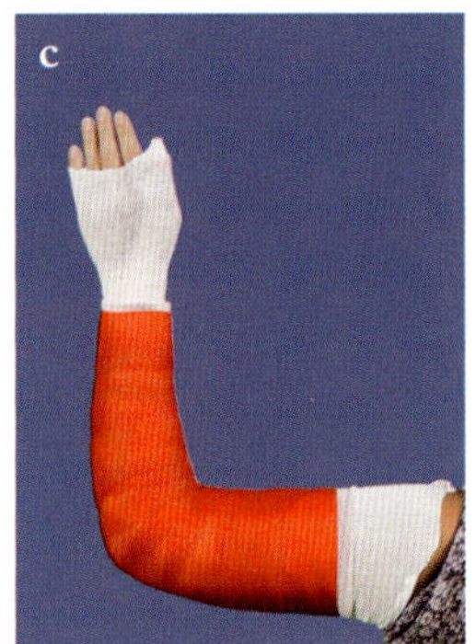

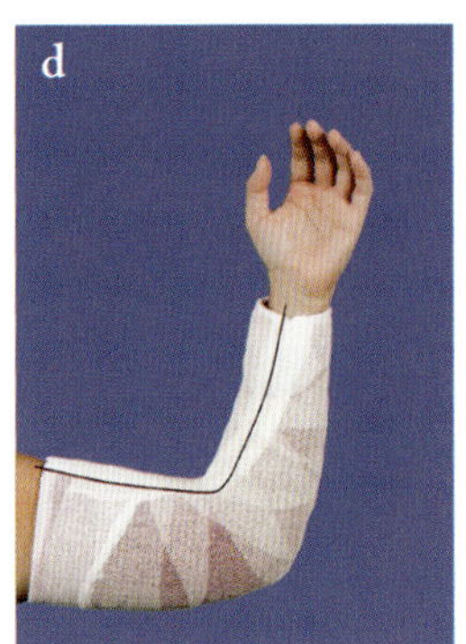

150.01 Doppelstrumpf überziehen (a); erste Softcast-Binde anwickeln, Hardcast-Longuette dorsalseitig zu einer Hälfte über den Unterarm, zu einer Hälfte über den Oberarm anlegen (b); Enden des oberen Strumpfes umschlagen, zweite Softcast-Binde anwickeln (c); Stützverband spalten und kohäsive Bandage zirkulär anwickeln (d)

- Doppelstrumpf überziehen
- Erste Softcast-Binde zirkulär anwickeln
- Hardcast-Longuette halbieren, eine Hälfte dorsalseitig von zwei Finger breit unterhalb des Handgelenkes bis zum Ellbogen anlegen, zweite Hälfte vom Ellbogen über den Oberarm anlegen
- Enden des oberen Strumpfes umschlagen
- Zweite Softcast-Binde zirkulär anwickeln
- Elastische Bandage **nass** anwickeln; auf die Funktionsstellung achten
- Nach dem Aushärten des Stützverbandes elastische Bandage abwickeln
- Stützverband palmarseitig durch die Ellbogenbeuge spalten
- Stützverband abnehmen
- Ränder und Spaltränder mit Tape oder Klebefilz abkleben
- Stützverband wieder anlegen
- Kohäsive Bandage zirkulär anwickeln

20.12 Unterschenkel-Combicast

Indikation: Es liegt keine Fraktur vor

- Prä- und postoperative Ruhigstellung
- Weichteilverletzungen
- Bandverletzungen

Indikation: Eine Fraktur liegt vor

- Sprunggelenk-Frakturen

Zum Thema „Polsterung bei einem Combicast-Stützverband" siehe S. 28

Funktionsstellung

- Vorfuß im rechten Winkel zur US-Längsachse

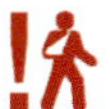
Vorsicht am Fibulaköpfchen (Gefahr einer Vorfußlähmung)!

Dimension des Stützverbandes

- Von den Zehengrundgelenken bis zwei Finger breit unterhalb der Kniekehle
- Zehen frei beweglich

Material

- Trikotschlauch, 7,5 cm breit
- Polsterwatte, 10 cm breit
- 3 Softcast-Binden, à 7,5 cm breit
- Hardcast-Longuette, 7,5 cm breit, 70 cm lang
- Elastische Bandage, 10 cm breit
- Gehsohle (lt. AVO)

Vorbereitung des Patienten

- Der Patient liegt mit der verletzten Seite am Rand der Liege, die verletzte Extremität wird mit einem Bock unter dem Knie unterstützt. Alternative:
- Der Patient wird wie in Abb. 156.01 auf einem modernen Gipstisch gelagert.
- Der Arzt oder der Helfer übernimmt das Bein.

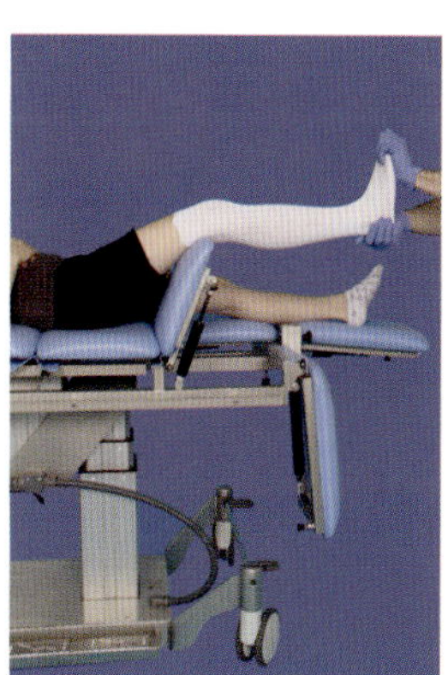
151.01 Lagerung auf einem modernen Gipstisch

Durchführung

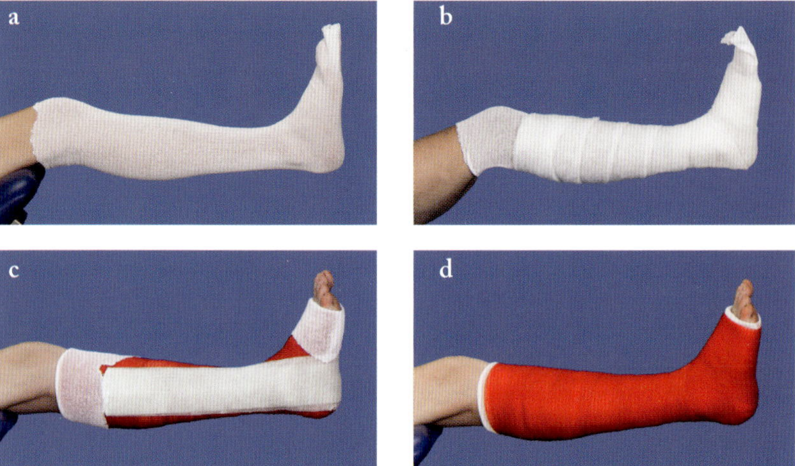

152.01 Strumpf überziehen (a); Polsterung anwickeln (b); erste Softcast-Binde zirkulär anwickeln, Hardcast-Longuette in Steigbügeltechnik anmodelieren (c); fertiger Unterschenkel-Combicast (d)

- Trikotschlauch überziehen
- Randpolsterung und Polsterwatte dünn durchgehend zirkulär anwickeln
- Erste Softcast-Binde zirkulär anwickeln
- Hardcast-Longuette in Steigbügeltechnik anmodellieren (Abb. 152.01 c)
- Strumpfenden umschlagen
- Zweite und dritte Softcast-Binde zirkulär anwickeln
- Elastische Bandage **nass** anwickeln; auf Funktionsstellung achten
- Nach dem Aushärten des Stützverbandes elastische Bandage abwickeln
- Gehsohle nach ärztlicher Anordnung überziehen

20.13 Unterschenkel-Combicast abnehmbar (Spaltgips)

Indikation: Es liegt keine Fraktur vor

- Prä- und postoperative Ruhigstellung
- Weichteilverletzungen
- Bandverletzungen

Funktionsstellung

- Vorfuß im rechten Winkel zur US-Längsachse

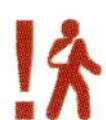 Vorsicht am Fibulaköpfchen (Gefahr einer Vorfußlähmung)!

Dimension des Stützverbandes

- Von den Zehengrundgelenken bis zwei Finger breit unterhalb der Kniekehle
- Zehen frei beweglich

Dimension des Stützverbandes bei Vorfußverletzungen

- Lange Zehenplatte: Von den Zehenspitzen bis zwei Finger breit unterhalb der Kniekehle

Material

- 2 Trikotschläuche, à 7,5 cm breit
- Klebepolsterung
- 3 Softcast-Binden, à 7,5 cm breit
- Hardcast-Longuette, 7,5 cm breit, 70 cm lang
- Elastische Bandage, 10 cm breit
- Kohäsive Bandage
- Gehsohle (lt. AVO)

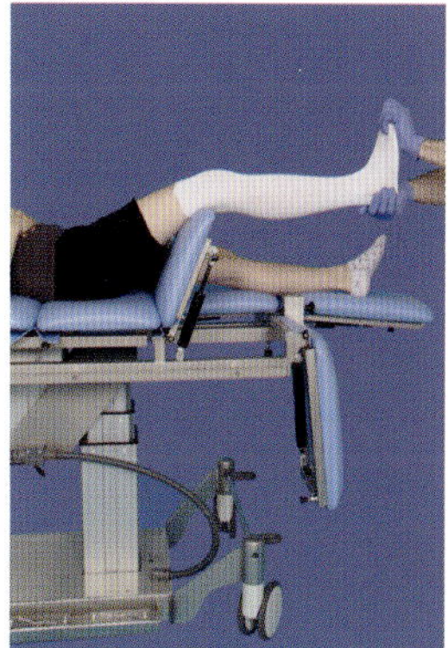

153.01 Lagerung auf einem modernen Gipstisch

Vorbereitung des Patienten

- Der Patient liegt mit der verletzten Seite am Rand der Liege, verletzte Extremität wird mit einem Bock unter dem Knie unterstützt. Alternative:
- Der Patient wird wie in Abb. 153.01 auf einem modernen Gipstisch gelagert.
- Der Arzt oder der Helfer übernimmt das Bein.

Durchführung

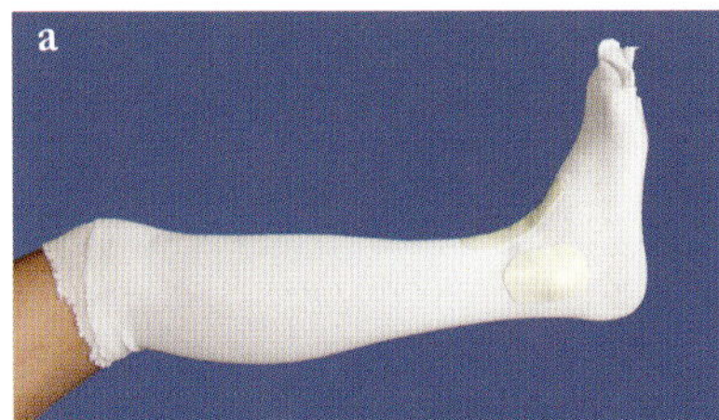

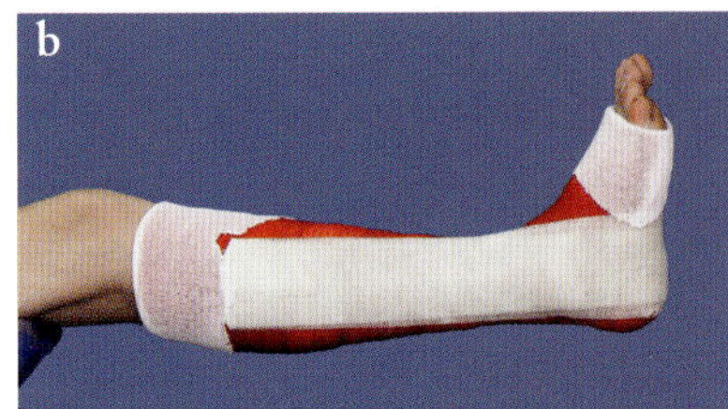

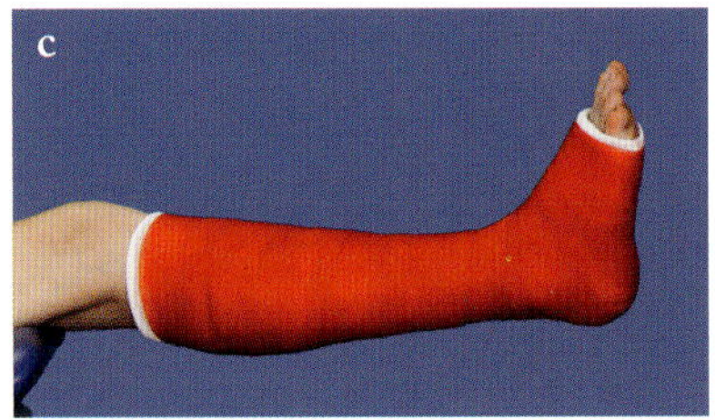

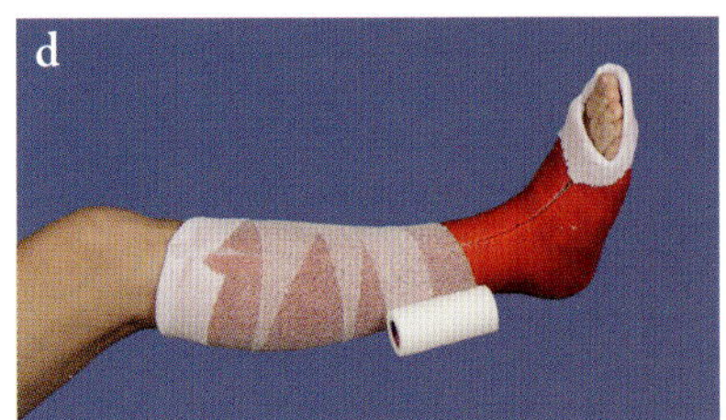

154.01 Doppelstrumpf überziehen, Klebepolsterung auflegen (a); erste Softcast-Binde zirkulär anwickeln, Hardcast-Longuette in Steigbügeltechnik anmodelieren (b); fertiger US-Combicast ohne langer Zehenplatte (c); Stützverband spalten und kohäsive Bandage anwickeln, fertiger abnehmarer US-Combicast (Spaltgips) mit langer Zehenplatte – in diesem Fall bei einer Vorfußverletzung (d)

- Doppelstrumpf überziehen
- Klebepolsterung an exponierten Stellen auflegen
- Erste Softcast-Binde zirkulär anwickeln
- Hardcast-Longuette in Steigbügeltechnik anmodellieren
- Enden des oberen Strumpfes umschlagen
- Zweite und dritte Softcast-Binde zirkulär anwickeln
- Elastische Bandage nass anwickeln; auf die Funktionsstellung achten
- Nach dem Aushärten des Stützverbandes elastische Bandage abwickeln
- Stützverband spalten
- Enden des zweiten Strumpfes umschlagen
- Kohäsive Bandage anwickeln
- Gehsohle nach ärztlicher Anordnung überziehen

20.14 Unterschenkel-Combicast mit langer Zehenplatte

Indikation: Es liegt keine Fraktur vor

- Prä- und postoperative Ruhigstellung
- Weichteilverletzungen
- Infekte
- Bandverletzungen

Indikation: Eine Fraktur liegt vor

- Mittel- und Vorfuß-Frakturen

Zum Thema „Polsterung bei einem Combicast-Stützverband“ siehe S. 28

Funktionsstellung

- Vorfuß im rechten Winkel zur US-Längsachse

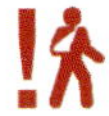 Vorsicht am Fibulaköpfchen (Gefahr einer Vorfußlähmung)!

Dimension des Stützverbandes

- Von den Zehenspitzen bis zwei Finger breit unterhalb der Kniekehle

Material

- Trikotschlauch, 7,5 cm breit
- Polsterwatte, 10 cm breit
- 3 Softcast-Binden, à 7,5 cm breit
- Hardcast-Longuette, 7,5 cm breit, 70 cm lang
- Hardcast-Longuette, 7,5 cm breit, 20 cm lang
- Elastische Bandage, 10 cm breit
- Gehsohle (lt. AVO)

Vorbereitung des Patienten

- Der Patient liegt mit der verletzten Seite am Rand der Liege, die verletzte Extremität wird mit einem Bock unter dem Knie unterstützt. Alternative:
- Der Patient wird wie in Abb. 155.01 auf einem modernen Gipstisch gelagert.
- Der Arzt oder der Helfer übernimmt das Bein.

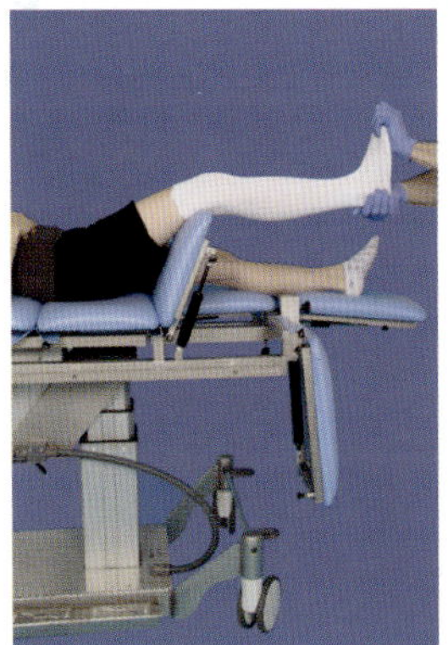

155.01 Lagerung auf einem modernen Gipstisch

Durchführung

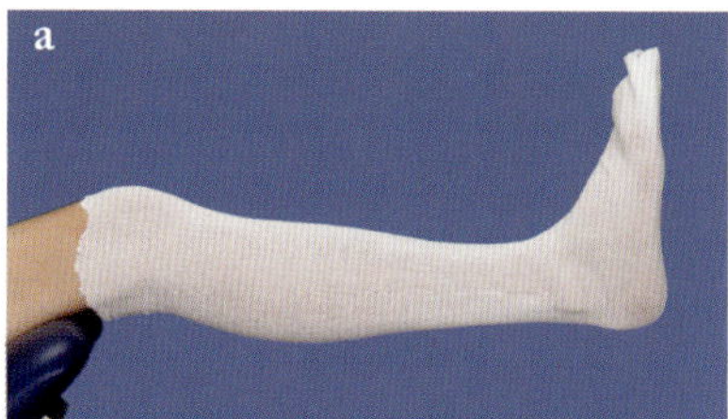
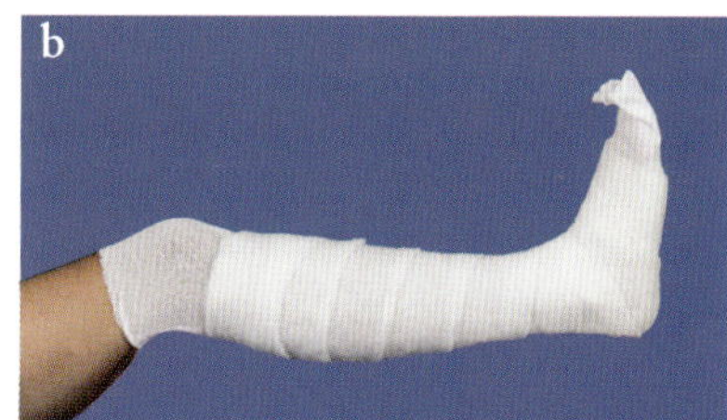
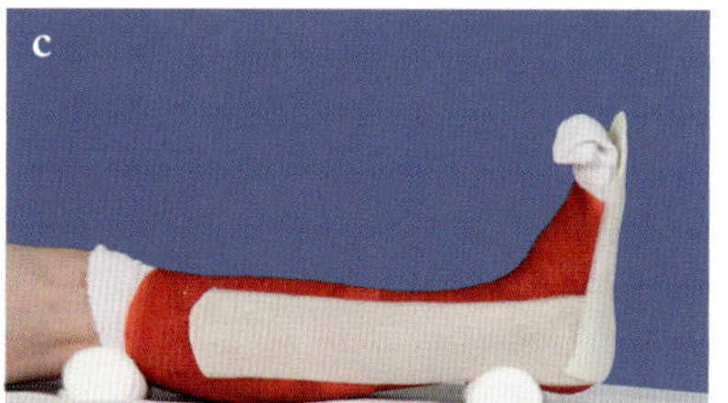
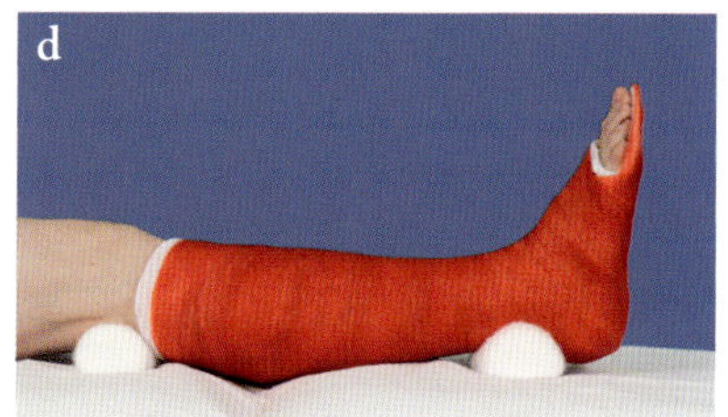

156.01 Trikotschlauch überziehen (a); Polsterung anwickeln (b); erste Softcast-Binde zirkulär anwickeln, Hardcast-Longuette in Steigbügeltechnik anlegen und an der Fußsohle anmodellieren (c); fertiger Unterschenkel-Combicast mit langer Zehenplatte (d)

- Trikotschlauch überziehen
- Randpolsterung und Polsterwatte dünn durchgehend zirkulär anwickeln
- Erste Softcast-Binde zirkulär anwickeln
- Hardcast-Longuette (70 cm) in Steigbügeltechnik anlegen und anmodellieren
- Kurze Hardcast-Longuette auf der Fußsohle anlegen und anmodellieren (Abb. 156.01 c)
- Strumpfenden umschlagen
- Zweite und dritte Softcast-Binde zirkulär anwickeln
- Elastische Bandage nass anwickeln; auf die Funktionsstellung achten
- Nach dem Aushärten des Stützverbandes elastische Bandage abwickeln
- Gehsohle nach ärztlicher Anordnung überziehen

20.15 Unterschenkel-Combicast in Spitzfußstellung

Indikation: Es liegt keine Fraktur vor

- Verletzung der Achillessehne

Funktionsstellung

- Vorfuß in Spitzfußstellung

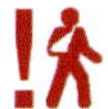 Vorsicht am Fibulaköpfchen (Gefahr einer Vorfußlähmung)!

Dimension des Stützverbandes

- Von den Zehengrundgelenken bis zwei Finger breit unterhalb der Kniekehle
- Zehen frei beweglich

Material

- Trikotschlauch, 7,5 cm breit
- Polsterwatte, 10 cm breit
- 3 Softcast-Binden, à 7,5 cm breit
- Hardcast-Longuette, 7,5 cm breit, 70 cm lang
- Elastische Bandage, 10 cm breit
- Gehsohle mit Keil (lt. AVO)

Vorbereitung des Patienten

- Der Patient liegt mit der verletzten Seite am Rand der Liege, die verletzte Extremität wird mit einem Bock unter dem Knie unterstützt.

Alternative:

- Der Patient wird wie in Abb. 155.01 auf einem modernen Gipstisch gelagert.
- Der Arzt oder der Helfer übernimmt das Bein.

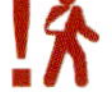 Verletzungen der Achillessehne werden in Spitzfußstellung bzw. nach einer Operation laut ärztlicher Verordnung versorgt.

Durchführung

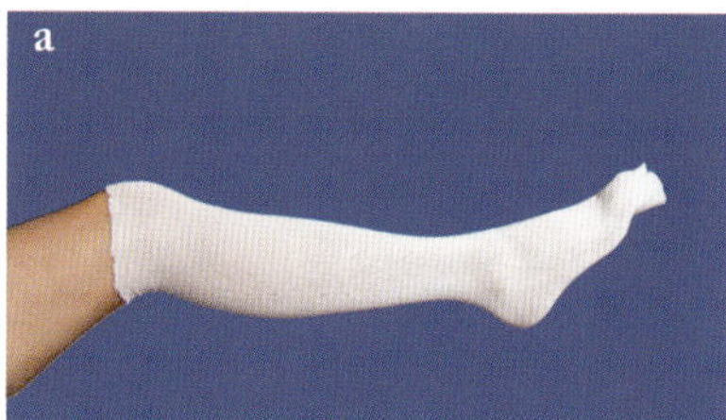

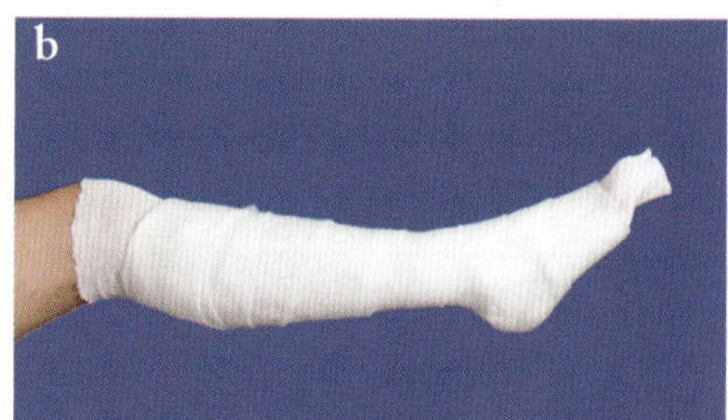

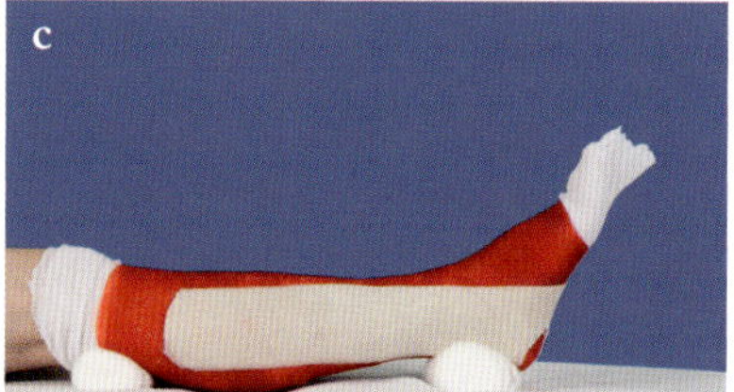

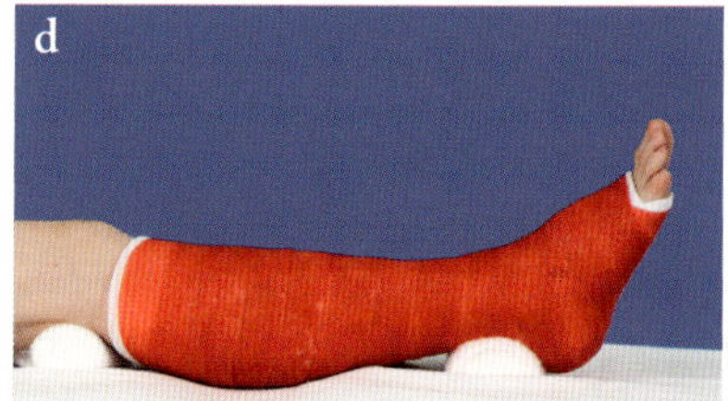

158.01 Trikotschlauch überziehen (a), Polsterung und erste Softcast-Binde zirkulär anwickeln (b); Hardcast-Longuette in Steigbügeltechnik anlegen und anmodelieren (c); ertiger Unterschenkel-Combicast in Spitzfußstellung (d)

- Trikotschlauch überziehen
- Randpolsterung und Polsterwatte dünn durchgehend zirkulär anwickeln
- Erste Softcast-Binde zirkulär anwickeln
- Hardcast-Longuette in Steigbügeltechnik anlegen, an der Ferse etwas ausschneiden und anmodellieren (Abb. 158.01 a)
- Strumpfenden umschlagen
- Zweite und dritte Softcast-Binde zirkulär anwickeln
- Elastische Bandage nass anwickeln; auf Spitzfußstellung achten
- Nach dem Aushärten des Stützverbandes elastische Bandage abwickeln
- Sollte der Patient den Stützverband belasten dürfen, geeigneten Keil in die Gehsohle einlegen

20.16 Unterschenkel-Combicast-Stiefel

Indikation: Es liegt keine Fraktur vor

- Weichteilverletzungen
- Bandverletzungen am Sprunggelenk

Indikation: Eine Fraktur liegt vor

- Basisfrakturen des 5. Mittelfußknochens

Zum Thema „Polsterung bei einem Combicast-Stützverband" siehe S. 28

Funktionsstellung

- Vorfuß im rechten Winkel zur US-Längsachse

Dimension des Stützverbandes

- Von den Zehengrundgelenken bis zur Mitte des Unterschenkels
- Zehen frei beweglich

Material

- 2 Trikotschläuche, à 7,5 cm breit
- Klebepolsterung
- Polsterwatte für Polsterkeil am Schienbein, 5cm breit
- 2 Softcast-Binden, à 7,5 cm breit
- Hardcast-Longuette, 7,5 cm breit, 70 cm lang
- Elastische Bandage, 10 cm breit
- Gehsohle (lt. AVO)

Vorbereitung des Patienten

- Der Patient liegt mit der verletzten Seite am Rand der Liege, die verletzte Extremität wird mit einem Bock unter dem Unterschenkel (Wade) unterstützt.

Durchführung

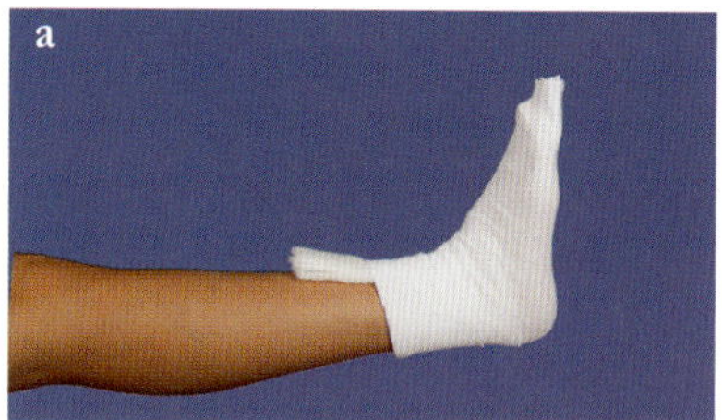
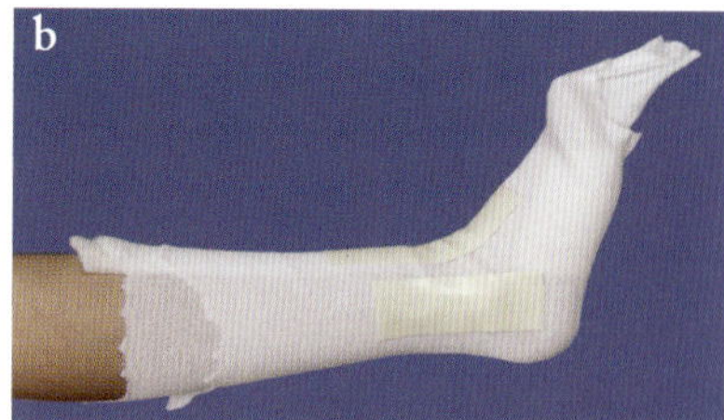
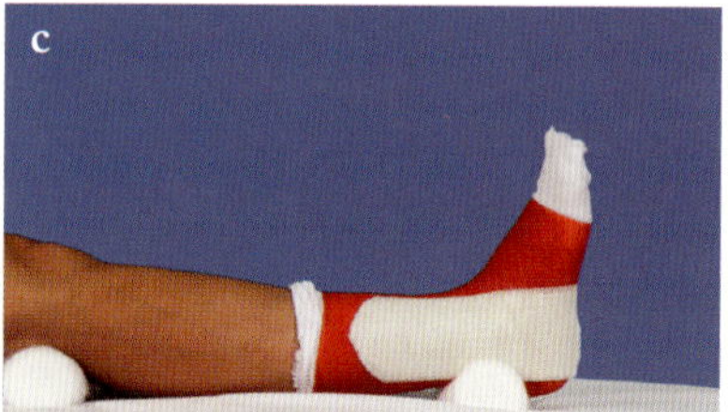
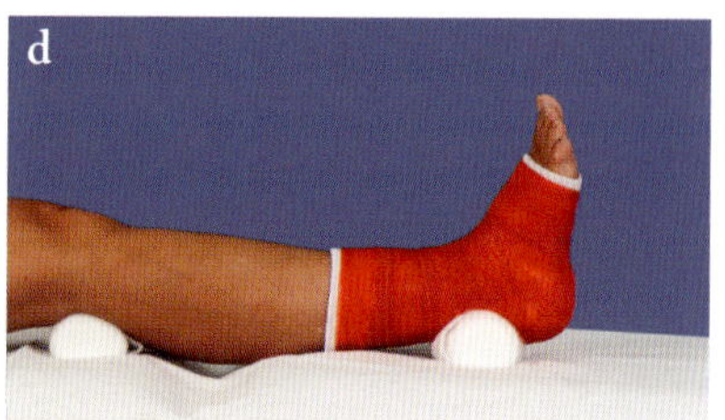

160.01 Trikotschläuche überziehen, Polsterkeil einlegen (a); Klebepolsterung anlegen (b); erste Softcast-Binde zirkulär anwickeln, Hardcast-Longuette in Steigbügeltechnik anmodelieren (c); fertiger Unterschenkel-Combicast-Stiefel (d)

- Doppelstrumpf überziehen
- Polsterkeil über Tibiakante einlegen (zum Vermeiden von Druckstellen beim Gehen; Abb. 160.01 a)
- Klebepolsterung an exponierten Stellen anlegen
- Erste Softcast-Binde zirkulär anwickeln
- Hardcast-Longuette in Steigbügeltechnik anlegen und anmodellieren
- Strumpfenden umschlagen
- Zweite Softcast-Binde zirkulär anwickeln
- Elastische Bandage nass anwickeln; auf Funktionsstellung achten
- Nach dem Aushärten des Stützverbandes elastische Bandage abwickeln
- Polsterkeil von Tibiakante wieder entfernen
- Gehsohle anlegen, wenn der Patient das Bein belasten darf (lt. AVO)

20.17 Geisha-Schuh oder Kletterpatschen-Combicast

Indikation

- Frakturen und Verletzungen im Vor- und Mittelfußbereich (ausgenommen: Basis-MT V)

Funktionsstellung

- Sprunggelenk frei beweglich

Dimension des Stützverbandes bei Vorfußverletzungen

- Gipsschuh (Abb. 162.01 j)

Material

- 2 Trikotschläuche, à 5 cm breit
- Polsterwatte als Platzhalter
- 2 Softcast-Binden, à 5 cm breit
- Hardcast-Longuette, 7,5 cm breit, 20 cm lang
- Elastische Bandage, 8 cm breit
- Klettverschluss (bestehend aus „Klett-" und „Flauschteil"), selbstklebend
- Gehsohle (lt. AVO)

Vorbereitung des Patienten

- Der Patient liegt auf der Liege.
- Der Unterschenkel des verletzten Beines wird auf einer Lagerungshilfe abgestützt.

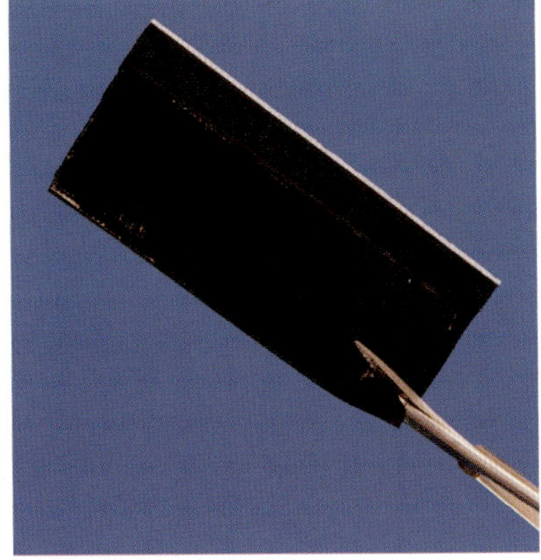

161.01 Zuschnitt des Klettverschlusses

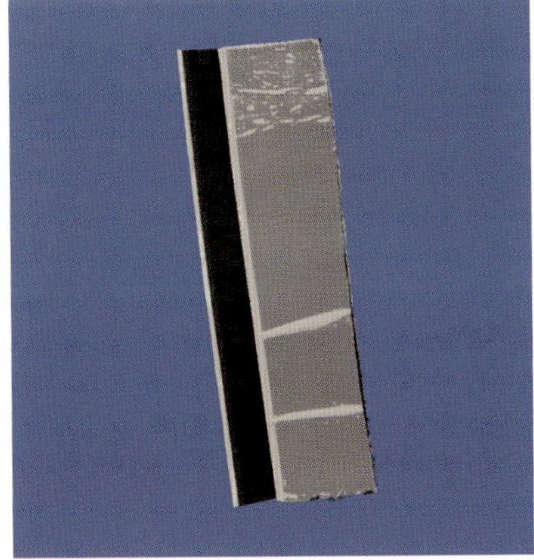

161.02 Klettverschluss zugeschnitten

Durchführung

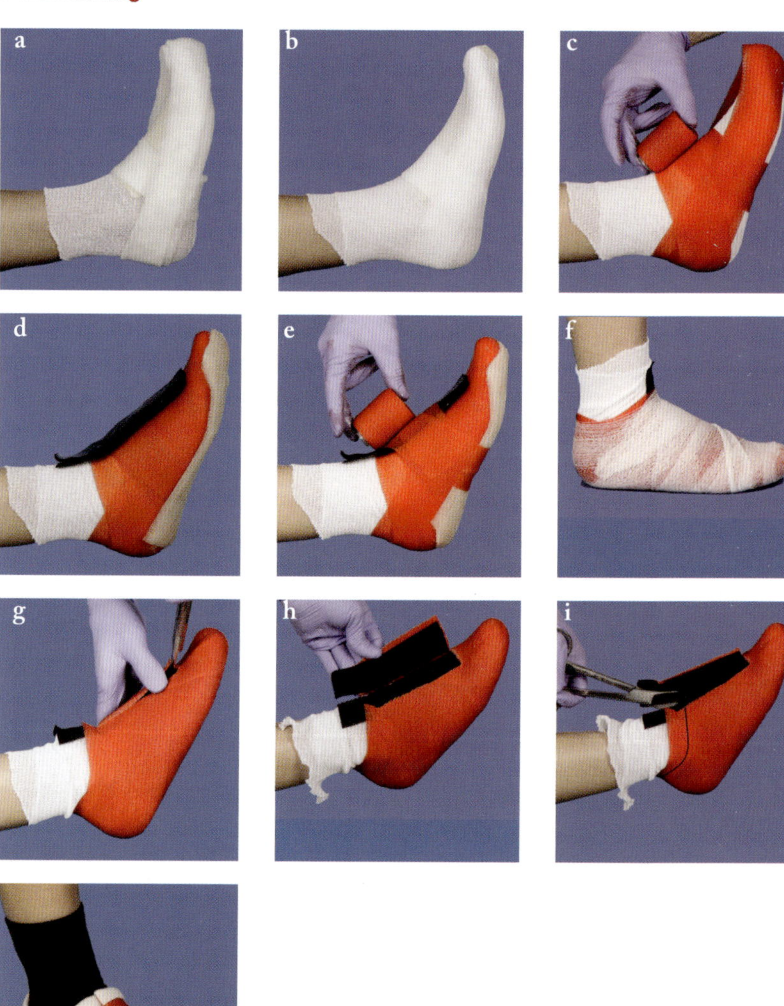

162.01 Ersten Strumpf überziehen, Polsterung als Platzhalter zwischen und auf den Zehen sowie am Rist auflegen (a); zweiten Strumpf überziehen (b); erste Softcast-Binde zirkulär anwickeln (c); Hardcast-Longuette auf Fußsohle und Klettverschluss auf Rist auflegen (d); zweite Softcast-Binde zirkulär anwickeln (e); elastische Bandage nass anwickeln und Bein, wenn möglich, kurz belasten (f); nach dem Aushärten des Stützverbandes elastische Bandage entfernen und erste Lage des Softcast durchschneiden (g); Klettverschluss aufklappen (h); zweite Lage Softcast und oberen Strumpf durchschneiden, Schuh abnehmen und zuschneiden (i); Kanten abkleben, Schuh wieder anziehen (j)

- Ersten Strumpf über Fuß ziehen
- Polsterung als Platzhalter auf Rist und Zehen einlegen und anwickeln (Abb. 162.01 a)
- Zweiten Strumpf überziehen (Abb. 162.01 b)
- Erste Softcast-Binde **trocken** über Fuß, Zehen und Rist anwickeln (Abb. 162.01 c)
- Hardcast-Longuette auf Fußsohle anlegen – je nach Fraktur mehr auf der Außen- oder Innenseite; das anmodellierte Fußlängsgewölbe verbessert den Auftritt und den Tragekomfort.
- Klettverschlussteile um 1 cm versetzt zusammenlegen, den überstehenden Teil des Flauschbandes (Abb. 161.02) abschneiden, Folie abziehen und das Ganze mit der haftklebenden Seite am Rist anbringen
- Zweite Softcast-Binde **trocken** anwickeln
- Elastische Bandage **nass** anwickeln
- Wenn es dem Patienten möglich ist, sollte der Stützverband am stehenden Patienten aushärten; wenn das nicht möglich ist, Geisha-Schuh am liegenden Patienten mit einem geeigneten Holzbrett oder Karton gegen die Fußsohle drücken, bis der Stützverband ausgehärtet ist.
- Elastische Bandage wieder entfernen
- Geisha-Schuh am Rist zwischen den Klettverschlüssen am Rande des Flauschbandes spalten (Abb. 162.01 g–h)
- Klettverschluss öffnen und den Softcast am äußeren Rand des Klettverschlusses zwischen den beiden Strümpfen durchschneiden
- Geisha-Schuh abnehmen, Platzhalter zwischen den Zehen und am Rist entfernen
- Oberen Rand des Geisha-Schuhes so zuschneiden, dass das Sprunggelenk frei beweglich bleibt und keine Druckstellen an Innen- und/oder Außenknöchel entstehen
- Geisha-Schuhrand mit Klebefilz abkleben
- Geisha-Schuh wieder anziehen
- Gehsohle anlegen, wenn der Patient das Bein belasten darf

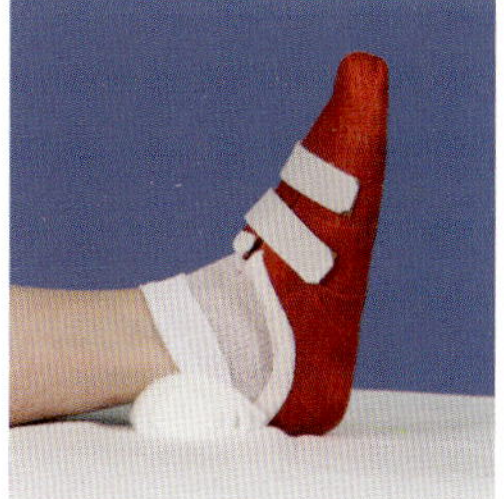

163.01 Der Klettverschluss kann auch nachträglich am Rist angebracht werden.

20.18 Kniegipshülse (Spaltgips)

Indikation: Es liegt keine Fraktur vor

Bursektomie: Schleimbeutelentfernung

Patellasehnenruptur: Riss der Kniescheibensehne

- Nach Wundversorgungen des Kniegelenkes
- Bandverletzungen im Kniebereich
- Weichteilverletzungen
- Meniskusverletzungen
- *Bursektomie*
- *Patellasehnenruptur*

Zum Thema „Polsterung bei einem Combicast-Stützverband" siehe S. 28

Indikation: Eine Fraktur liegt vor

- Patella-Fraktur

Funktionsstellung

- Beugung im Kniegelenk 10°

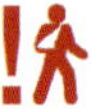

Bursektomie, Patella-Fraktur und Patellasehnenruptur werden nur in leichter Beugestellung des Knies (maximal 10°) versorgt. Eine Überstreckung des Kniegelenkes gilt es zu vermeiden!

Dimension des Stützverbandes

- Von zwei bis drei Finger breit oberhalb des Sprunggelenkes bis zwei bis drei Finger breit unterhalb der Gesäßfalte
- Sprunggelenk frei beweglich

Die Kniegipshülse wird vorzugweise als Combicast angefertigt.

Material

- 2 Trikotschläuche, à 10 cm breit
- Klebepolsterung
- 4 Softcast-Binden, à 10 cm breit
- Hardcast-Longuette, 10 cm breit, 90 cm lang
- Elastische Bandage, 10 cm breit
- Kohäsive Bandage (für Spaltgips)

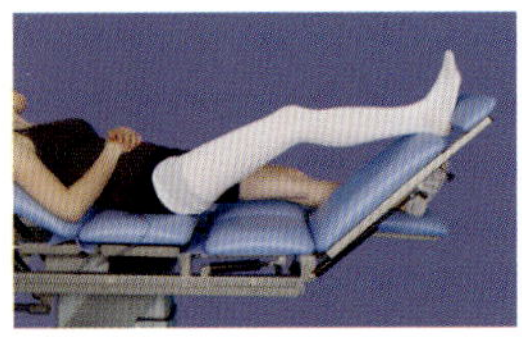

164.01 Lagerung auf einem modernen Gipstisch

Vorbereitung des Patienten

- Der Patient liegt mit der verletzten Seite am Rand der Liege, der Arzt übernimmt das Bein am Sprunggelenk. Wenn nötig, unterstützt ein Helfer das Knie wie in Abb. 166.01 von der Gegenseite. Alternative:
- Der Patient wird wie in Abb. 164.01 auf einem modernen Gipstisch gelagert.

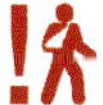

Um Druckstellen zu vermeiden, wird das verletzte Bein mit gestreckten Fingern und flachen Händen unterstützt.

Durchführung

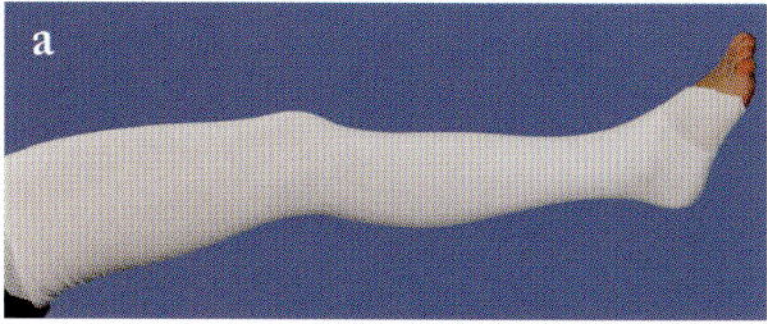

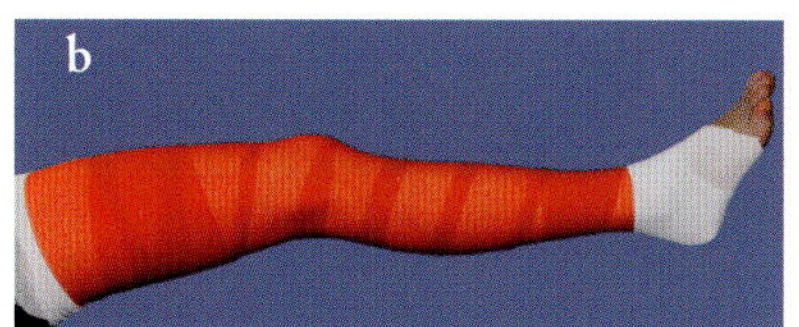

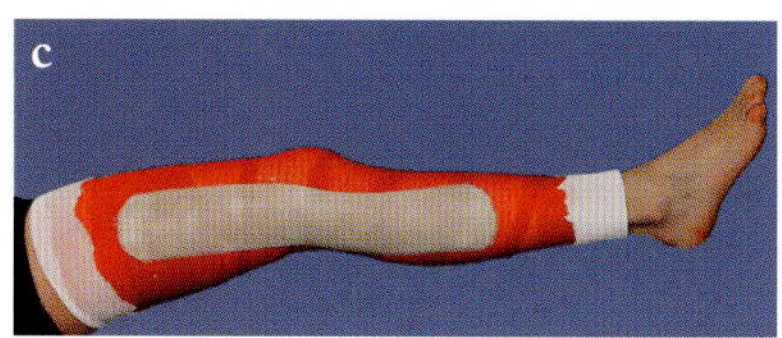

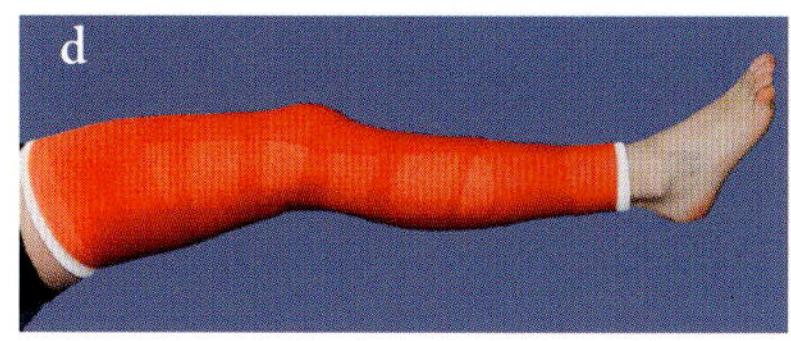

165.01 Doppelstrumpf überziehen (a); zwei Softcast-Binden zirkulär anwickeln (b); Hardcast-Longuette in der Mitte teilen, am Bein innen- und außenseitig anlegen und anmodellieren (c); Strumpfenden umschlagen und restliche Softcast-Binden zirkulär anwickeln; fertige Kniegipshülse (d

- Zwei Trikotschläuche überziehen
- Klebepolsterung an exponierten Stellen (z. B. Fibulaköpfchen, Tibiakante) anlegen
- Erste Softcast-Binde zirkulär 2 cm oberhalb der Knöchel bis zur Gefäßfalte anwickeln
- Hardcast-Longuette in der Mitte teilen, lateral und medial am Bein über das Knie anlegen und anmodellieren
- Hardcast-Longuette mit zweiter Softcast-Binde zirkulär anwickeln
- Strumpfenden umschlagen
- Restliche Softcast-Binden zirkulär vom Sprunggelenk zur Gesäßfalte anwickeln
- Elastische Bandage nass anwickeln
- Stützverband an den *Kondylen* anmodellieren; auf die Funktionsstellung achten
- Nach dem Aushärten des Stützverbandes elastische Bandage abwickeln

Kondyle (Condylus): überknorpelte Gelenkfläche

Bei frischen Verletzungen

- Stützverband nach dem Aushärten spalten (Abb. 165.02)
- Stützverband mit kohäsiver Bandage zirkulär fixieren

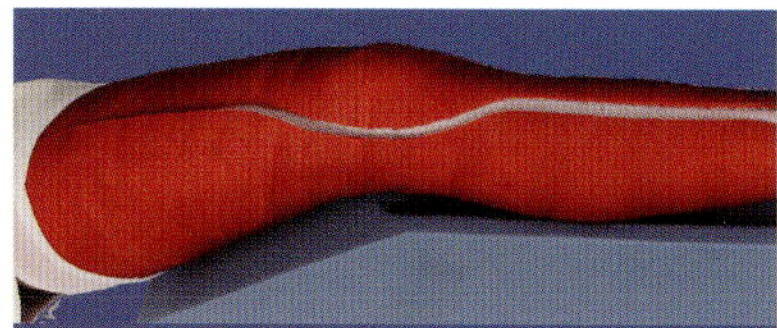

165.02 Spalten einer Kniegipshülse aus Combicast

20.19 Oberschenkel-Combicast

Indikation: Es liegt keine Fraktur vor

- Prä- und postoperative Ruhigstellung
- Weichteilverletzungen
- Bandverletzungen

Zum Thema „Polsterung bei einem Combicast-Stützverband“ siehe S. 28

Indikation: Eine Fraktur liegt vor

- Tibiakopf-Fraktur
- Unterschenkel-Fraktur

Funktionsstellung

- Vorfuß im rechten Winkel zur US-Längsachse
- Beugung im Knie 15°–20°

Dimension des Stützverbandes

- Von den Zehengrundgelenken bis zwei Finger breit unterhalb der Gesäßfalte
- Zehen frei beweglich

Material

- 2 Trikotschläuche, à 10 cm breit
- Klebepolsterung
- 5 Softcast-Binden, à 10 cm breit
- 2 Hardcast-Longuetten, à 10 cm breit
- Elastische Bandage, 10 cm breit
- Gehsohle (lt. AVO)

Vorbereitung des Patienten

- Der Patient liegt mit der verletzten Seite am Rand der Liege, das Bein wird bis zur Versorgung auf einem Lagerungspolster abgelegt (Abb. 166.01 a).
- Die verletzte Extremität wird unter dem Knie von einem Helfer unterstützt.
- Der Arzt übernimmt das Bein; eine Hand unterstützt dabei die Fraktur.

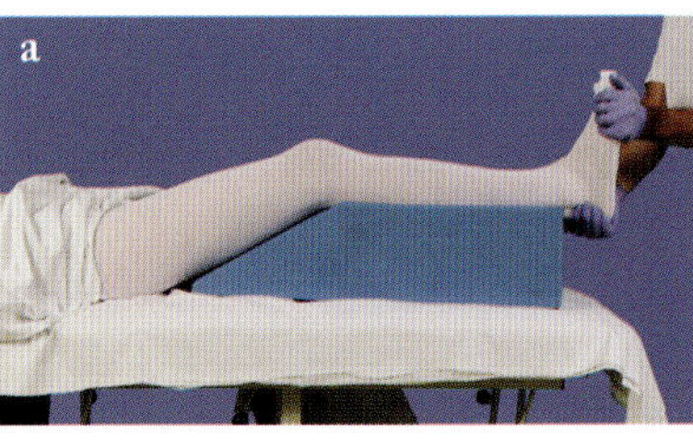

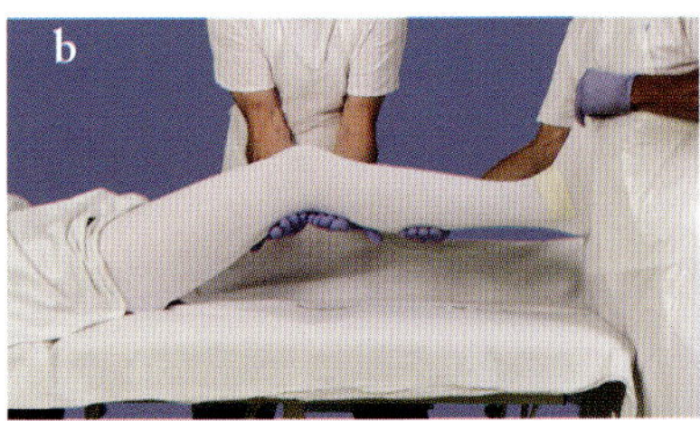

166.01 Vorbereitung des Patienten: Doppelstrumpf überziehen, Klebepolsterung an exponierten Stellen anlegen (a); Arzt und Helfer übernehmen das verletzte Bein (b).

Durchführung

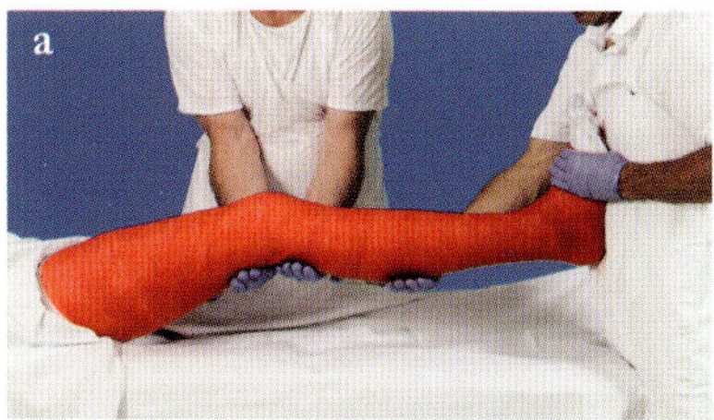
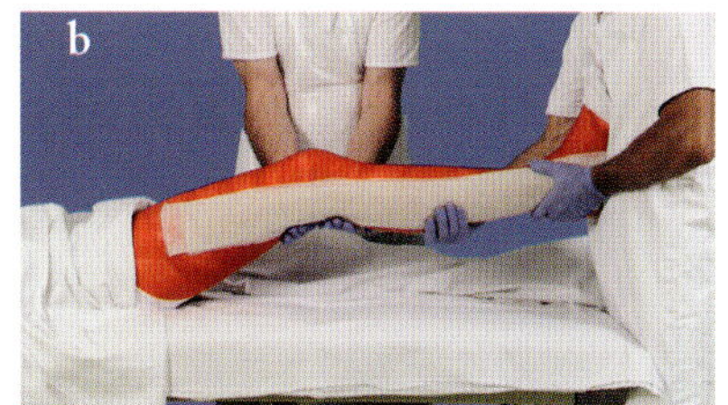
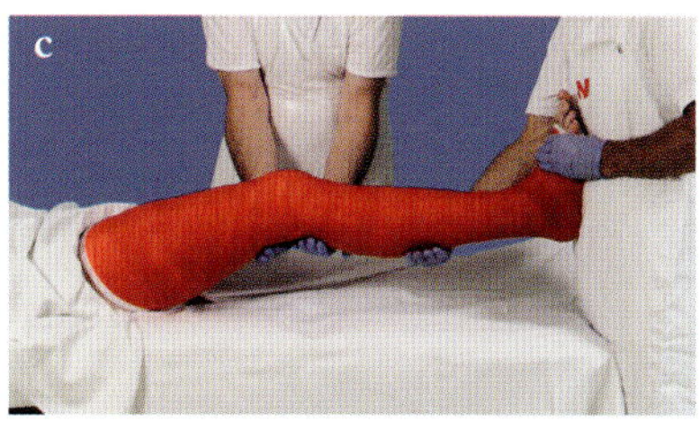
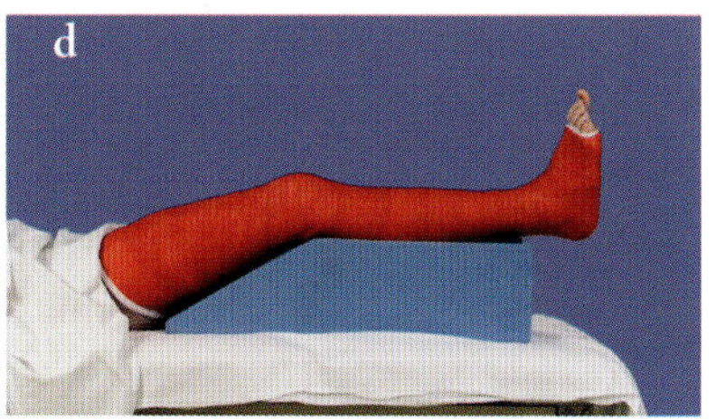

167.01 Zwei Softcast-Binden zirkulär anwickeln (a), Hardcast-Longuetten in Steigbügeltechnik anlegen und anmodellieren (b); mit der dritten Softcast-Binde Hardcast-Longuette zirkulär fixieren, Strumpfenden umschlagen, restliche Softcast-Binden zirkulär anwickeln (c); Lagerung des fertigen Oberschenkel-Combicast-Stützverbandes auf einem Lagerungspolster (d)

- Zwei Trikotschläuche überziehen
- Klebepolsterung an exponierten Stellen (z. B. Fibulaköpfchen, Sprunggelenk) auflegen
- Erste und zweite Softcast-Binde zirkulär von den Zehengrundgelenken bis zur Gesäßfalte anwickeln
- Zwei Hardcast-Longuetten in Steigbügeltechnik von der Fußsohle über Innen- und Außenknöchel, Knie und Oberschenkel lt. Abb. 167.01 b anlegen und anmodellieren
- Hardcast-Longuette mit der dritten Softcast-Binde zirkulär fixieren
- Strumpfenden umschlagen
- Restliche Softcast-Binden zirkulär von den Zehengrundgelenken bis zur Gesäßfalte anwickeln; auf die Funktionsstellung achten; Bein auf Lagerungspolster abstützen
- Elastische Bandage nass anwickeln
- Nach Aushärtung des Stützverbandes elastische Bandage abwickeln
- Wenn Patient das Bein belasten darf, Gehsohle anlegen (lt. AVO)

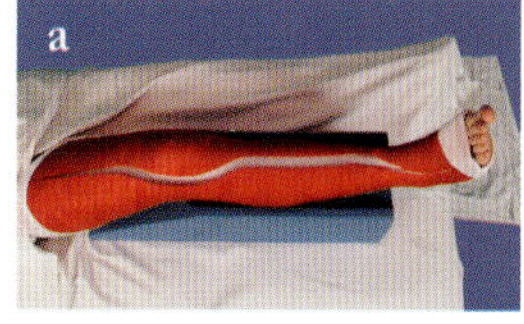
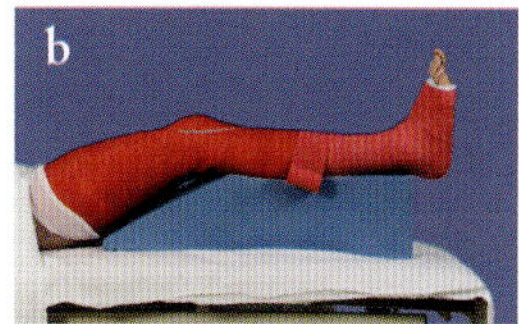

167.02 OS-Combicast spalten (a) und mit kohäsiver Bandage fixieren (b)

Bei frischen Verletzungen

- Stützverband nach dem Aushärten spalten (Abb. 167.02 a)
- Stützverband mit kohässiver Bandage zirkulär fixieren

20.20 Desault-Combicast

Indikation: Eine Fraktur liegt vor

- OA-Schaft-Fraktur

Funktionsstellung

- Ellbogengelenk 90° in Flexion

Dimension des Stützverbandes

- Vgl. Abb. 169.01 a–f

Material

- Trikotschlauch, 25 cm breit
- Trikotschlauch, 7,5 cm breit
- 2 Trikotschläuche, à 10 cm breit
- 1 Rolle Polsterwatte, 10 cm breit
- 3 Rollen Polsterwatte, à 15 cm breit
- 5–6 Softcast-Binden, à 10 cm breit
- Hardcast-Longuette, 7,5 cm breit, 70 cm lang

Vorbereitung des Patienten

- Der Patient sitzt aufrecht auf einem Drehstuhl.
- Der verletzte Arm ist angewinkelt.

Durchführung

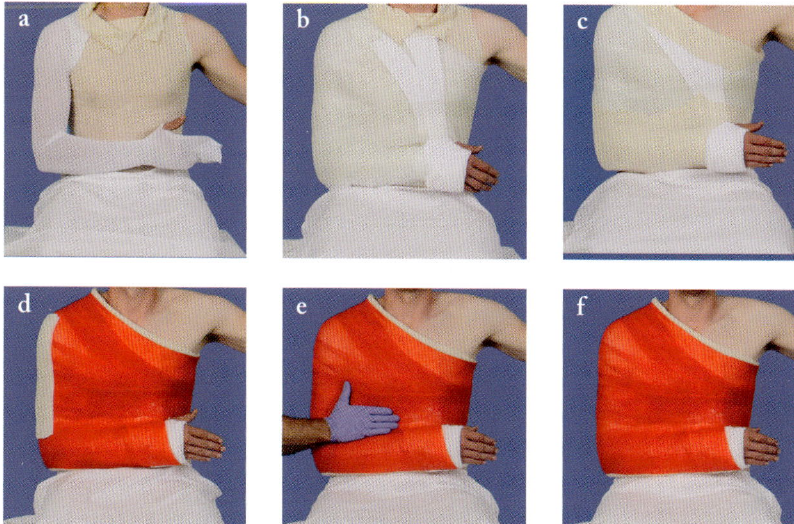

169.01 Trikotschlauch (groß) über Oberkörper ziehen, Trikotschlauch (klein) über den verletzten Arm ziehen (a); Polsterwatte zirkulär anwickeln, ebenso erste und zweite Softcast-Binde, dann Unterarm im rechten Winkel mit Doppelflanell fixieren (b); Strumpfenden umschlagen (c); Hardcast-Longuette halbieren und nebeneinander über den Oberarm anlegen und anmodellieren (d); restliche Softcast-Binden zirkulär anwickeln und anmodellieren (e); fertiger-Desault-Combicast (f)

- Trikotschlauch (25 cm) mit Loch für den gesunden Arm über den Oberkörper ziehen
- Trikotschlauch (7,5 cm) über den verletzten Arm ziehen
- 4 Lagen Polsterwatte (10 cm) auslegen (80 cm lang), Trikotschlauch (10 cm) darüberziehen, in der Mitte zusammenlegen und als Polsterung zwischen Oberarm und Oberkörper unter die Achsel legen (Es sollte niemals Haut auf Haut zu liegen kommen.)
- Randpolsterung mit dünner durchgehender Polsterung (15 cm) am Oberkörper und an der verletzten Extremität anwickeln
- Erste und zweite Softcast-Binde trocken anwickeln
- Trikotschlauch (10 cm) um das Handgelenk des verletzten Armes legen (= Halteschlinge für Arm; Abb. 169.01 b)
- Hardcast-Longuette in der Mitte teilen und nebeneinander über den Oberarm zur Verstärkung anlegen (Abb. 169.01 d)
- Dritte Softcast-Binde über Trikotschlauch und Hardcast-Longuette anwickeln
- Strumpfende am Oberkörper umschlagen
- Restliche Softcast-Binden zirkulär nass anwickeln
- Stützverband am verletzten Arm anmodellieren (Abb. 169.01 e) und den Oberarm bis zum Aushärten des Stützverbandes unter Extension halten

20.21 Becken-Bein-Gips – Combicast

Indikation

- Kindliche OS-Fraktur

Funktionsstellung

- Funktionsstellung des Sprunggelenkes 90°
- Vorderfuß im rechten Winkel zur Unterschenkellängsachse
- Funktionsstellung des Kniegelenkes als Liegegips 15°
- 20° Flexion
- Hüftgelenk 15°

Dimension des Stützverbandes

- Von den Zehengrundgelenken bis zwei Finger breit unterhalb der Gesäßfalte und dann weiter über den Ansatz der Rippen
- Zehen frei beweglich

Material

- Trikotschlauch über Rumpf
- Trikotschlauch über Oberschenkel
- Polsterwatte für Bauch (Platzhalter)
- Polsterwatte, 10 cm breit
- 4 Softcastbinden, à 7,5 cm
- 2 Hardcast-Longuetten, à 7,5 cm breit
- Klebepolsterung

Vorbereitung des Patienten

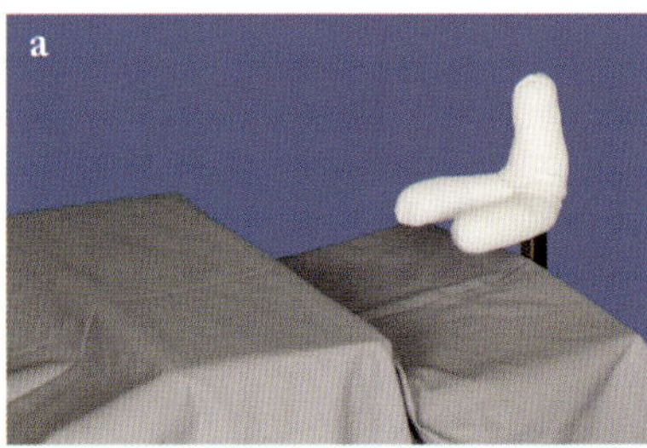

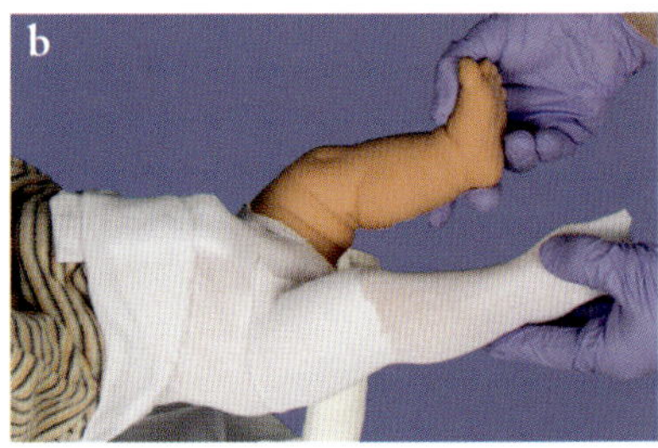

170.01 Beckenschaufel mit Lagerungspolster (a); Strümpfe vor Lagerung auf Beckenschaufel überziehen, Platzhalter am Bauch einlegen, anschließend Lagerung auf der Beckenschaufel (b)

- Vor der Lagerung auf der Beckenschaufel Strumpf über Rumpf zeihen
- Strumpf über das verletzte Bein ziehen, faltenfrei miteinander verbinden und mit Pflaster faltenfrei fixieren
- Genitalien mit Tupfer oder Trikotschlauch provisorisch abdecken und fixieren
- Trikotwurst als Platzhalter unter dem Strumpf am Bauch einlegen (lässt Kind leichter atmen)

- Jetzt erst den Patienten auf dem Gipstisch mit Beckenschaufel lagern.
- Arzt übernimmt die verletzte Extremität.
- Das unverletzte Bein wird auf einem Beistelltisch gelagert oder von einem Helfer gehalten.

Durchführung

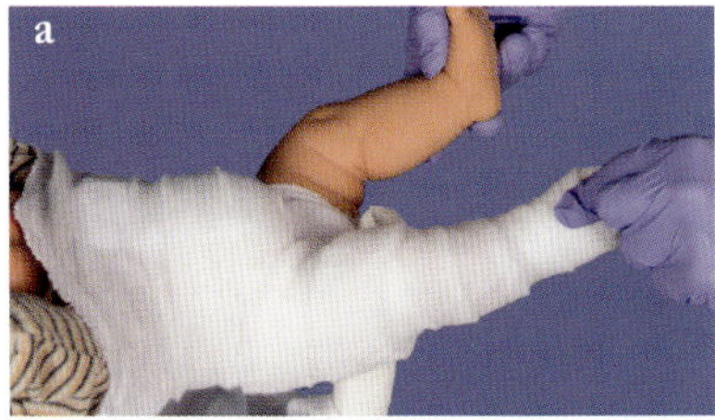

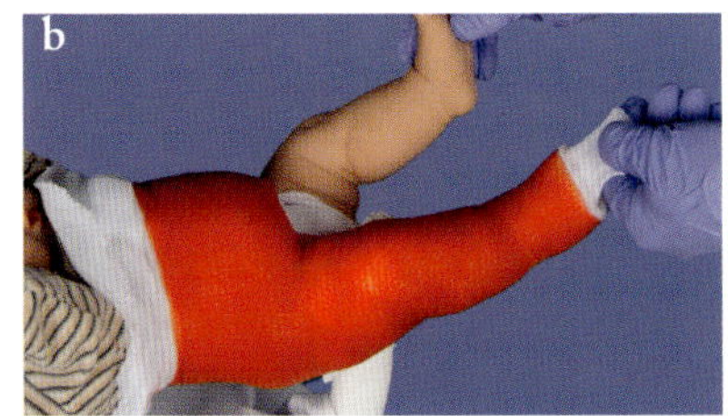

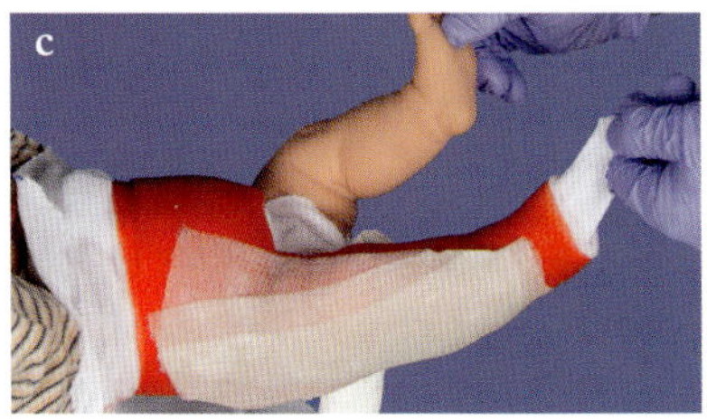

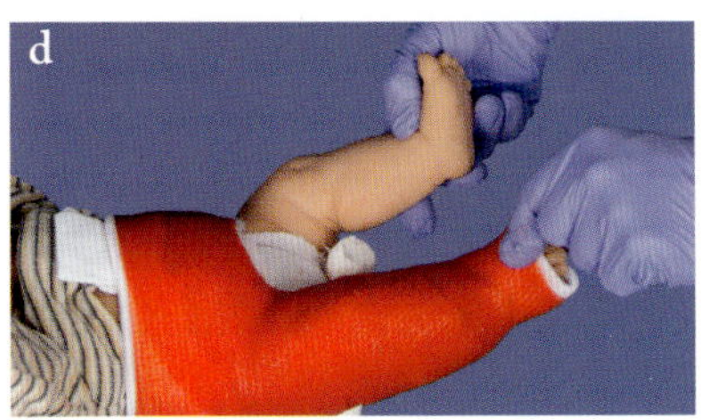

171.01 Randpolsterung am Rippenbogen, gleichmäßige dünne Polsterung (a); erste Softcast-Binde anwickeln (b); Hardcast-Longuette breit gefächert auflegen (c); mit Softcast-Binde anwickeln, Genitalien ausschneiden und Ränder abkleben (d)

- Randpolsterung an Rippenbogen und Vorfuß anwickeln, dann gleichmäßig dünn durchpolstern (Abb. 171.01 a)
- Softcast-Binde zirkulär von den Zehengrundgelenken zur Gesäßfalte, dann in einer Achter-Tour über die Hüfte bis zum Rippenbogen anwickeln (Abb. 171.01 b)
- Hardcast-Longuette zur Hälfte breit gefächert vom Außenknöchel zum Rippenbogen auflegen (Abb. 171.01 c)
- Zweite Softcast-Binde zirkulär anwickeln
- Strumpfenden umschlagen
- Dritte und vierte Softcast-Binde zirkulär von den Zehengrundgelenken zum Rippenbogen anwickeln (Abb. 171.01 d)
- Genitalien großzügig ausschneiden und Ränder mit Klebefilz abkleben (Abb. 171.02)
- Platzhalter am Bauch entfernen

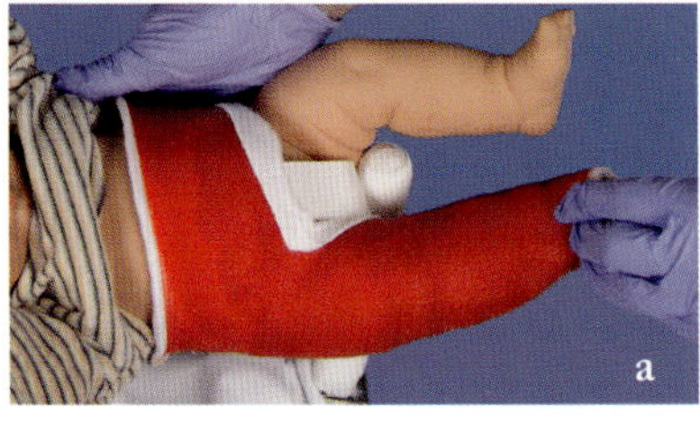

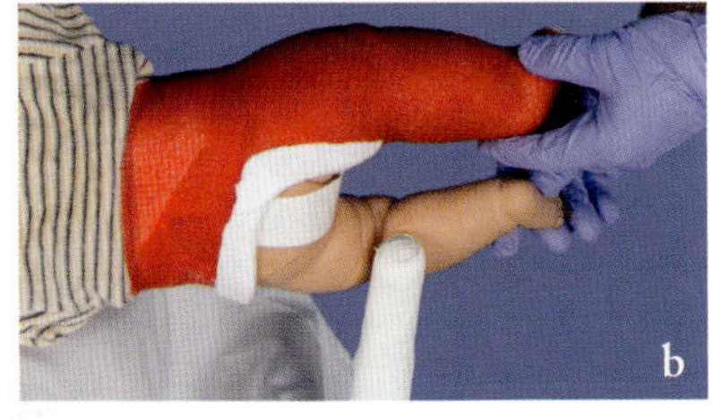

171.02 Genitalien ausschneiden und Ränder mit Klebefilz abkleben (a, b).

20.22 Mieder im Stehen – Combicast

Indikation: Eine Fraktur liegt vor

- Konservative Behandlung von stabilen LWS-Frakturen

Funktionsstellung

- Leichte Überstreckung der LWS (Neutralstellung)

Material

- 2 Trikotschläuche, à 25 cm breit
- Polsterwatte, 10 cm breit
- 5–6 Softcast-Binden, à 12,5 cm breit
- Hardcast-Longuette, 10 cm breit, Länge vgl. Abb. 172.01 c, d
- Kohäsive Bandage

Vorbereitung des Patienten

- Der Patient steht auf einem Leintuch zwischen zwei im Boden fixierten Haltestangen.

Durchführung

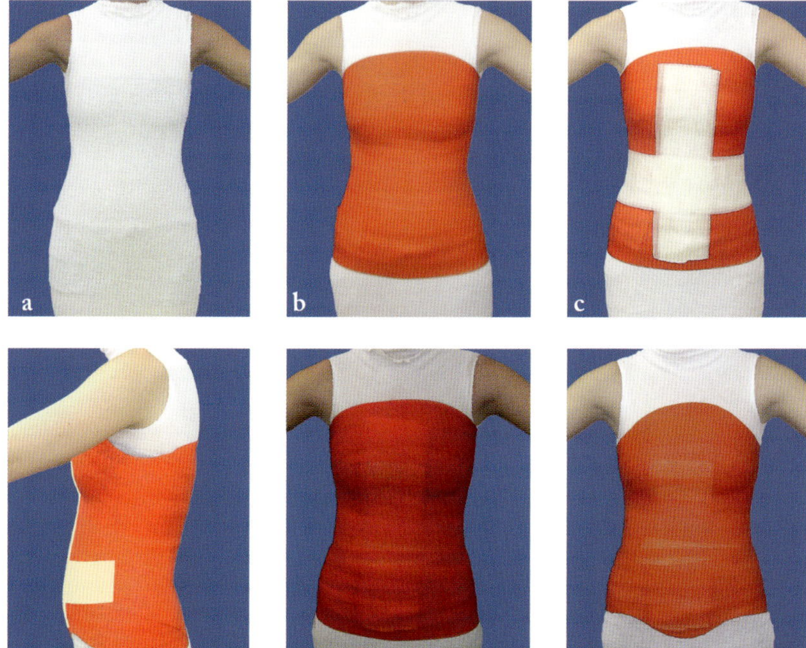

172.01 Doppelstrumpf mit Ausschnitt an den Armen überziehen (a); zwei Softcast-Binden zirkulär anwickeln (b); ersten Teil der Hardcast-Longuette vom Brustbein bis zum Schambein anlegen, zweiten Teil der Hardcast-Longuette von Beckenkamm zu Beckenkamm anlegen (c, d); restliche Softcast-Binden zirkulär anwickeln (e); nach dem Aushärten des Stützverbandes das Mieder ausschneiden (f)

- Beide Trikotschläuche mit Ausschnitten für die Arme über den Oberkörper ziehen; auf Lordose achten
- Erste und zweite Softcast-Binde **trocken** anwickeln
- Hardcast-Longuette vom Brustbein bis zum Schambein anlegen, Rest abschneiden
- Rest der Hardcast-Longuette quer von Beckenkamm zu Beckenkamm anlegen (Abb. 172.01 c)
- Restliche Softcast-Binden zirkulär **nass** anwickeln
- Stützverband an den Hüftknochen anmodellieren
- Stützverband nach dem Aushärten unter Armen und Hüften zwischen den beiden Strümpfen ausschneiden
- Polsterwatte zirkulär an den Enden des Mieders anwickeln (Kantenpolsterung: Eine Hälfte wird am Mieder angewickelt, die zweite Hälfte ragt über das Mieder hinaus und wird nach innen eingeschlagen; Abb. 173.01 a.)
- Strumpfenden umschlagen, die untere Hälfte des Strumpfes sollte über das gesamte Mieder reichen (Abb. 173.01 a, b). Stoff ist für den Patienten angenehmer als Kunststoff.
- Strumpf mit kohäsiver Bandage oder schmaler Softcast-Binde zirkulär fixieren (Abb. 173.01 b)

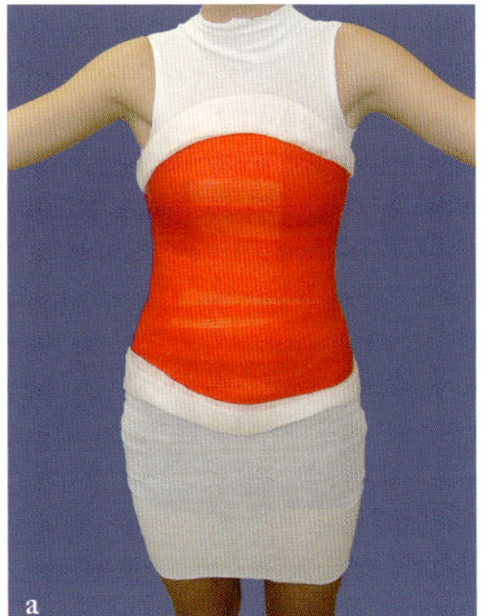

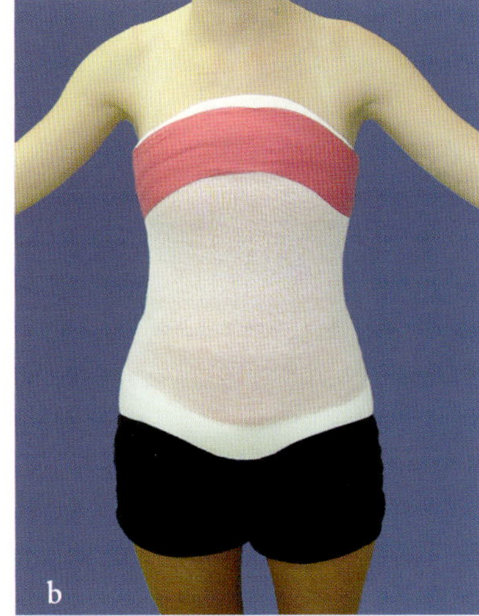

173.01 An den Kanten des Korsettes mit Polsterwatte abpolstern (a); Strumpfenden umschlagen und zur Fixierung eine kohäsive Bandage oder eine schmale Softcast-Binde anwickeln (b)

Wird der obere Strumpf mit einer kohäsiven Bandage fixiert, können der untere Strumpf sowie die Polsterung (Kantenschutz) immer wieder gewechselt werden, ohne dass das Mieder gewechselt werden müsste.

21 Funktionelle Stützverbände

21.1 Mittelhand-Brace

Indikation

- Nach operativer Versorgung der Mittelhandknochen
- Keine vollständige Kallusbildung nach 4 Wochen

Funktionsstellung

- Handgelenk frei beweglich
- Kein vollständiger Faustschluss möglich

Dimension des Stützverbandes

- Combicasthülse über Mittelandknochen bis Handgelenk
- Daumen und Handgelenk frei beweglich
- Keine volle Beugung in den Fingergrundgelenken möglich

Material

- 1 Trikotschlauch, 5 cm breit
- 1–2 Softcast-Binden, à 2,5 cm breit
- Halbelastische Binde, 6 cm breit
- Klebepolsterung
- Klettband klebend, 4cm breit / Flausch 4 cm oder Tape

Vorbereitung des Patienten

- Der Patient sitzt auf einem Drehstuhl.
- Der verletzte Arm liegt rechtwinklig auf dem Gipstisch.

Durchführung

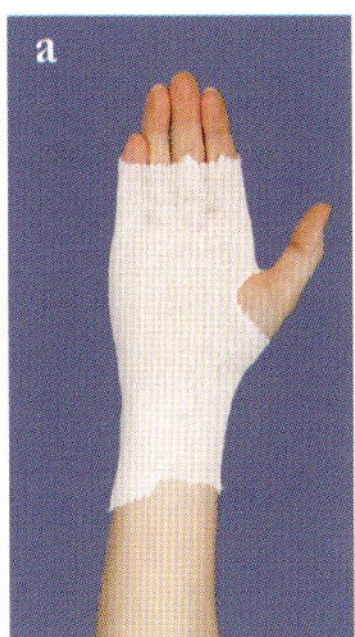
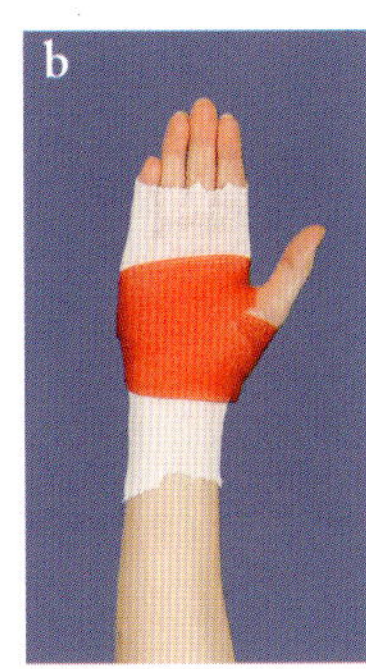
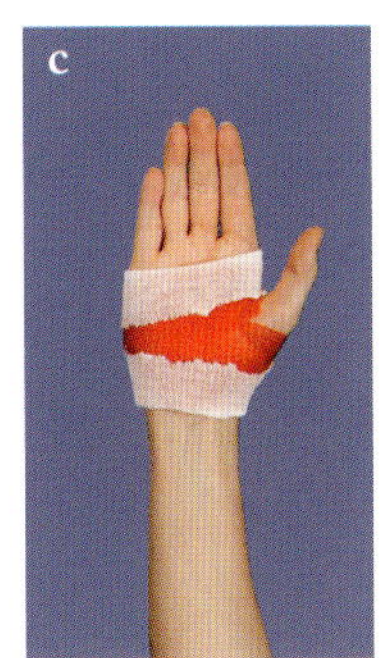
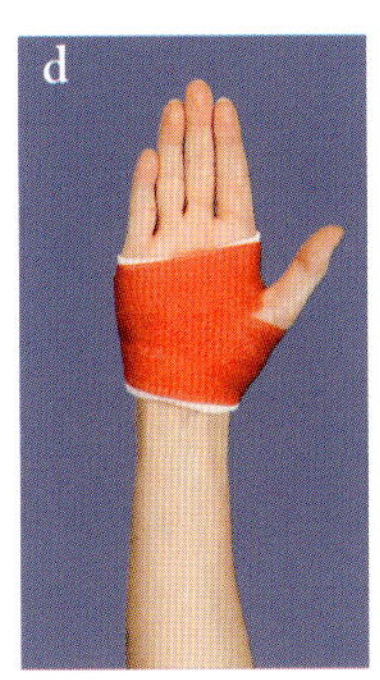
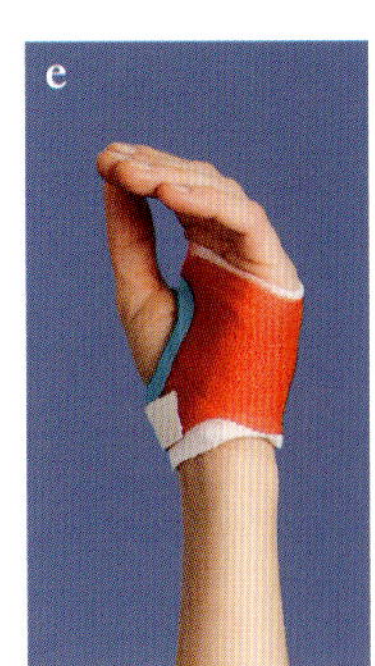

175.01 Trikotschlauch überziehen (a); erste Softcast-Binde anwickeln (b); beide Strumpfenden umschlagen (c); zweite Softcast-Binde anwickeln (d); Daumen ausschneiden und Ränder abkleben (e)

- Trikotschlauch überziehen (nur ein Trikotschlauch notwendig)
- Erste Softcast-Binde leicht über Hohlhandfalte und bis zum Handgelenk anwickeln
- Strumpfenden umschlagen
- Restliche oder zweite Softcast-Binde anwickeln
- **Nasse** halbelastische Binde anwickeln
- Daumen ausschneiden
- Stützverband daumenseitig spalten
- Ränder abkleben
- Mit einem Tape (b) oder Klettverschluss (c) am Handgelenk laut Abb. 175.02 fixieren

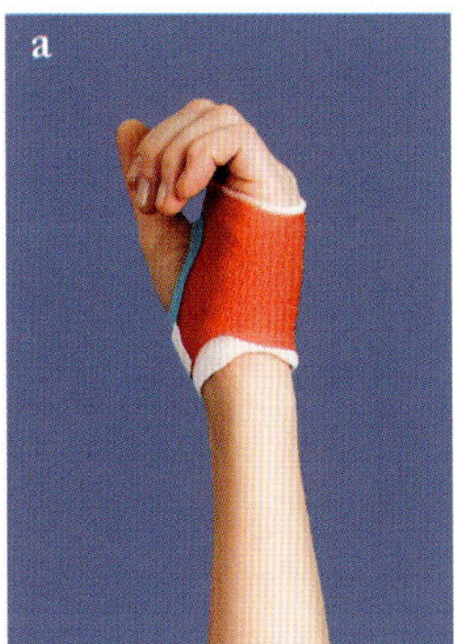
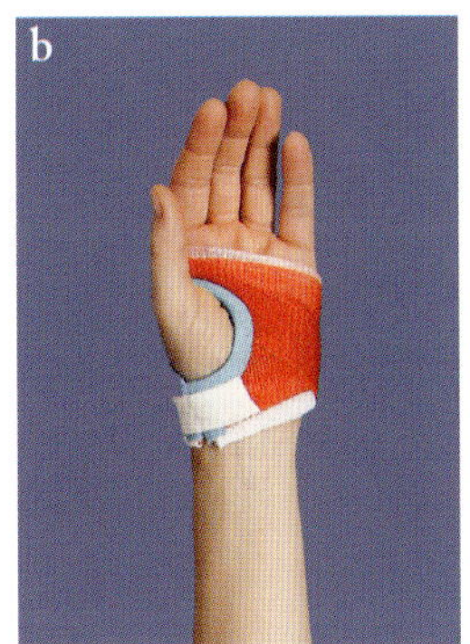
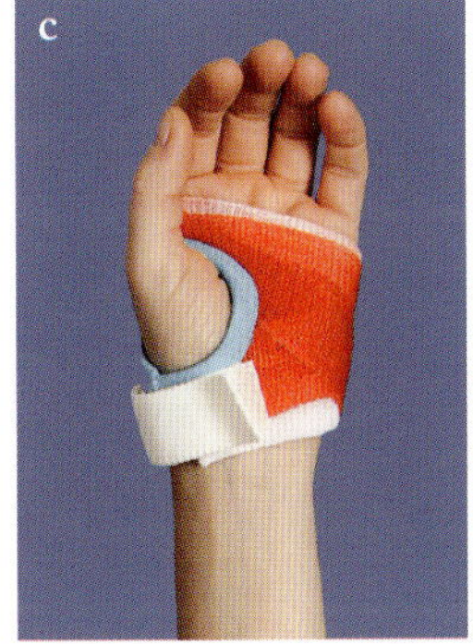

175.02 Kein vollständiger Faustschluss möglich (a); Tape am Handgelenk fixieren (b) oder Stützverband mit Flauschband, d.h. mit selbstklebendem Klett, anbringen (c)

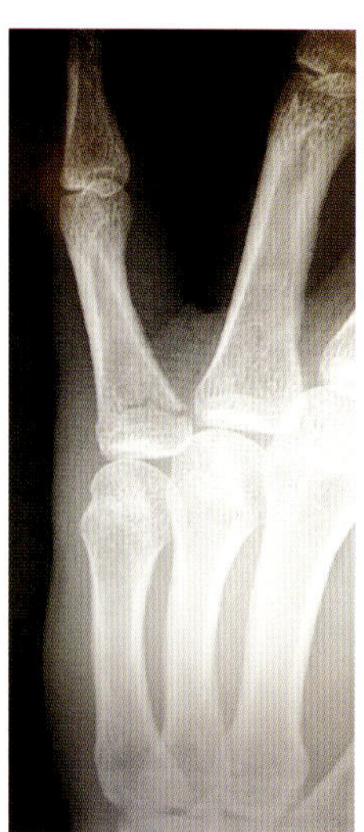

176.01 Gelenksnahe Langfingerfraktur

21.2 Mallet – Combicast

Indikation

- Bei Grundglied–Frakturen der Langfinger

Funktionsstellung

- Funktionsstellung im Handgelenk in 30° Extension
- Ulnarduktion 10°
- Maximale Intrinsic-Plus-Stellung

Dimension des Stützverbandes

- Eine Handbreite über dem Handgelenk, etwas über die PIP-Gelenke um eine Überstreckung der Finger zu verhindern
- Daumen frei beweglich
- Faustschluss möglich

Material

- 1 Trikotschlauch, 5 cm
- 1 Polsterwatte, 5 cm
- 1–2 Softcast-Binden, à 5 cm
- Hardcast-Longuette, 7,5 cm
- Halbelastische Binde, 6 cm
- Klebepolsterung
- Vorbereitung des Patienten

Vorbereitung des Patienten

- Der Patient sitzt auf einem Drehstuhl.
- Der verletzte Arm liegt rechtwinklig auf dem Gipstisch.
- Verletzten Finger mit Body-Tape oder Tape am Nachbarfinger fixieren

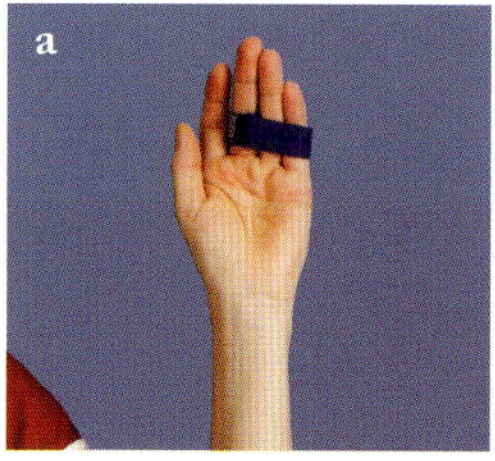

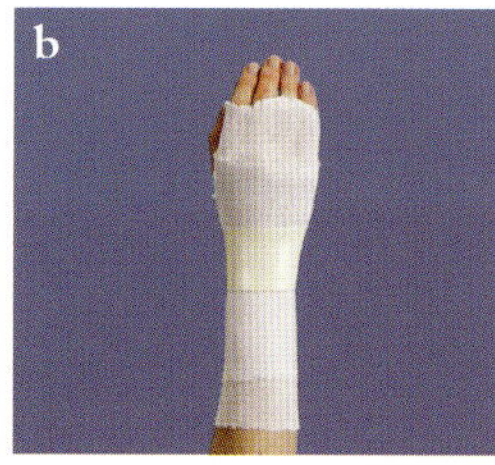

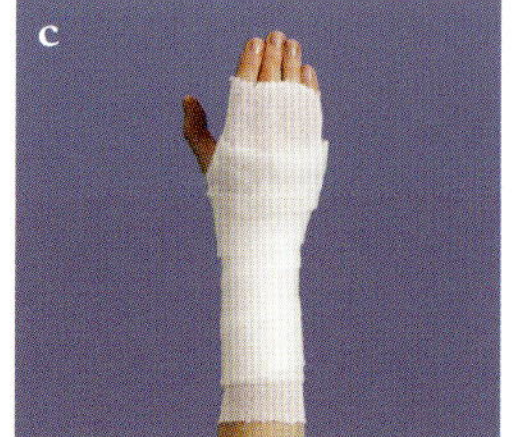

176.02 Verletzen Finger fixieren (a); Strümpfe überziehen (b) oder Polsterwatte anwickeln (c)

Durchführung

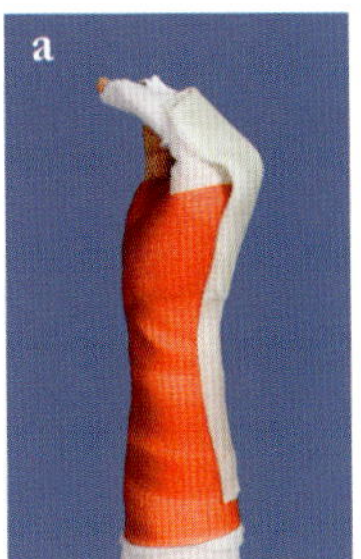

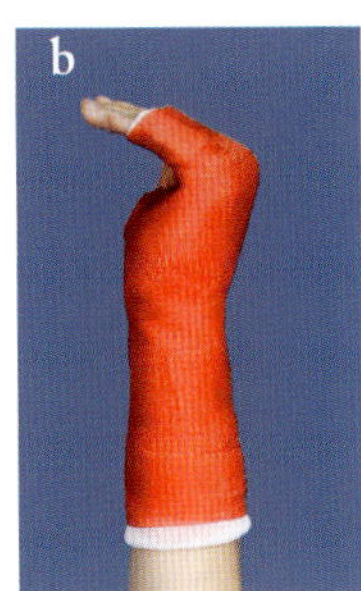

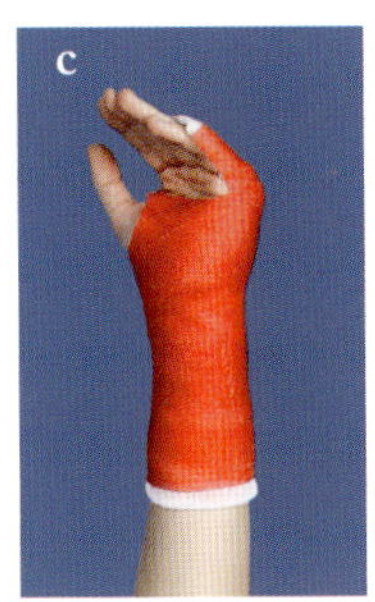

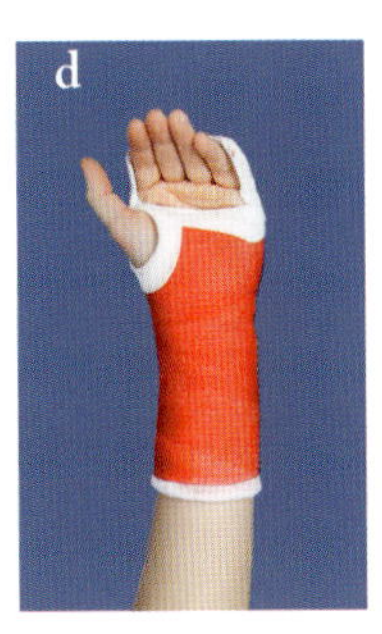

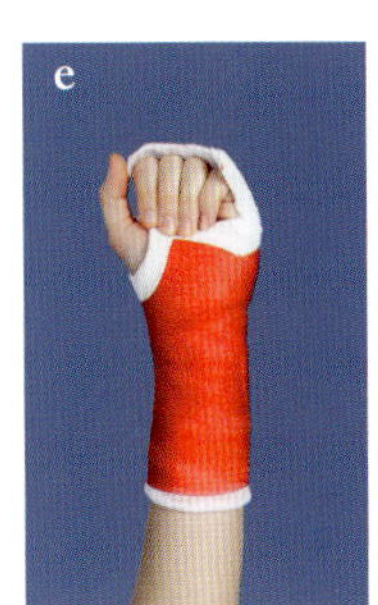

177.01 Erste Softcast-Binde nur bis MCP-Gelenke anwickeln und Hardcast-Longuette dorsal auflegen, 4-fach über MCP-Gelenke (a); Strumpfenden umschlagen und mit Softcast-Binde fertig anwickeln (b); Daumen und Mittelhandfinger palmar bis zur Hohlhandfalte ausschneiden (c); Ränder abkleben und Kontrolle, ob Faustschluss ohne Streckung im MCP möglich ist (d, e)

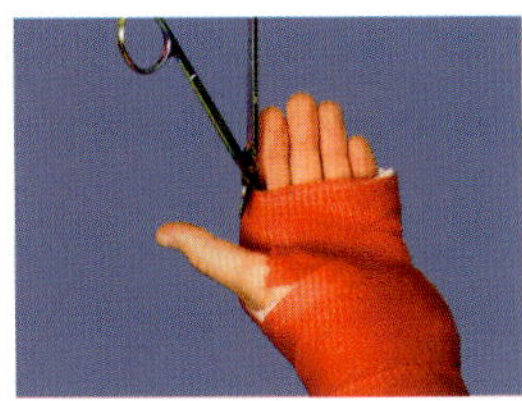

177.02 Daumen und Finger palmar bis zur Hohlhandfalte ausschneiden; vgl. Abb. 177.01 c

- Trikotschlauch mit Loch für den Daumen überziehen (Abb. 176.01 b,c)
- Zweistrumpftechnik (Abb. 176.02 b) oder Randpolsterung und dünne zirkuläre Polsterung bis zu den MCP-Gelenken (Abb. 176.02 c) Erste Softcast-Binde (5 cm) trocken bis zu den MCP-Gelenken anwickeln
- Hardcast-Longuette dorsal 4-fach über die MCP-Gelenke auflegen (eine der drei Lagen der Hardcast-Longuette nach vorne über die MCP-Gelenke schlagen, Abb. 177.01 a)
- Strumpfenden umschlagen
- Zweite oder restliche Softcast-Binde (5 cm) bis leicht über den PIP-Gelenken anwickeln
- Nasse halbelastische Binde anwickeln
- In Funktionsstellung halten bei maximaler Intrinsic-Plus-Stellung (Abb. 177.01 b)
- Nach dem Aushärten halbelastische Binde abwickeln
- Daumen ausschneiden
- Finger palmarseitig bis zur Hohlhandfalte ausschneiden (Faustschluss soll gegeben sein, Abb. 177.01 d, e)
- Ränder am Daumen und den Fingern abkleben

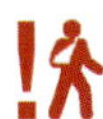

Als Faustregel gilt: Die benachbarten Finger des verletzten Fingers müssen im Stützverband miteingeschlossen werden und sollten zusätzlich mit Buddy-Tape oder Tape verbunden werden (Abb. 176.02 a).

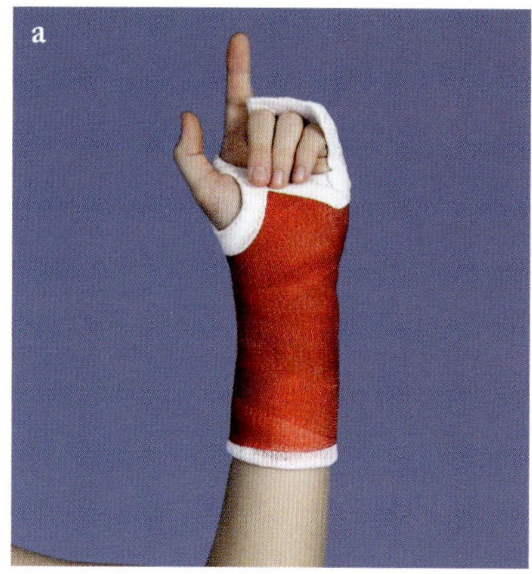

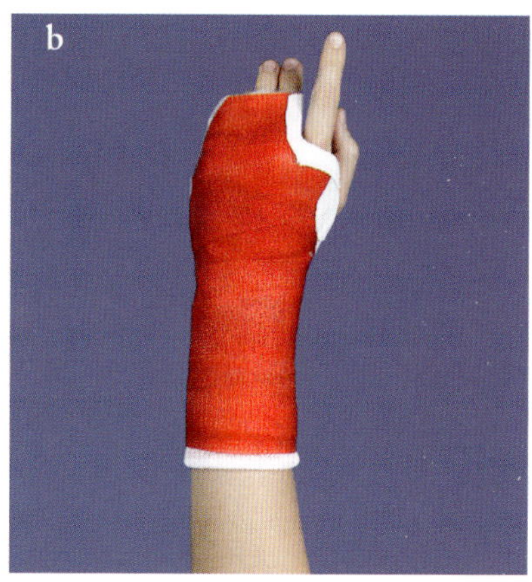

178.01 Dieser Stützverband kann als Einschlussgips 4 und 5 oder 3, 4 und 5 angefertigt werden (a–b)

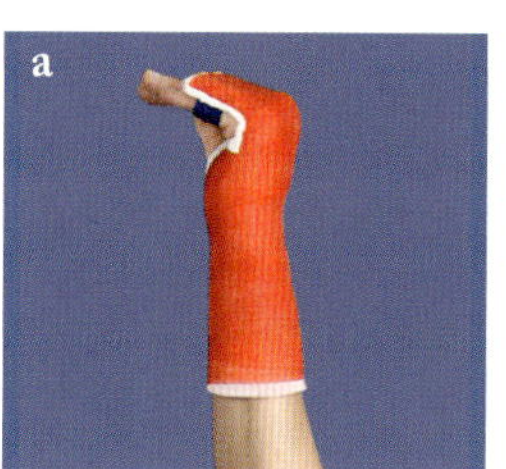

RICHTIG

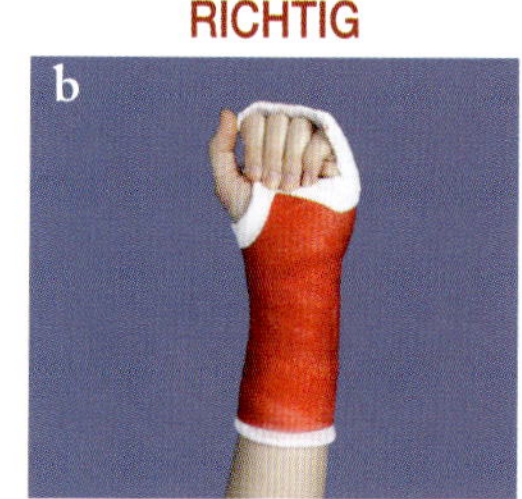

FALSCH

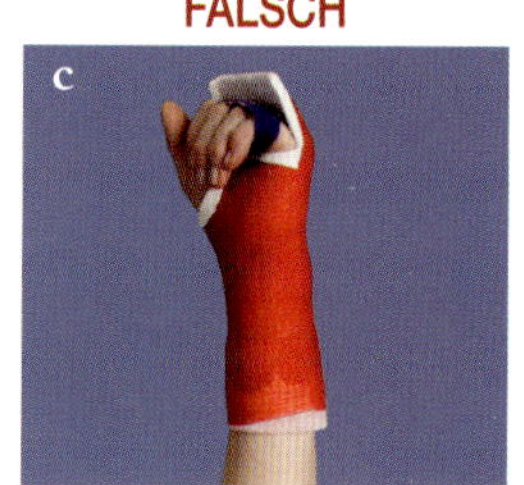

178.02 Maximale Intrinsic-Plus-Stellung (a). Die gesamte Bewegung erfolgt im PIP- und DIP-Gelenk, d. h. dass kein Spielraum vorliegt – richtig! (b). Das MCP-Gelenk wird bewegt, d. h. dass Spielraum vorliegt – falsch! (c).

Maximale Intrinsic-Plus-Stellung: Bei Faustschluss darf zwischen der dorsal angelegten Longuette und den PIP-Gelenken kein Spielraum sein!

21.3 Oberarm-Brace-Combicast (Sarmiento-Brace)

Indikation: Eine Fraktur liegt vor

Zum Thema „Polsterung bei einem Combicast-Stützverband“ siehe S. 28

- OA-Schaft-Fraktur

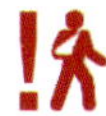

Nach drei Wochen sind die Fragmente durch den Bindegewebs-Kallus fixiert. Somit kann eine frühfunktionelle Therapie lt. AVO mit dem Brace beginnen.

Funktionsstellung

- Ellbogen beim Anlegen des Stützverbandes 90° in Flexion

Dimension des Stützverbandes

- Schulter bis Ellbogen, wobei benachbarte Gelenke leicht beweglich bleiben: Schulter – Pendelbewegung; Ellbogen – Beugen und Strecken

Material

- 2 Trikotschläuche, à 7,5 cm breit
- 2 Softcast-Binden, à 7,5 cm breit
- Hardcast-Longuette, 7,5 cm breit
- 2 Klettbänder mit Schlaufe, à 40 cm lang
- Halbelastische Binde, 8 cm breit
- Klebefilz
- Elastische Bandage
- 2 Klettverschlüsse

Vorbereitung des Patienten

- Der Patient sitzt leicht nach vorne gebeugt auf einem Drehstuhl.
- Der verletzte Arm ist angewinkelt und wird vom Arzt unterstützt.

Um ein Abstehen der hochgezogenen Lasche über die Schulter zu verhindern, darf der OA nicht zu weit abduziert werden; deshalb sollte der Oberkörper des Patienten während des Anlegens des Stützverbandes etwas nach vorne gebeugt sein.

Durchführung

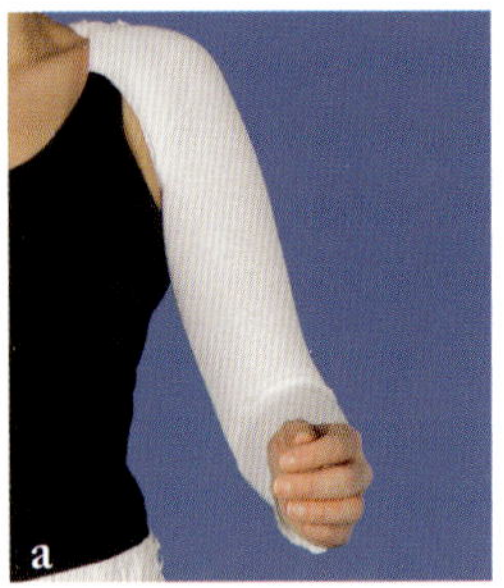

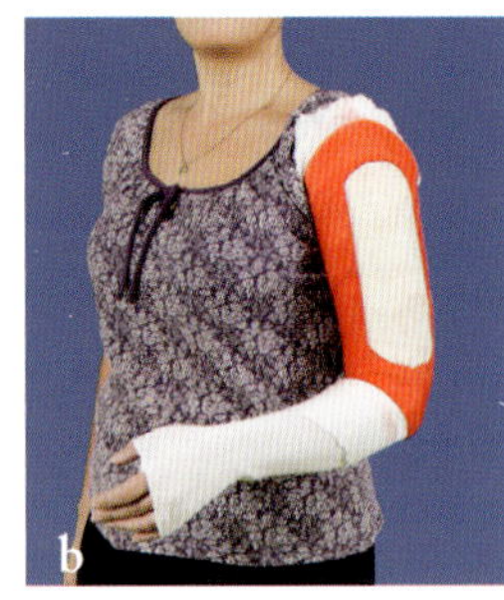

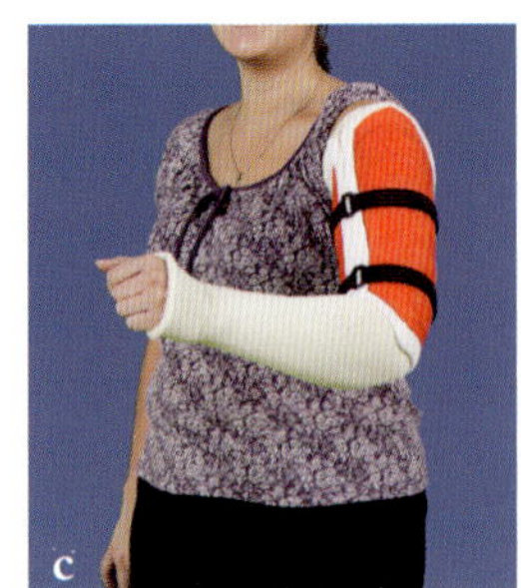

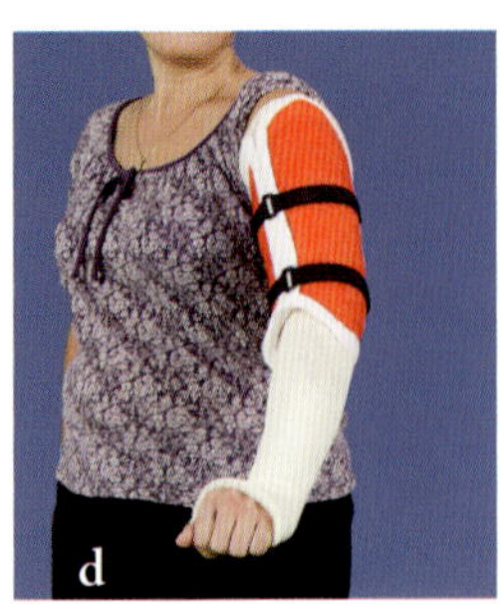

180.01 Doppelstrumpf überziehen (a); erste Softcast-Binde zirkulär anwickeln, Hardcast-Longuette anlegen und anmodellieren (b); zweite Softcast-Binde zirkulär anwickeln; das Beugen (c) und Strecken (d) muss möglich sein.

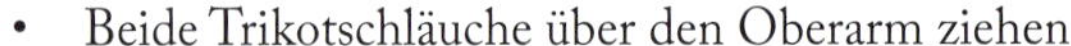

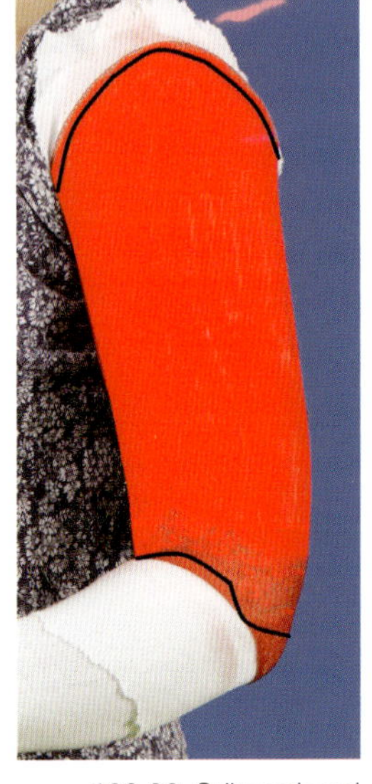

180.02 Stützverband entsprechend vorzeichnen und nach Abnahme zuschneiden

- Beide Trikotschläuche über den Oberarm ziehen
- Trikotschläuche am oberen Ende ausreichend lang lassen und mit einem Pflaster fixieren (Abb. 180.01 a); so wird ein Abrutschen während des Anlegens des Stützverbandes verhindert.
- Erste Softcast-Binde trocken über den Ellbogen und hoch bis über die Schulter anwickeln
- Hardcast-Longuette dorsalseitig vom Ellbogen bis zur Schulter anlegen (Abb. 180.01 b)
- Hardcast-Longuette mit der zweiten Softcast-Binde fixieren
- Elastische Bandage nass über den Stützverband anwickeln
- Stützverband an den Kondylen am Ellbogen anmodellieren
- Nach dem Aushärten des Stützverbandes elastische Bandage abwickeln, Ränder mit Stift anzeichnen (Abb. 180.02)
- Stützverband in der Beuge zwischen den Trikotschläuchen spalten und abnehmen
- Stützverband zuschneiden (ein Strecken und Beugen des Ellbogens muss möglich sein) und die Ränder mit Klebefilz abkleben
- Stützverband neuerlich anlegen und mittels Klettverschlüssen zirkulär fixieren
- Bei Schwellneigung elastische Bandage über Unterarm anwickeln

Patient wird darüber aufgeklärt, dass der Stützverband immer straff anliegen muss (bei Bedarf Klettverschlüsse entsprechend nachziehen).

21.4 Unterschenkel-Sarmiento-Brace

Zum Thema „Polsterung bei einem Combicast-Stützverband“ siehe S. 28

Indikation: Eine Fraktur liegt vor

- US-Schaft-Frakturen

Nach drei Wochen sind die Fragmente durch den Bindegewebs-Kallus fixiert. Somit kann eine frühfunktionelle Therapie lt. AVO mit dem Brace beginnen.

Dimension des Stützverbandes

- Benachbarte Gelenke (Sprunggelenk und Knie) bleiben frei beweglich.

Material

- 2 Trikotschläuche, à 7,5 cm breit
- Klebepolsterung
- 2 Softcast-Binden, à 7,5 breit
- Hardcast-Longuette, 7,5 cm breit
- Elastische Bandage, 10 cm breit
- Klebefilz

Vorbereitung des Patienten

- Der Patient liegt auf einer der Liege.
- Das verletzte Bein wird von einer Lagerungshilfe abgestützt.

Durchführung

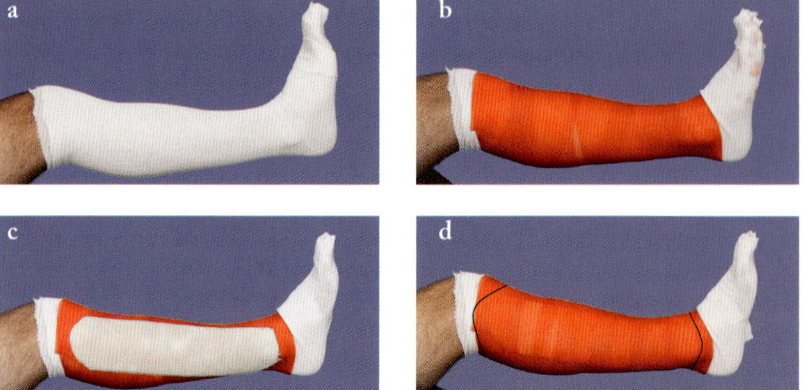

182.01 Doppelstrumpf überziehen, Klebepolsterung auflegen (a); erste Softcast-Binde zirkulär über US anwickeln (b); Hardcast-Longuette anlegen und anmodellieren (c); zweite Softcast-Binde zirkulär über US anwickeln und die Form des auszuschneidenden Stützverbandes anzeichnen (d)

- Zwei Trikotschläuche über den Unterschenkel ziehen
- Klebepolsterung an exponierten Stellen auflegen
- Erste Softcast-Binde trocken anwickeln
- Hardcast-Longuette seitlich des Sprunggelenkes innen und außen bis zu den Kondylen der Tibia anlegen und anmodellieren
- Zweite Softcast-Binde trocken anwickeln
- Elastische Bandage nass anwickeln
- Stützverband an den Kondylen der Tibia anmodellieren
- Nach dem Aushärten des Stützverbandes elastische Bandage abwickeln
- Knie und Sprunggelenk mit Stift am Stützverband anzeichnen (Abb. 181.01 d)
- Strumpfenden umschlagen und Ränder mit Klebefilz fixieren

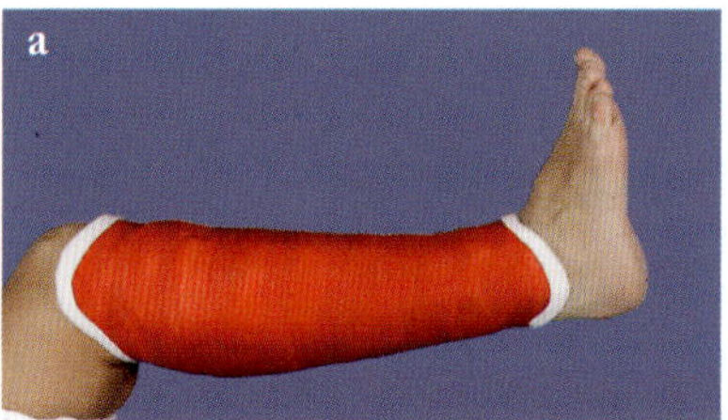

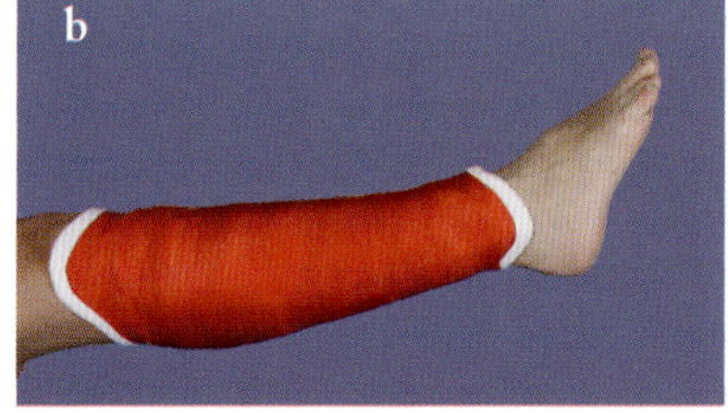

182.01 Ein Beugen (a) und ein Strecken (b) im Kniegelenk sowie im Sprunggelenk müssen möglich sein.

21.5 Unterarm-Brace (Sugar-Tong)

Indikation: Es liegt keine Fraktur vor

- Bei Verletzungen oder Bandrekonstruktionen am distalen Radioulnargelenk (Ellbogengelenk), die keine Drehbewegung am Unterarm erlauben

Funktionsstellung

- Handgelenk 30° in Extension
- Ulnarabduktion 10°
- Ellbogen beim Anlegen des Stützverbandes 90°

Material

- 2 Trikotschläuche, à 5 cm breit
- Klebepolsterung
- 2 Softcast-Binden, à 5 cm breit
- Hardcast-Longuette, 7,5 cm breit
- Elastische Bandage, 8 cm breit

Dimension des Stützverbandes

- Von den Fingergrundgelenken bis zwei Finger breit oberhalb der Ellenbeuge
- Daumen frei beweglich
- Faustschluss möglich
- Beugen und Strecken im Ellbogen möglich, aber keine Drehbewegung (weder Pro- noch Supination)

Vorbereitung des Patienten

- Der Patient sitzt auf einem Drehstuhl.
- Der verletzte Arm ist angewinkelt.

Durchführung

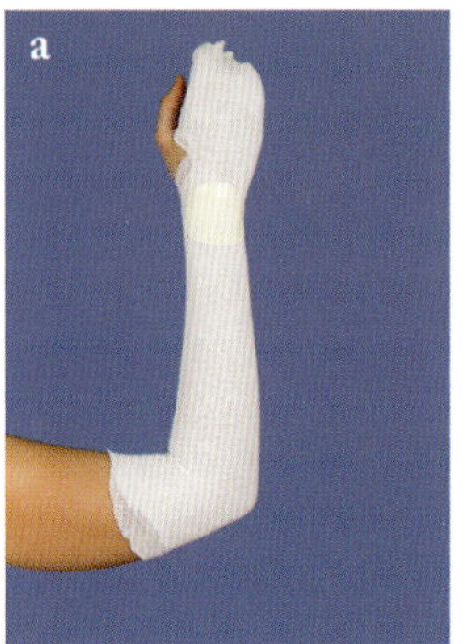

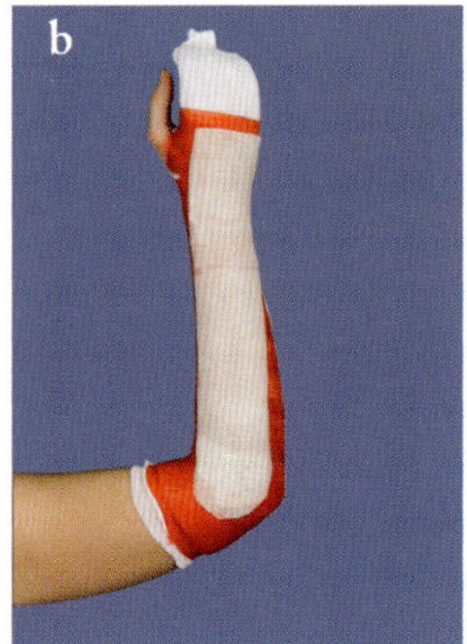

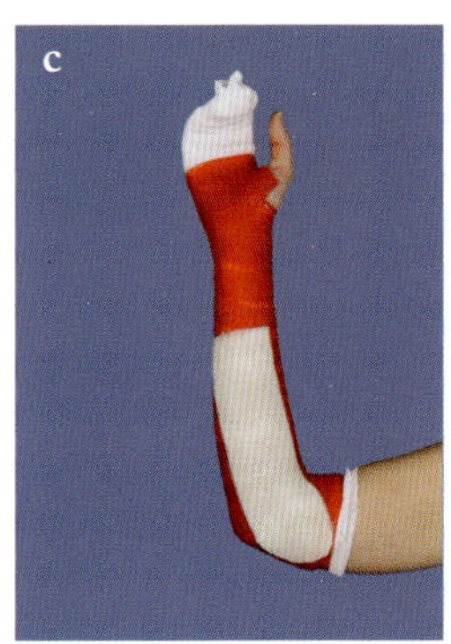

184.01 Doppelstrumpf überziehen und Klebepol-sterung auflegen (a); erste Softcast-Longuette zirkulär anwickeln, eine Lage der Hardcast-Longuette dorsalseitig anlegen und anmodellieren (b); restliche Lagen der Hardcast-Lon-guette palmarseitig anlegen und anmodellieren (c)Trikotschläuche über den Unterarm ziehen

- Klebepolsterung an exponierten Stellen auflegen
- Erste Softcast-Binde trocken anwickeln
- Eine Lage der Hardcast-Longuette abziehen, den Rest dorsalseitig über Handgelenk und Ellbogen anlegen (Abb. 183.01 b)
- Restliche Lagen der Hardcast-Longuette in der Mitte zusammenlegen und palmarseitig über den Ellbogen anlegen (Abb. 183.01 c)
- Strumpfenden an den Fingergrundgelenken umschlagen
- Zweite Softcast-Binde bis über den Ellbogen trocken anwickeln
- Elastische Bandage nass anwickeln
- Stützverband anmodellieren
- Nach dem Aushärten des Stützverbandes elastische Bandage abwickeln
- Ellbogen am Stützverband anzeichnen, Stützverband am Ellbogen so ausschneiden, dass ein Beugen und ein Strecken, aber keine Drehbewegungen (Pronation, Supination) des Armes möglich sind (Abb. 184.01 a, b)
- Daumen ausschneiden und Ränder abkleben
- Strumpfenden am Ellbogen umschlagen und fixieren, bei Bedarf die Ränder zusätzlich abkleben

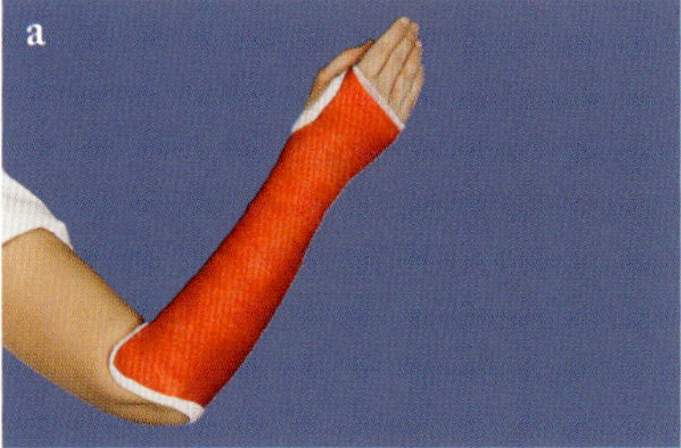

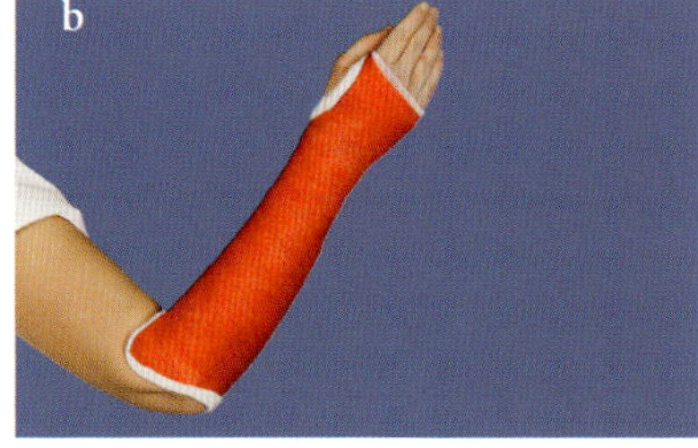

184.01 Beugen (a) und Strecken (b) des Armes sind möglich, nicht aber Supination oder Pronation.

22 Moderne Behandlungsmethoden mit Kunststoffgips in der Orthopädie

22.1 Klumpfuß-Stützverband

Einleitung

Der spanische Orthopäde Ignatio **Ponseti** (1914–2009) gilt als Begründer der gleichnamigen Therapie. Diese sogenannte *Redressionstherapie* kann schon bei Neugeborenen angewendet werden. Eine durchschnittliche Therapiezeit wird mit fünf bis acht Wochen angegeben und beginnt, sobald der Hautzustand des Kindes die Verwendung eines Stützverbändes zulässt. Ab dieser Zeit wird wöchentlich ein neuer Stützverband angelegt, Form und Position werden entsprechend korrigiert. Der Fuß wird in eine Überkorrektur von ca. 70° nach außen gebracht.

Redressionstherapie: unblutige Korrektur einer Deformität (Missbildung)

In der siebten bis achten Woche wird eine Achillessehnen-*Tenotomie* durchgeführt, um den Fuß in eine Neutralstellung im oberen Sprunggelenk zu bekommen. Anschließend wird das Bein für weitere drei Wochen mit einem Oberschenkel-Stützverband ruhig gestellt und dann mit abnehmbaren Schienen versorgt.

Tenotomie: operative Durchtrennung einer Sehne

Indikation

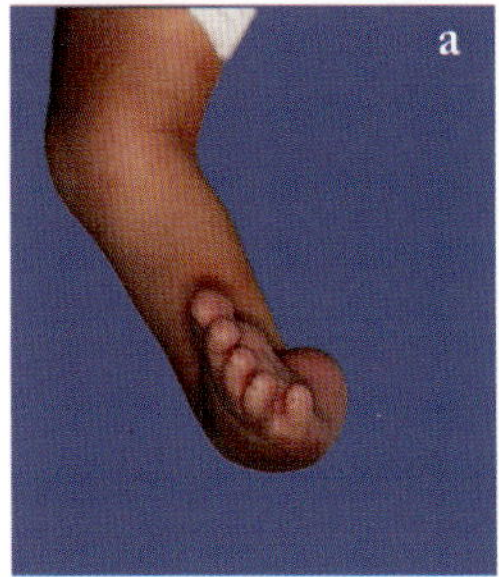

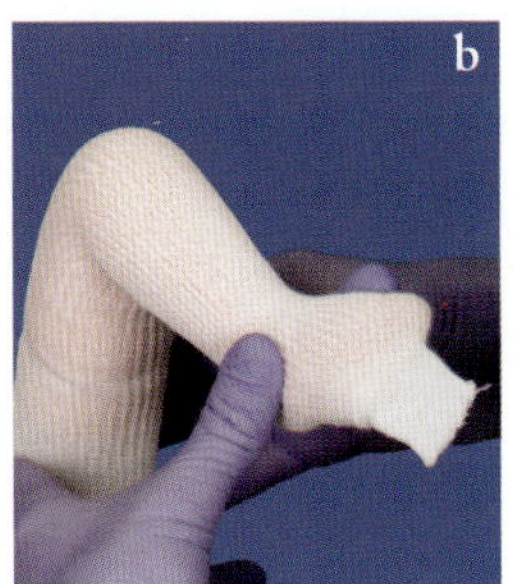

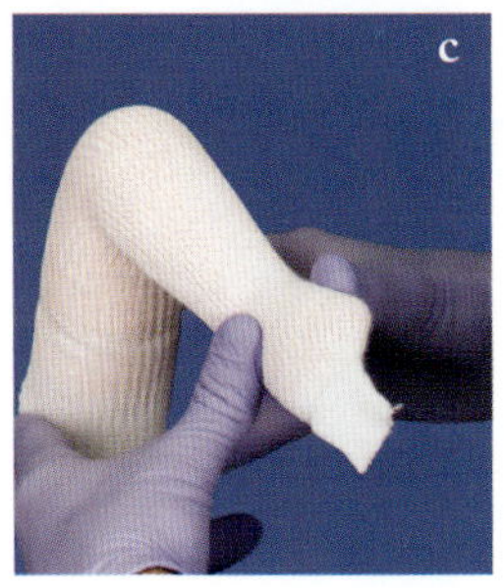

185.01 Klumpfuß (a); Korrektur in der ersten Woche mit einem Stützverband (b); Korrektur ab der zweiten Woche (c)

Der Klumpfuß (Pes equinovarus) ist eine angeborene Deformität. Er kann unterschiedlich schwer ausgebildet sein. In jedem Fall aber befindet sich der Vorfuß in Adduktion und Supination. Der Rückfuß ist in Varusstellung und *Plantarflexion*. Nicht nur in der Form, sondern auch in der Position weicht der Klumpfuß deutlich von einem gesunden Fuß ab.

Plantarflexion: Bewegung des Fußes im Sprunggelenk Richtung Fußsohle

Material

- 2 Trikotschläuche, à 2,5 cm breit
- Klebepolsterung
- 2 Softcast-Binden, à 2,5 cm breit
- Elastische Bandage
- Kohäsive Bandage

Vorbereitung des Patienten

Zur Behandlung des Klumpfußes kommt die Zweistrumpftechnik zum Einsatz, es werden also zwei Strümpfe in Überlänge übereinander gezogen. Vor Beginn muss die Windel abgenommen und die Kleidungsstücke großzügig nach oben gezogen werden, um den Stützverband weit genug über den Oberschenkel nach oben ziehen zu können. Anschließend werden Klebepolsterungen über den ersten Mittelfußknochen und am Außenknöchel sowie an der Kniekehle aufgeklebt (Abb.185.01c–e).

Der Arzt stabilisiert und richtet den Fuß mittels Ponseti-Methode (Abb.186.01 b-c) ein. Er hält diesen, bis der Stützverband angelegt und ausgehärtet ist. Die Spitzfußstellung sollte dabei nicht korrigiert werden, dies würde zur Ausbildung eines "Schaukelfußes" führen.

Wichtig ist eine Beugung im Kniegelenk von 90°. Damit wird vermieden, dass das Kind aus dem Stützverband herausschlüpft.

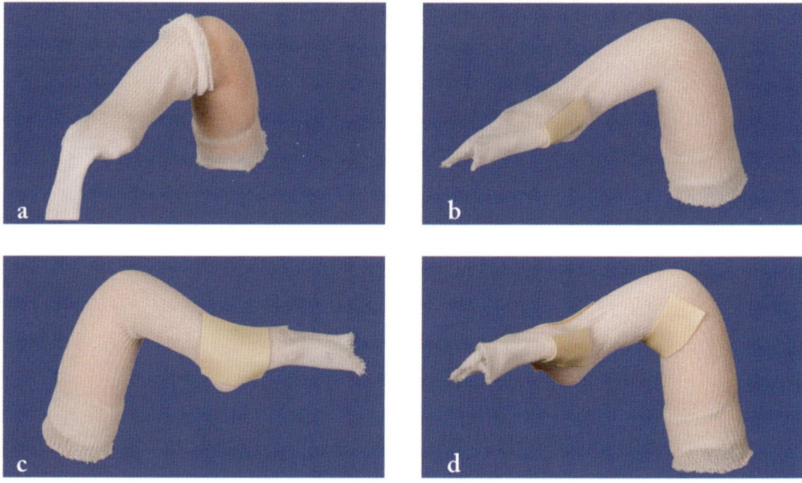

186.01 Zwei Strümpfe überziehen (a); Zehenstrahl abpolstern (b); laterale Polsterung anlegen (c); Polsterung in der Kniekehle (d)

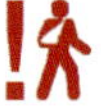
Bei der Technik auf Seite 187 ist keine Verstärkung mit einer Hardcast-Longuette notwendig. Klumpfüße, die in Folge operiert werden, können oder sollen leicht gepolstert werden. Der zweite Strumpf erübrigt sich.

Durchführung

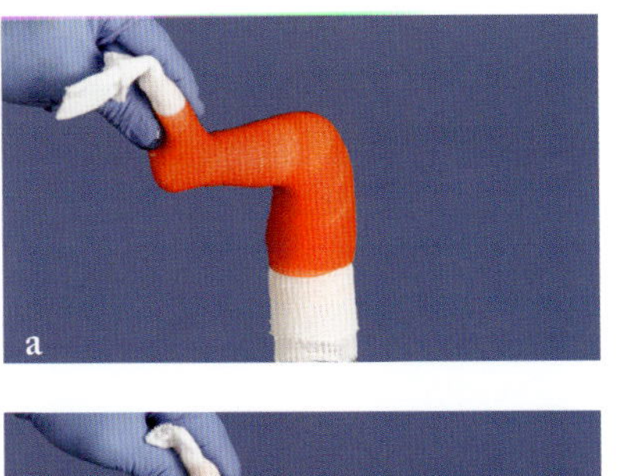

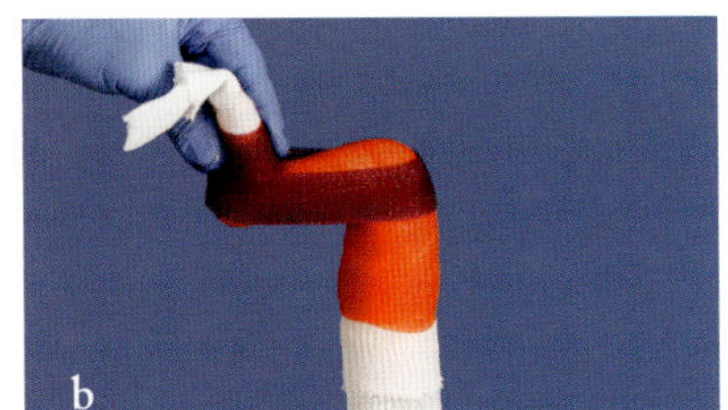

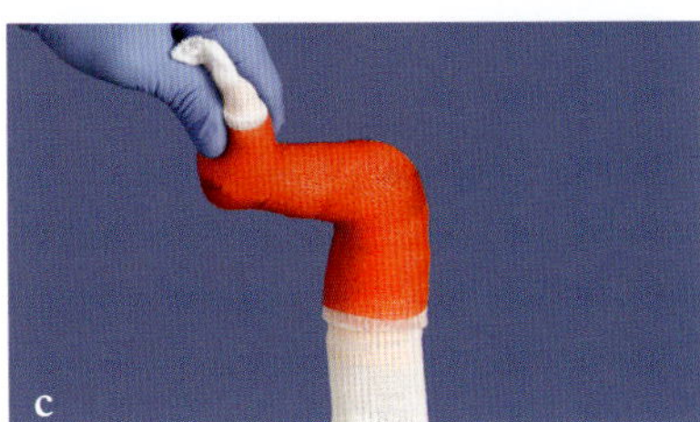

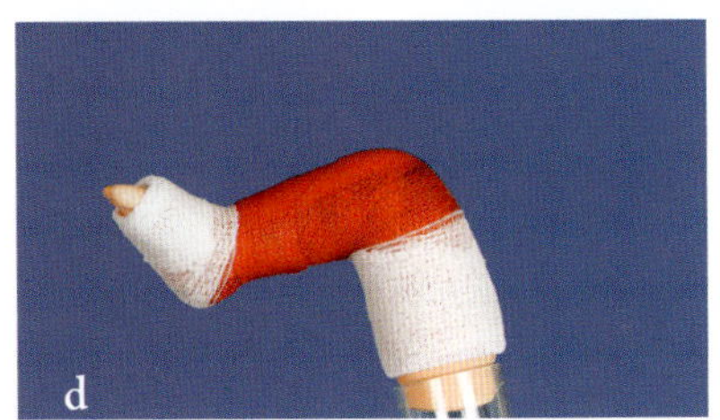

187.01 Erste Softcast-Binde trocken von distal nach proximal anwickeln, überlappend verarbeiten; zweite Softcast-Binde bis zum oberen Ende des Oberschenkels zirkulär anwickeln (a); Softcast-Binde (violett) von lateral nach medial über das Knie zirkulär anwickeln (b); zwei Touren von Ferse über Knie anwickeln (c); in Korrekturstellung aushärten lassen; fertiger Klumpfuß-Stützverband aus Softcast (d)

- Halten des supinierten Fußes in Abduktion, während der Stützverband angelegt wird
- Erste Softcast-Binde trocken bis zum proximalen Ende des Oberschenkels anwickeln
- Zweite Softcast-Binde kann nass in einer Tour angewickelt werden – und zwar vom Knie über die Tibia lateral und medialseitig um den Fuß. (Diese Tour verhindert zusätzlich ein Herausschlüpfen aus dem Stützverband.) Restliche Softcast-Binde zirkulär anwickeln
- Falls die Softcast-Binde trocken angewickelt wurde, diese nun mit einer nassen elastischen Bandage aktivieren und in Korrekturstellung aushärten lassen
- Position bis zum vollständigen Aushärten des Stützverbandes halten

Die Strumpfenden sollten nicht eingearbeitet werden; so können auch noch später Änderungen am Gipsverband vorgenommen werden.

- Wenn nötig, Stützverband an den Zehen ausschneiden
- Strumpfenden umschlagen und kohäsive Bandage anwickeln (Vorteil: Diese Bandage kann bei Verschmutzung problemlos erneuert werden.)

22.2 Hüftgelenks-Luxation-Stützverband bei Kleinkindern

Indikation

Luxation: Verrenkung

Der sogenannte „Spica-Verband" wird bei angeborener Hüftgelenks-*Luxation* bei Kleinkindern nach Reposition der Hüfte angelegt.

Funktionsstellung

- Der Arzt hält Hüfte und Beine in der sogenannten Human Position (Abb. 196.01 b); eine weitere Abduktion erhöht das Risiko einer Durchblutungsstörung am Hüftkopf
- 45° Abduktion
- 100° Flexion (Human Position)

Material

- Trikotschlauch, 10 cm breit, 50 cm lang (Oberkörper)
- 2 Trikotschläuche, à 5 cm breit, 40 cm lang (Beine)
- Trikotschlauch, 7,5 cm breit
- Polsterwatte
- 2 Softcast-Binden, à 5 cm breit
- Hardcast-Longuette 7,5 cm breit, 70 cm lang
- 2 Rollen Polsterwatte, à 5 cm breit
- Klebefilz

Vorbereitung des Patienten

- Stützverband wird meist unter Narkose angelegt.
- Strumpf (10 cm) über den Rumpf ziehen
- Je einen Strumpf (5 cm) über die beiden unteren Extremitäten ziehen
- Strumpf (7,5 cm) mit Polsterwatte füllen und zu einer Trikotwurst formen
- Trikotwurst als Platzhalter unter dem Strumpf in Bauchnähe einlegen (lässt Kind leichter atmen)
- Arzt hält beide Oberschenkel des Kindes in der sogenannten Human–Position (Hock-Spreiz-Stellung; Abb. 188.01 b) oder auf der Beckenschaufel (Abb. 188.01 c): Das Becken des Kindes liegt dabei auf der Beckenschaufel, der Oberkörper auf einem Lagerungspolster. Der Bauch liegt bis zum Rippenbogen frei.

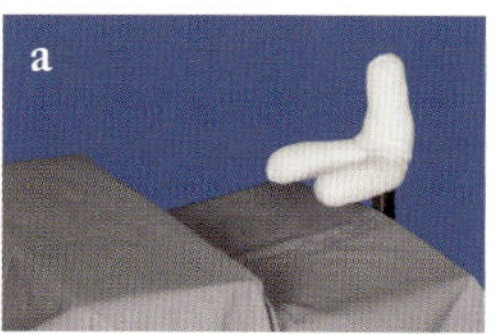

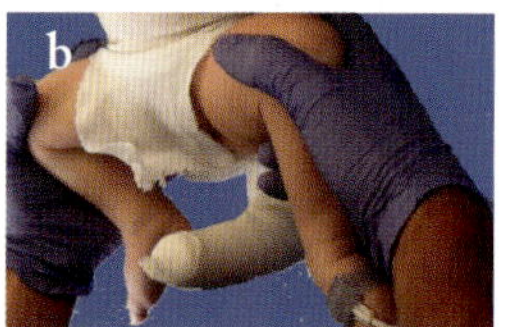

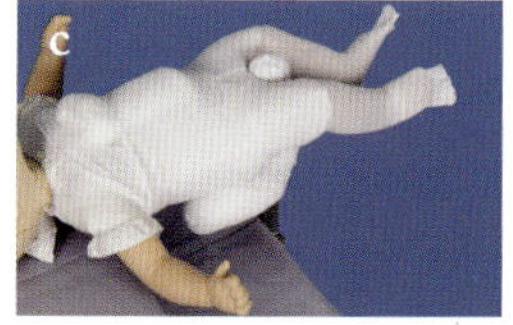

188.01 „Beckenschaufel". Halterung zum Anlegen eines Becken-Bein-Stützverbandes (a); Human Position (b); Lagerung auf der Beckenschaufel; zwischen erstem und zweiten Trikotschlauch wird eine Polsterung in Bauchnähe eingelegt (c).

Durchführung

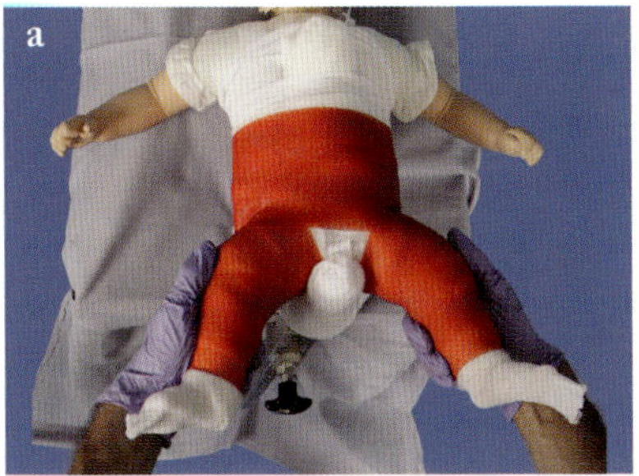
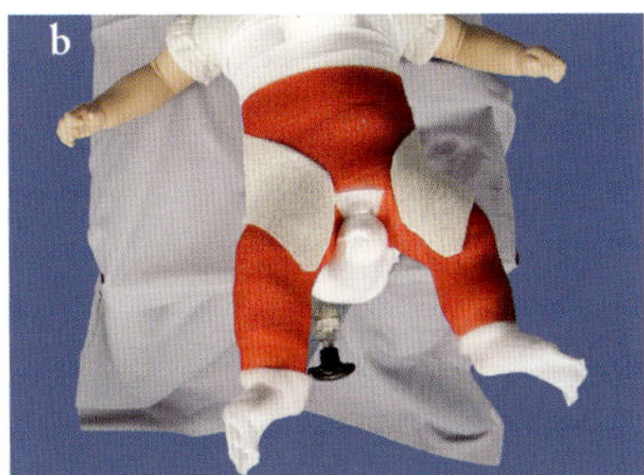
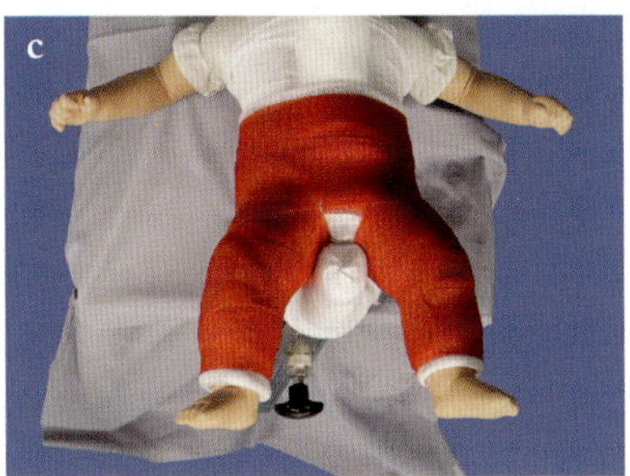
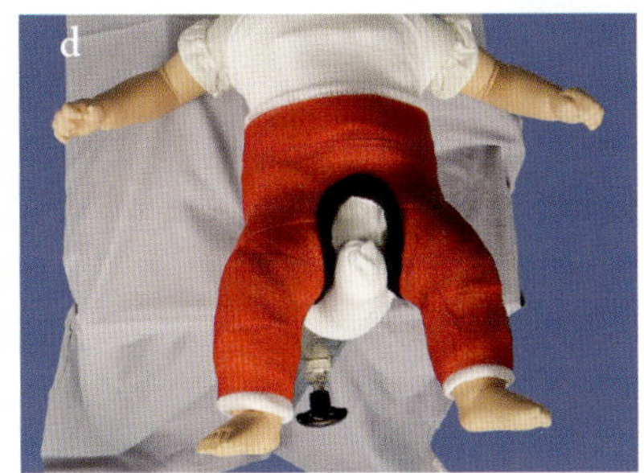

189.01 Demonstration an einem Puppenmodell: Randpolsterung, Polsterwatte und erste Softcast-Binde zirkulär anwickeln (a); Hardcast-Longuette von hinten beidseitig anlegen (b); Strumpfenden umschlagen und zweite Softcast-Binde zirkulär anwickeln (c); Genitalbereich ausschneiden, Ränder mit Klebefilz abkleben; fertiger Becken-Bein-Stützverband (d)

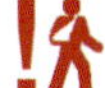
Bei einseitiger Hüftgelenks-Luxation kann der Stützverband auf dem gesunden Bein kürzer gehalten werden.

- Randpolsterung anlegen und Polsterwatte dünn durchgehend zirkulär anwickeln
- Erste Softcast-Binde trocken anwickeln
- Hardcast-Longuette von hinten beidseitig nach vorne bis zum abgewinkelten Knie anlegen
- Strumpfenden umschlagen
- Zweite Softcast-Binde kann nass angewickelt werden.
- Funktionsstellung (Human–Position) halten, bis genügend Stabilität im Stützverband erreicht ist
- Das Kind von der Beckenschaufel auf dem Lagerungspolster hochziehen
- Stützverband im Genitalbereich ausschneiden und Ränder mit Klebefilz abkleben (Abb. 189.01 b); Vorteil: Der Klebefilz kann jederzeit gewechselt werden, um den Stützverband trocken und sauber zu halten.
- Platzhalter am Bauch entfernen
- Eltern müssen darüber aufgeklärt werden, dass der Stützverband von Nässe und Fäkalien zu schützen ist.

22.3 Vollkontakt-Gips oder TCC

Indikation

Charcot-Fuß: diabetisches Fußsyndrom

Der Vollkontaktgips (TCC = Total Contact Cast) wird vor allem zur Therapie eines *Charcot-Fußes* oder zur Versorgung eines Ulcus an den Füßen verordnet. Der Vorteil dieses Stützverbandes liegt in seiner genauen Anmodellierbarkeit, die für die geforderte Druckverteilung auf der Fußsohle sorgt.

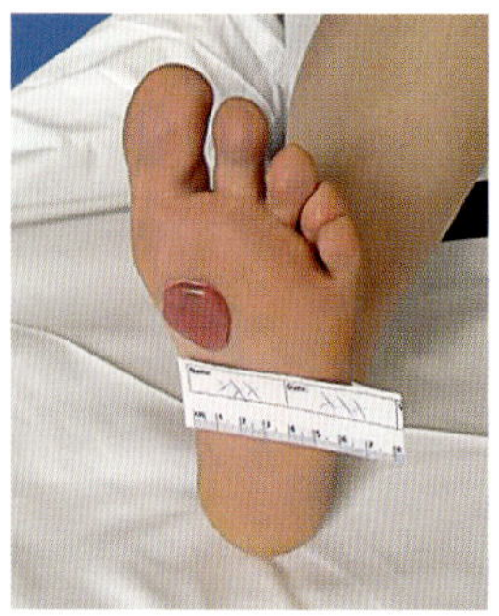

190.01 Ein Ulcus auf der Fußsohle

Die Tragedauer wird individuell angepasst – durchschnittlich beträgt sie ca. zwei bis drei Monate. Besonders initial sind regelmäßige ambulante Verbandswechsel notwendig. Als Wundauflage für das Ulcus kommen unterschiedliche Verbandsstoffe nach Vorgabe des Arztes bzw. des Wundmanagements zur Anwendung.

Material

- 2 Trikotschläuche, à 7,5 cm breit
- 3 Softcast-Binden, à 7,5 cm breit
- Hardcast-Longuette, 7,5 cm breit, 90 cm lang
- Hardcast-Longuette, 7,5 cm breit, 20 cm lang oder Primacast-Longuette 10 cm x 38 cm
- Klebepolsterung
- Klebefilz, 0,5 cm breit
- Tupfer für Zehenzwischenräume oder kleine Trikoschläuche
- Polsterwatte, 10 cm breit
- Elastische Bandage
- Kohäsive Bandage
- Gehsohle

Vorbereitung des Patienten

- Wunde versorgen (lt. AVO)
- Klebefilz zuschneiden und auflegen, dabei Ulcus aussparen (So wird Druck auf das Ulcus vermieden.)

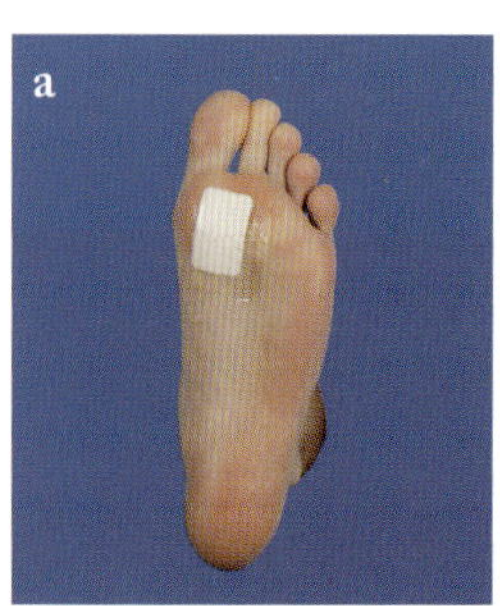

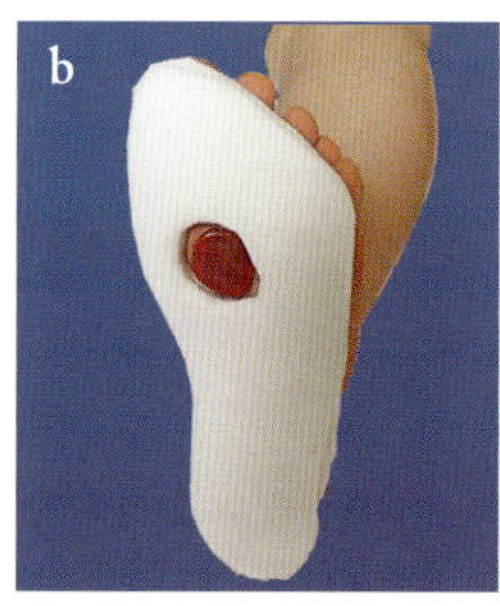

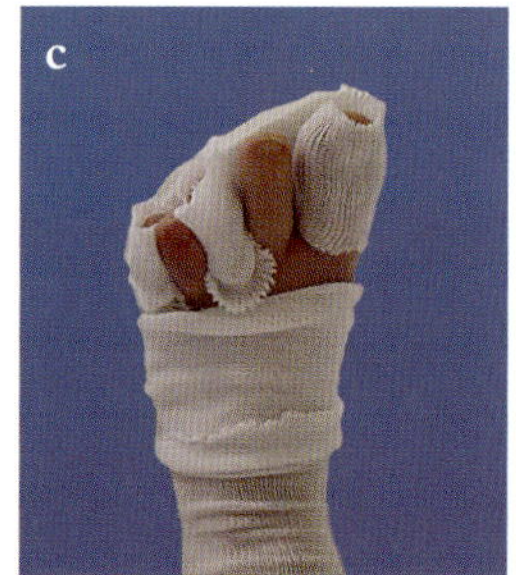

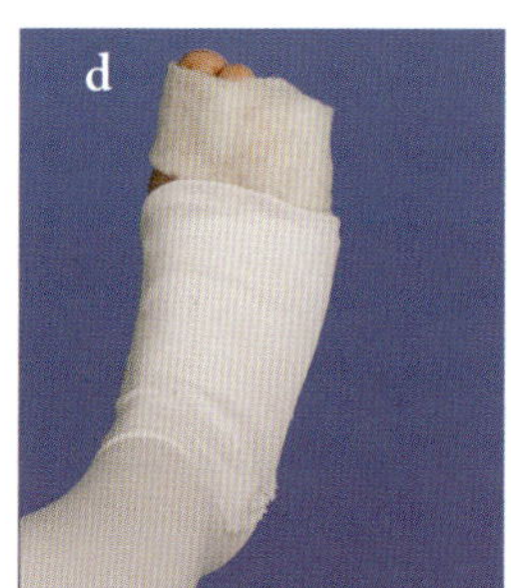

190.01 Das versorgte Ulcus (a); Klebefilz auf Fußsohle auflegen, dabei Ulcus aussparen (b); Tupfer zwischen die Zehen einlegen oder kleine Strümpfe überziehen (c); Platzhalter für die Zehen anwickeln (d)

Durchführung

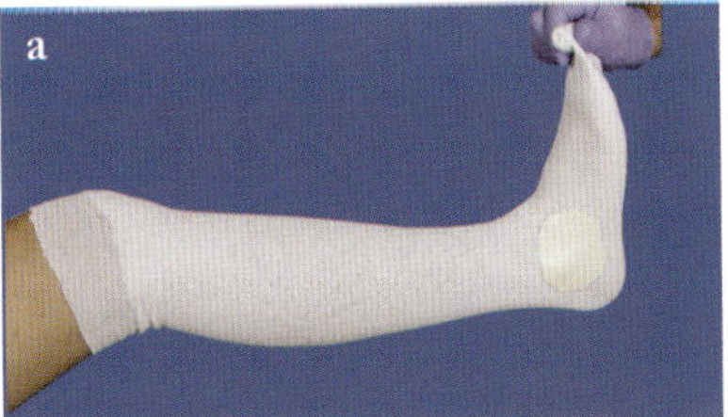

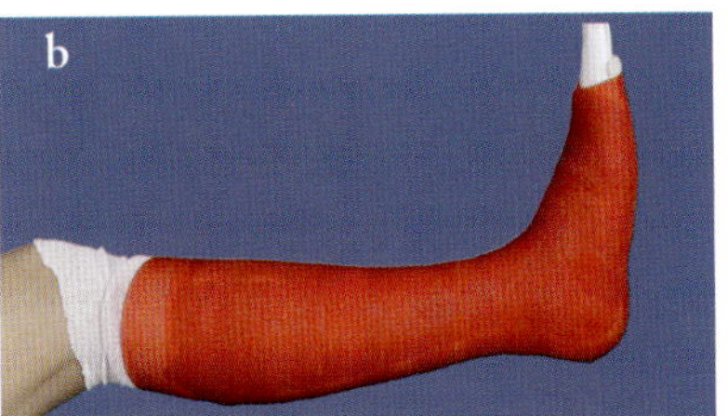

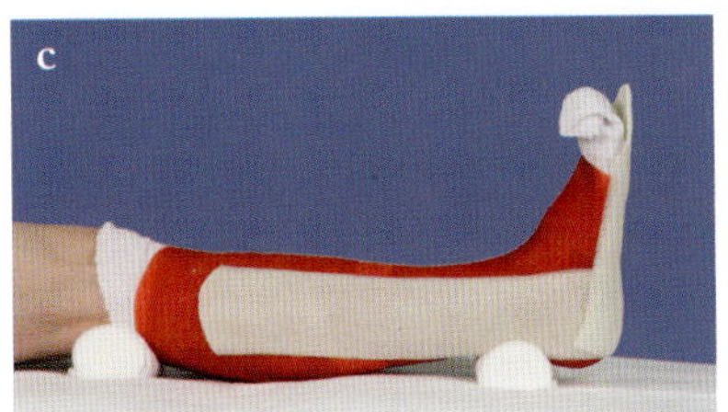

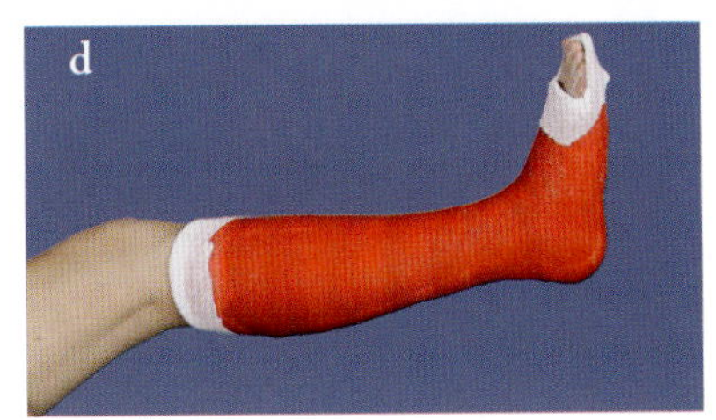

191.01 Doppelstrumpf überziehen; Innen- und Außenknöchel sowie Tibiakante mit Klebepolster abkleben (a); erste Softcast-Binde trocken anwickeln (b); Hardcast-Longuette in Steigbügeltechnik und an der Fußsohle anlegen (c); zweite Softcast-Binde zirkulär anwickeln (d); Stützverband anmodellieren und mit nasser Bandage umwickeln

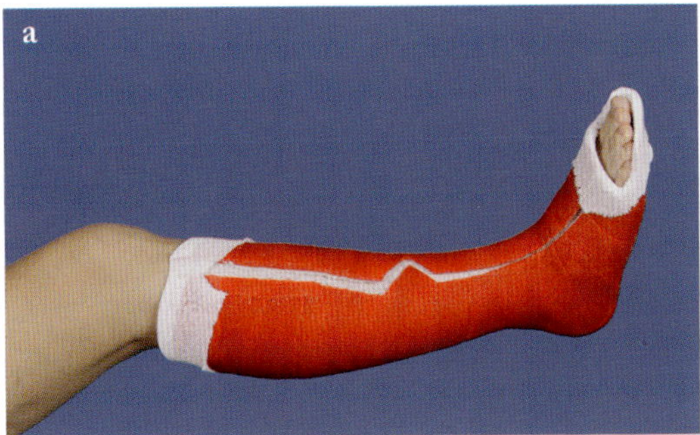

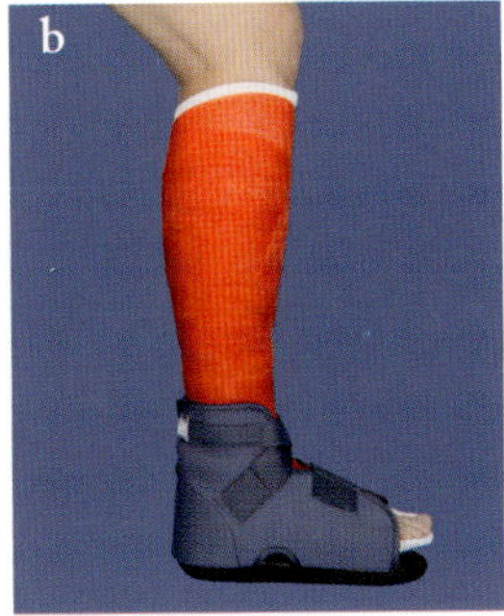

191.02 Stützverband spalten, Zehen ausschneiden, Strumpfenden umschlagen, mit Softcast-Binde oder einer kohäsiven Bandage schließen (a); fertiger US-Combicast mit Gehsohle (b)

- Doppelstrumpf über Unterschenkel ziehen
- Klebepolsterung an exponierten Stellen auflegen
- Erste Softcast-Binde trocken anwickeln
- Hardcast-Longuette in Steigbügeltechnik anlegen
- Zweite Hardcast-Longuette auf der Fußsohle bis zu den Zehenspitzen anlegen (Abb. 191.01 c)
- Hardcast-Longuette mit zweiter und dritter Softcast-Binde zirkulär anwickeln
- Elastische Bandage nass anwickeln; das Aushärten des Stützverbandes sollte im Stehen erfolgen. Sollte dies nicht möglich sein, geeignetes Holzbrett oder Karton gegen die Fußsohle drücken, bis der Stützverband ausgehärtet ist.

- Nach dem Aushärten des Stützverbandes Bandage entfernen
- Zehen ausschneiden (Platzhalter entfernen)
- Stützverband in V-Technik spalten (Abb. 191.02 a)
- Strumpfenden umschlagen
- Kohäsive Bandage zirkulär anwickeln (Vorteil: Es muss nicht bei jeder Kontrolle ein neuer Stützverband angelegt werden.)
- Gehsohle (lt. AVO) anlegen

compliant
Bereitschaft eines Patienten zur aktiven Mitarbeit an therapeutischen Maßnahmen

Ein abnehmbarer Stützverband (Abb. 191.02 d) kann nur zur Anwendung kommen, wenn sich der Patient *compliant* verhält.

22.4 TCC mit Einschluss der Zehen (nicht abnehmbar)

Material

- 2 Trikotschläuche, à 7,5 cm breit
- 3 Softcast-Binden, à 7,5 cm breit
- Hardcast-Longuette, 7,5 cm breit, 90 cm lang
- Primacast-Longuette 10 cm x 38 cm
- Klebepolsterung
- Klebefilz, 0,5 cm breit
- Tupfer für Zehenzwischenräume oder kleine Trikoschläuche
- Polsterwatte, 10 cm breit
- Elastische Bandage
- Kohäsive Bandage
- Gehsohle

Vorbereitung des Patienten

- Wunde versorgen (lt. AVO)
- Klebefilz zuschneiden und auflegen, dabei Ulcus aussparen (So wird Druck auf das Ulcus vermieden.)

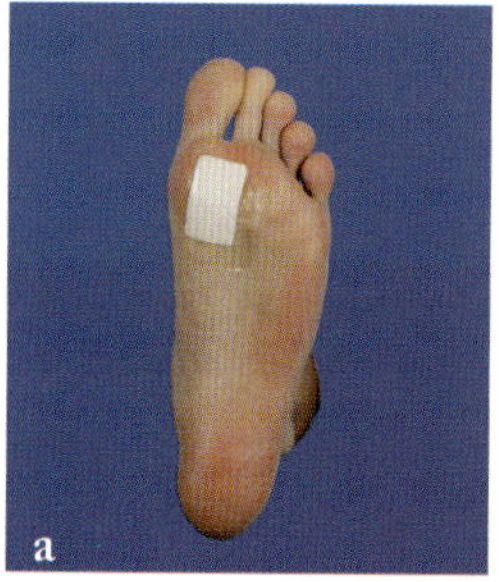

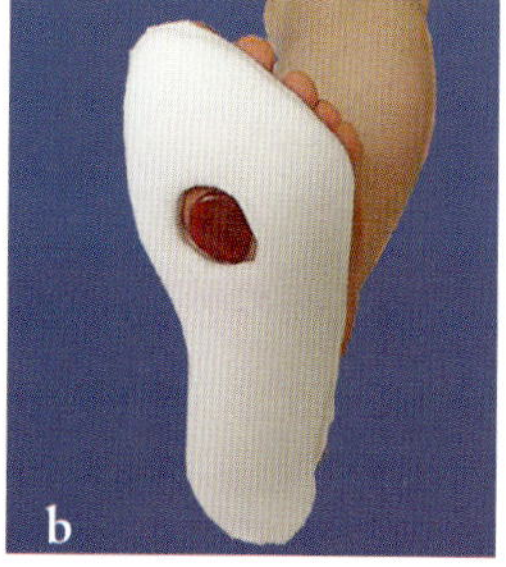

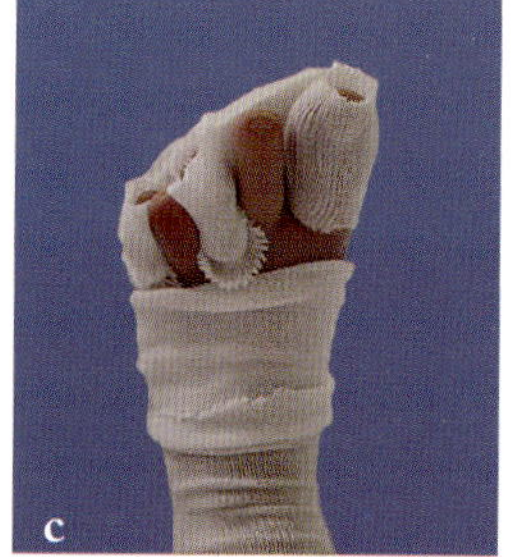

192.01 Das versorgte Ulcus (a); Klebefilz auf Fußsohle auflegen, dabei Ulcus aussparen (b); Tupfer zwischen die Zehen einlegen oder kleine Strümpfe überziehen (c)

Durchführung

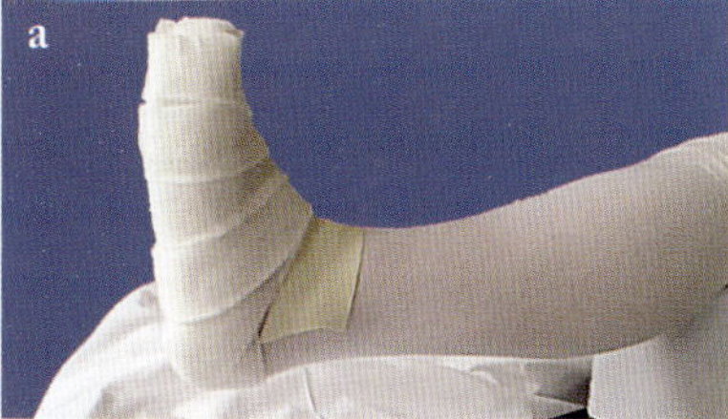
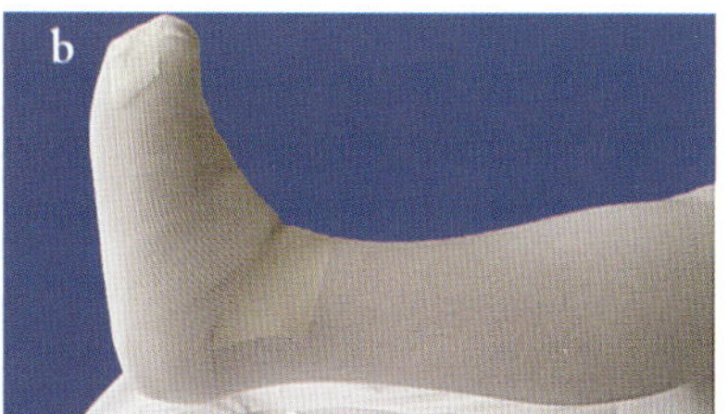
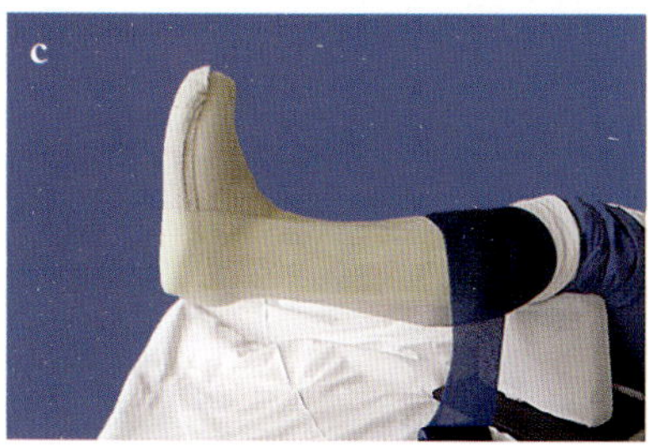
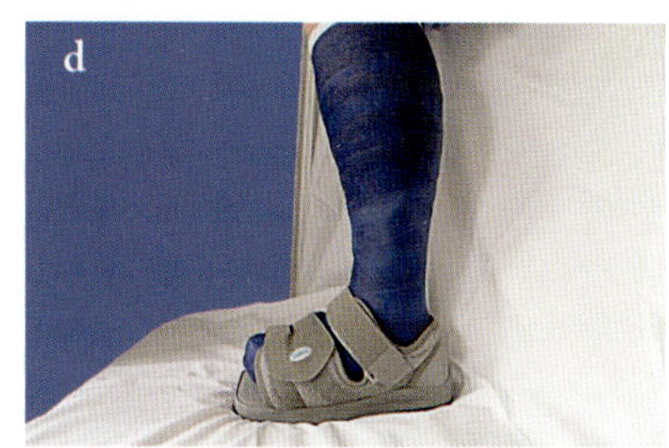

193.01 Strumpf überziehen; Innen- und Außenknöchel sowie Tibiakante mit Klebepolster abkleben, Zehen und Vorfuß mit Polsterwatte polstern (a); zweiten Strumpf über Fuß und Unterschenkel ziehen (b); erste Softcast-Binde trocken anwickeln, Hardcast-Longuette in Steibügeltechnik und an der Fußsohle anlegen; zweite Softcast-Binde zirkulär anwickeln, obere Strumpfenden umschlagen, Stützverband anmodellieren und mit nasser Bandage umwickeln (c); fertiger US-Combicast mit Gehsohle (d)

- Strumpf über Unterschenkel ziehen
- Klebepolsterung an exponierten Stellen anlegen
- Zusätzliche Polsterung am Vorfuß unter Einschluss der Zehen
- Zweiten Strumpf über Fuß und Unterschenkel ziehen
- Erste Softcast-Binde trocken anwickeln
- Hardcast-Longuette in Steigbügeltechnik anlegen (Abb. 193.01 c)
- Zweite Hardcast-Longuette oder Primacast-Longuette an der Fußsohle bis zu den Zehenspitzen anlegen (Abb. 193.01 d)
- Hardcast-Longuetten mit Softcast-Binde zirkulär anwickeln, Strumpfenden am Knie umschlagen und mit dritter Softcast-Binde zirkulär fixieren
- Elastische Bandage nass anwickeln; das Aushärten des Stützverbandes sollte im Stehen erfolgen. Sollte dies nicht möglich sein, geeignetes Holzbrett oder Karton gegen die Fußsohle drücken, bis der Stützverband ausgehärtet ist.
- Nach dem Aushärten des Stützverbandes Bandage entfernen, Stützverband bleibt zirkulär geschlossen.
- Gehsohle (lt. AVO) anlegen

22.5 Korsett mit Beineinschluss (Combicast-Gipshose)

Indikation

Dieses Korsett kommt nach einer Wirbelsäulen-OP zum Einsatz, wenn aufgrund schlechter Knochenqualität eine hohe Gefahr von Implantatlockerung besteht. Zur Stabilisierung des lumbosakralen Überganges muss immer ein Bein in das Korsett miteinbezogen werden.

Material

- Trikotschlauch, 20 cm breit, ca. 100 cm lang
- Trikotschlauch, 10 cm breit, ca. 80 cm lang
- 3 Softcast-Binden, à 12,7 cm breit
- 2 Softcast-Binden, à 7,5 cm breit
- Polsterwatte, 15 cm breit
- 2 Hardcast-Longuetten, à 12,5 cm breit, 90 cm lang
- Klebefilz

Vorbereitung des Patienten

Das Anlegen des Korsetts kann am stehenden Patienten durchgeführt werden. Dieser sollte sich dabei seitlich links und rechts abstützen können.

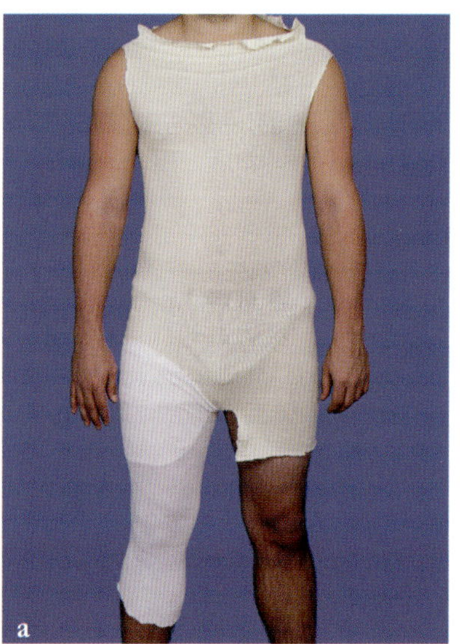

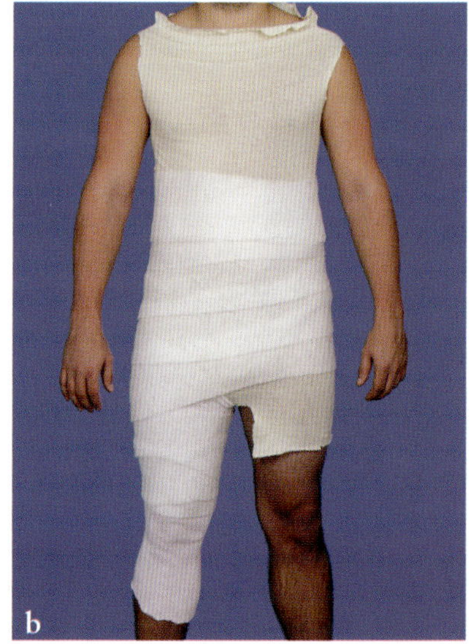

194.01 Strümpfe über Oberkörper und ein Bein ziehen (a); Randpolsterung und dünne Polsterwatte zirkulär anwickeln (b)

- Einen Strumpf (20 cm) über den Rumpf und einen Strumpf (10 cm) über den Oberschenkel ziehen
- Randpolsterung und Polsterwatte dünn durchgehend zirkulär vom Knie bis zum ersten Rippenbogen anwickeln

Durchführung

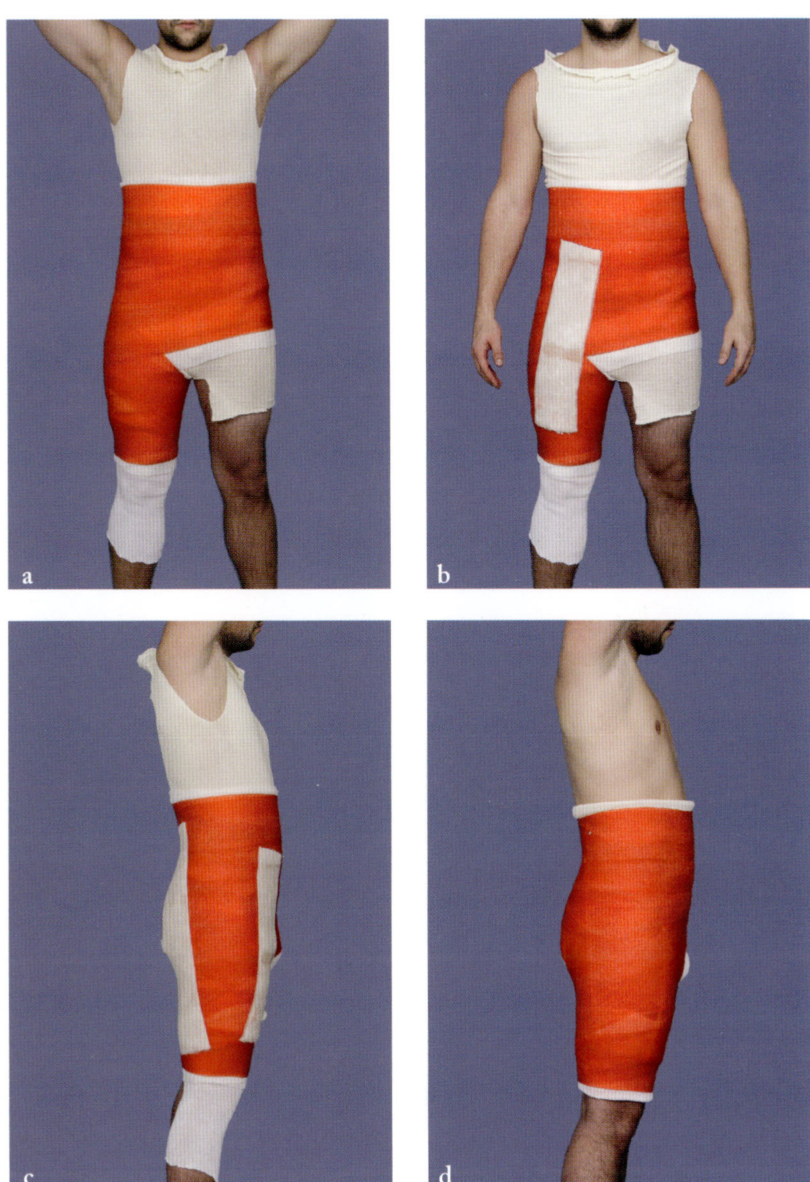

195.01 Erste Softcast-Binde trocken anwickeln (a); Hardcast-Longuette über Beckenkamm und Oberschenkel anlegen (b); Hardcast-Longuette ventral anlegen (c); Strumpfenden umschlagen und mit einer weiteren nassen Softcast-Binde abschließen, Softcast-Binden nass anwickeln und damit alle Hardcast-Longuetten fixieren (d)

- Erste Softcast-Binde (12,7 cm) **trocken** vom Knie bis zum ersten Rippenbogen anwickeln
- Erste Hardcast-Longuette über Beckenkamm und Oberschenkel anlegen (Abb. 195.01 a)
- Zweite Hardcast-Longuette ventral anlegen (Abb. 195.01 b)Strumpfenden am Rippenbogen und am Oberschenkel umschlagen und die Ränder mit Softcast-Binde einfassen
- Zweite und dritte Softcast-Binde (12,7 cm breit) **nass** anwickeln
- Mit den restlichen nassen Softcast-Binden (7,5 cm) den Stützverband zur endgültigen Festigkeit bringen (Abb. 195.01 d)
- Genitalbereich ausschneiden und mit Klebefilz abpolstern

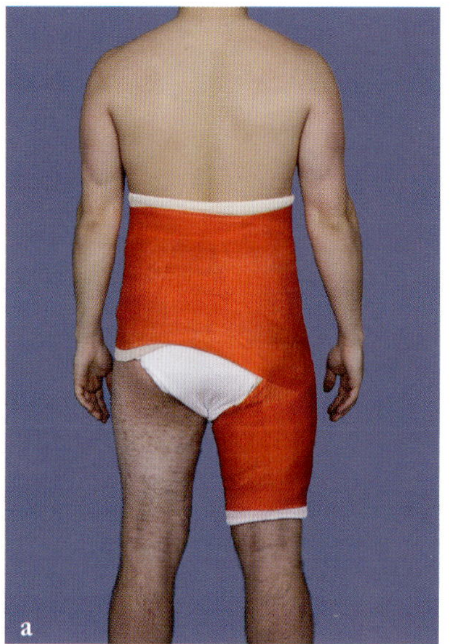

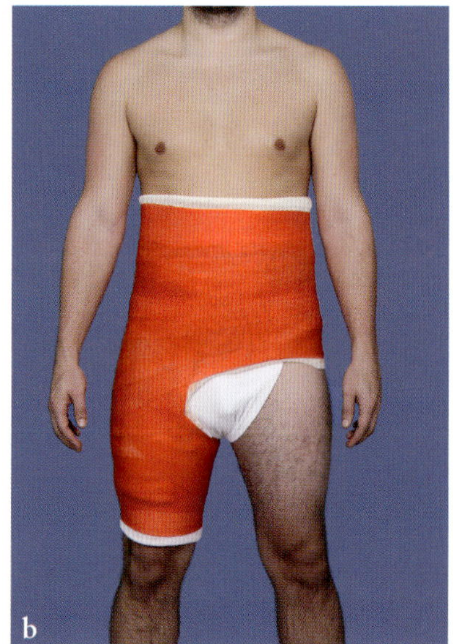

196.01 Fertiges Korsett mit Beineinschluss

22.6 Kopf-Thorax–Combicast (Minerva)

Indikation

- Verletzungen an der HWS
- Angeborene Missbildungen der HWS

Funktionsstellung

- Kopf gerade, keine Verdrehung der HWS

Dimension des Stützverbandes

- Vom Ansatz der Rippen bis zur Oberkante der Stirn
- Arme frei beweglich

Material

- Trikotschlauch über Rumpf
- Trikotschlauch über Kopf
- Polsterwatte
- 2 Softcastbinden, à 5 cm breit
- 4 Softcastbinden, à 7,5 cm breit
- 1 Hardcast-Longuette, 10 cm breit
- Klebepolsterung

Vorbereitung des Patienten

- Der Patient sitzt am Drehstuhl.
- Der Arzt fixiert den Kopf in neutraler Stellung.
- Trikotschläuche in verschiedenen Breiten über Brustkorb und Kopf faltenfrei ziehen und mit Pflaster faltenfrei verbinden
- Nasenloch zur besseren Atmung schneiden
- Randpolsterung am Rippenbogen, gleichmäßig dünne Polsterung anwickeln

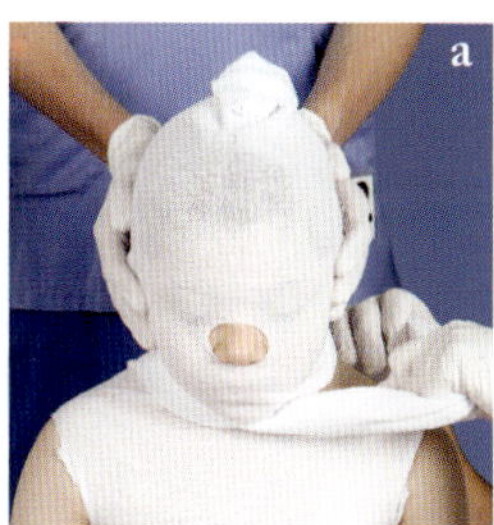

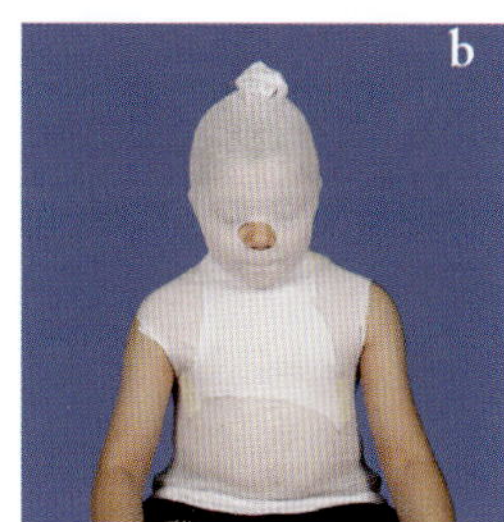

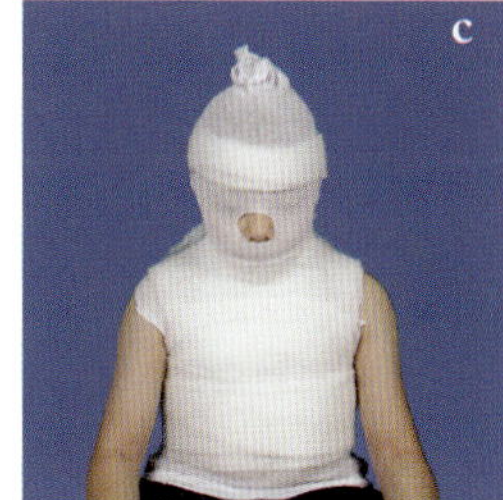

197.01 Trikotschläuche überziehen (a); und faltenfrei verkleben (b); Randpolsterung und dünne Polsterung anwickeln (c)

Durchführung

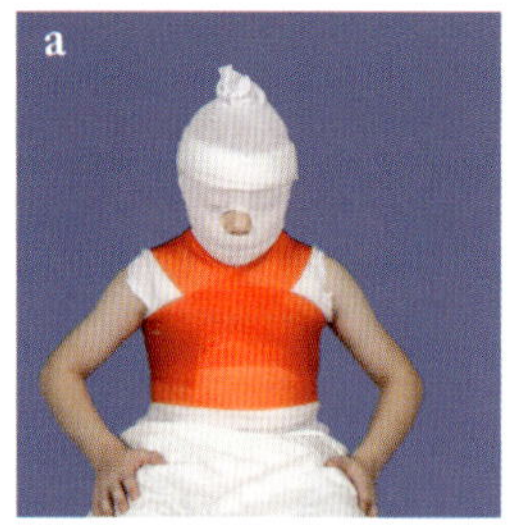

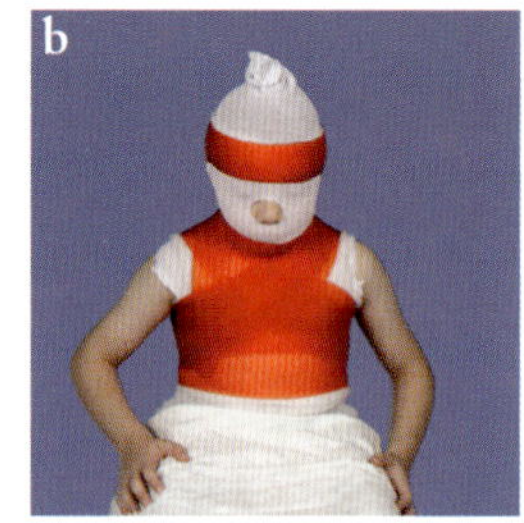

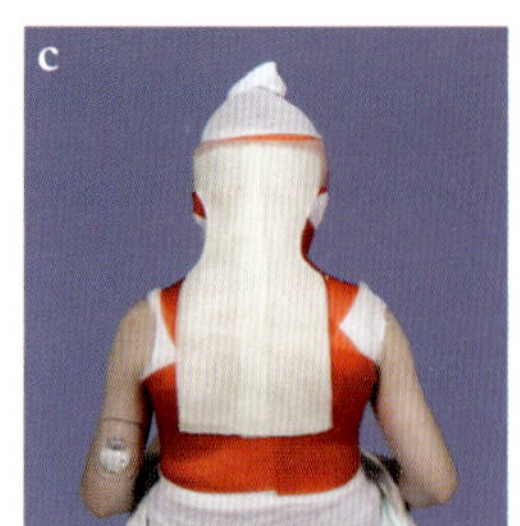

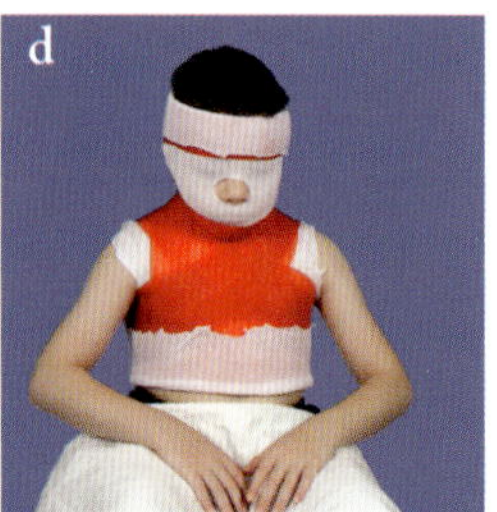

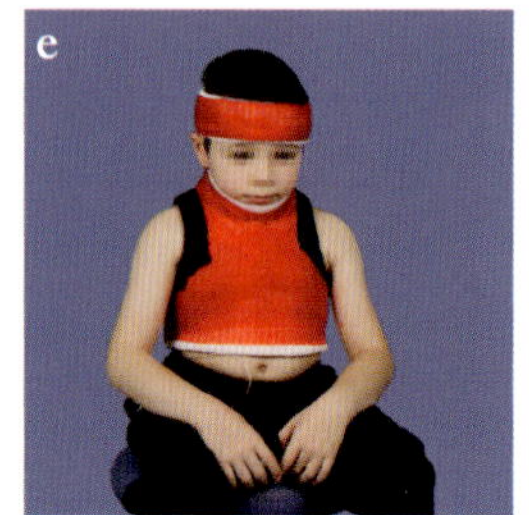

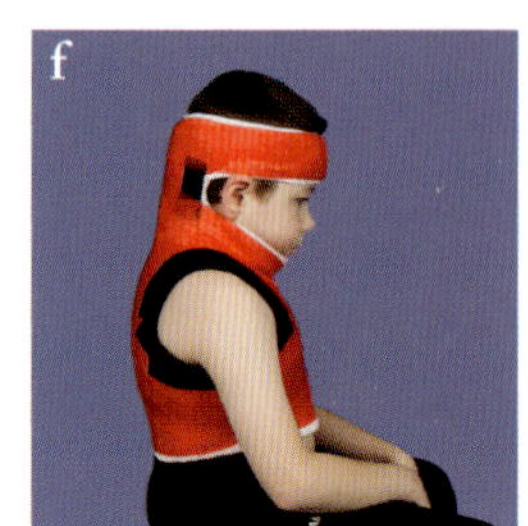

189.01 Erste Softcast-Binde über Brustkorb bis zum Kinn anwickeln (a); mit schmaler Softcast-Binde Stirn mit Brustkorb verbinden (b); Hardcast-Longuette auflegen (c); Strumpfenden an Brustkorb und Stirn umschlagen (d); Softcast-Binde fertig anwickeln, Arme ausschneiden und verkleben (e); Gesicht und Ohren ausschneiden, Strumpfenden umschlagen und fixieren (f)

- Softcast-Binde zirkulär am Brustkorb anwickeln und in Achtertour Brustkorb mit Kinn am Nacken verbinden (Abb. 198.01 a)
- Mit Softcast-Binde (5cm) in Achtertour Kinn, Nacken und Stirn verbinden (Abb. 198.01 b)
- Hardcast-Longuette in der Mitte teilen und am Nacken breit bis zum Ansatz der Ohren auflegen, am Hals Hardcast-Longuette leicht einschneiden oder rund ausschneiden, um faltenfrei zu bleiben (Abb. 198.01 c)
- Strumpfenden an Brustkorb und Stirnoberkante umschlagen und mit Softcast-Binde fertig anwickeln (Abb. 198.01 d, e)
- Gesicht, Ohren, Kinn kontrollieren, wenn notwendig ausschneiden, Strumpfenden umschlagen und mit einer Tour Softcast fixieren
- Arme ausschneiden und mit Klebefilz abpolstern

Druckgefährdete Stellen

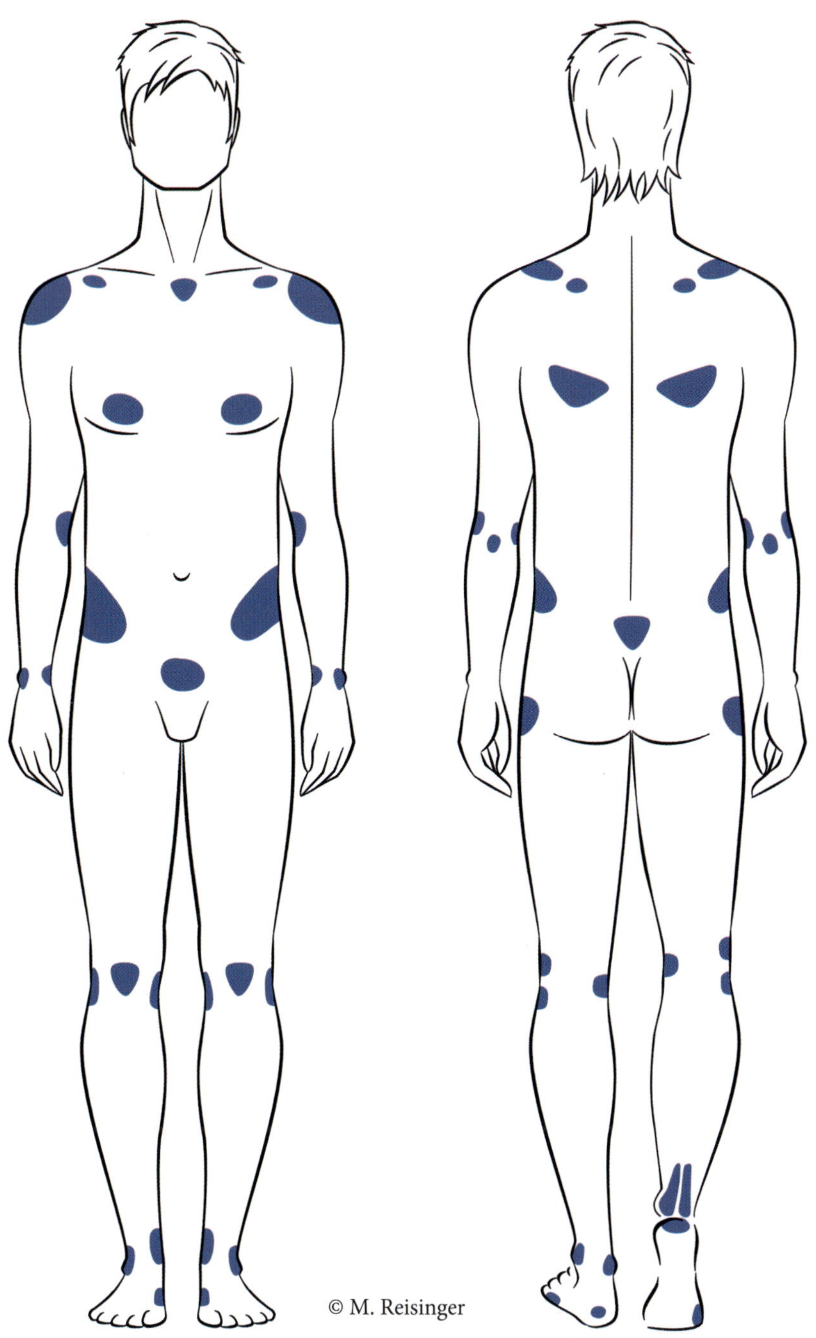

Die in der Grafik blau gekennzeichneten Stellen (Körperteile) machen eine entsprechende Polsterung vor dem Anlegen des Gips- oder Stützverbandes notwendig.

Dauer der notwendigen Ruhigstellung bei konservativer Behandlung

Verletzung	Dauer (gültig für Erwachsene)
Finger-Fraktur: Mittelglied- und Endglied-Fraktur	3 Wochen
Finger-Fraktur: Grundglied-Fraktur	3–4 Wochen
Mittelhand-Fraktur, Basis	4 Wochen
Mittelhand-Fraktur, Schaft	4 Wochen
Bennett-Fraktur	4 Wochen
Strecksehnenverletzung (Kleinert)	6 Wochen
Beugesehnennaht	6 Wochen
Kahnbeingips	6–12 Wochen
Radius loco typico	5 Wochen
Unterarmschaft-Fraktur	6 Wochen
Radiusköpfchen-Fraktur	1 Wochen
Ellbogenluxation	3 Wochen
Distale Oberarm-Fraktur	4–6 Wochen
Oberarmschaft-Fraktur Desault (anschl. Sarmiento)	3 Wochen (anschließend 5 Wochen)
Mittelfuß-Fraktur	6 Wochen
Fußwurzel-Fraktur	6 Wochen
Sprunggelenk-Fraktur	6 Wochen
Bandruptur OSG	6 Wochen
Tibia-Fraktur	6 Wochen
Tibiakopf-Fraktur	6 Wochen
Knieluxation	6 Wochen (Brace)
Kniescheibenluxation	6 Wochen (Brace)
Patella-Fraktur	6 Wochen
Bandverletzungen, Knie	6 Wochen

Informationsblatt für Patientinnen und Patienten nach Anlegen eines Weißgipses oder eines Stützverbandes aus Kunststoff

Um den Behandlungsverlauf nach dem Anlegen eines Gipsverbandes positiv zu beeinflussen, sollten Sie folgende Punkte beachten:

Hochlagerung des Armes oder des Beines, um die Schwellung zu reduzieren.

Kühlung mit Eisbeutel oder einem Cool Pack unterstützt – zusätzlich zur verordneten medizinischen Therapie – die Abschwellung.

Bei Armverletzungen keine Ringe tragen!

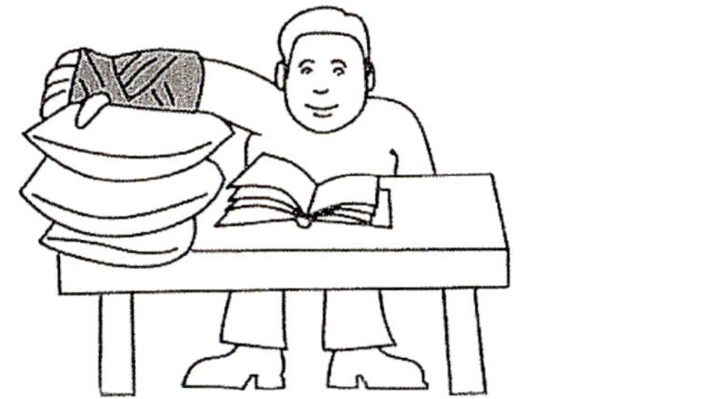

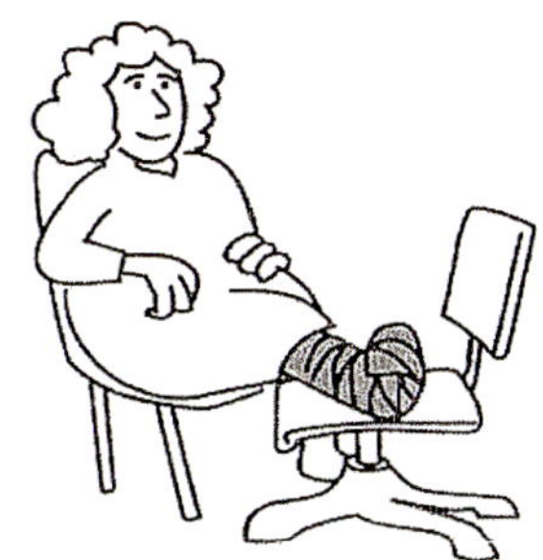

Bewegungsübungen der unverletzten, nicht fixierten Gelenke:

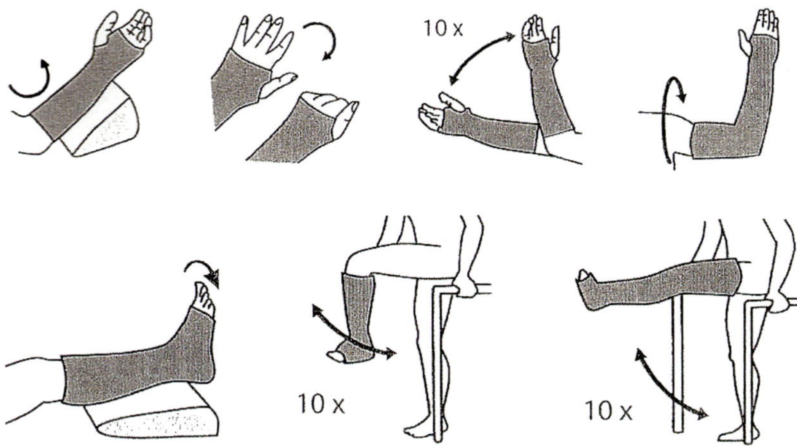

Sonne und Nässe meiden!

Sofortige Kontrolle in der Ambulanz:

- bei zunehmenden Scherzen trotz Hochlagerung
- bei zu engem oder drückendem Verband
- bei Gefühlsstörungen in Fingern oder Zehen
- bei durchnässtem Gips

Glossar

Abduktion	seitliches Wegführen vom Körper, Abspreizen eines Körperteiles von der Körpermitte; Gegensatz zu *Adduktion*
Adduktion	seitliches Heranführen zum Körper; Anlegen eines Körperteiles zur Körpermitte hin; Gegensatz zu *Abduktion*
a.p.-Projektion	Lenkung der Röntgenstrahlen von vorne (anterior) nach hinten (posterior)
applizieren	anlegen
Axilla	Achselhöhle
bimalleoläre Luxations-Fraktur	Verrenkungsbruch des Sprunggelenkes (Innen- und Außenknöchel)
Bursektomie	Schleimbeutelentfernung
caudal	fußwärts; Gegensatz zu *cranial*
Charcot-Fuß	diabetisches Fußsyndrom
cranial	kopfwärts; Gegensatz zu *caudal*
compliant	Bereitschaft des Patienten zur aktiven Mitarbeit
Dekubitus	Druckgeschwür
DIP-Gelenk	Finger-Endgelenk
disloziert	verschoben, ausgerenkt
distal	körperfern; Gegensatz zu *proximal*
Distorsion	Verstauchung, Verdrehung, Zerrung
dorsal	am Rücken gelegen (z. B. Handrücken), rückenseitig, streckseitig (*dorsale Extension*: Bewegung im Handgelenk Richtung Handrücken)
Extension	Streckung; Gegensatz zu *Flexion*
Fangtour	zirkuläre Tour mit einer Binde direkt um die Fingerschiene (Binde wird zwischen Körperteil und Schiene durchgeführt.)
Flexion	Beugung; Gegensatz zu *Extension*
Fixation	mechanische Ruhigstellung einzelner Körperteile
Fraktur	Knochenbruch
Grünholz-Fraktur	Bruchform bei Jugendlichen mit einseitig intakter Beinhaut; Wulstfraktur bei Kindern
Immobilisation	Ruhigstellung
intraartikulär	ins Gelenk ziehend, im Gelenk liegend
Intrinsic-plus-Stellung	maximale Spannung der Fingergelenkskapsel und der Bänder
Kallus	neugebildetes Knochengewebe
kohäsive Bandage	in sich haftende Bandage mit beidseitigem Hafteffekt
Kompartement-syndrom	Ansteigen des Gewebedrucks, der zu verminderter Gewebsdurchblutung führt und damit Organschädigungen zur Folge hat

Kondyle	überknorpelte Gelenksfläche
Kontraktur	Verkürzung, Schrumpfung von Muskeln, Sehnen oder Bändern
Läsion	Schädigung, Verletzung, Störung
lateral	außenseitig, seitlich, seitwärts, von der Körpermitte weg
Ligamentotaxis	Reposiotion/Tetention der Bruchfragmente durch den Kapsel-/Bandapperat mittels Längszug. Bei der Böhlertechnik wird der Längszug durch Anmodelieren einer Delle distal der Fraktur erreicht.
Lordose	Kümmung der Wirbelsäule (*LWS-Lordose* – Krümmung der Lendenwirbelsäule)
Luxation	Verrenkung
Mazeration	Aufweichen der Haut als Folge von Feuchtigkeit
MCP-Gelenk	Finger-Grundgelenk
medial	innenseitig, zur Körpermitte hin
Morbus Dupuytren	Bindegewebserkrankung der Hand, in deren Folge es zur Kontraktur (Verkürzung) von Fingern kommt
Muskelatrophie	sichtbare Umfangabnahme eines Skelettmuskels; Muskelschwund
Ödem	Flüssigkeitsansammlung im Gewebe
Osteoepiphysiolyse	Abscherverletzung durch die Wachstumsfuge
palmar	handflächenseitig, hohlhandseitig, beugeseitig
Patellasehnenruptur	Riss der Kniescheibensehne
Peroneusparese	Vorfußlähmung
PIP-Gelenk	Finger-Mittelgelenk
plantar	fußsohlenseitig
Plantarflexion	Beugung des Fußes im Sprunggelenk Richtung Fußsohle
Pneumonie	Entzündung des Lungengewebes
postoperativ	nach der Operation
präoperativ	vor der Operation
Pronation	Einwärtsdrehung (Handfläche nach unten, hinten); Gegensatz zu *Supination*
proximal	körpernahe; Gegensatz zu *distal*
radial	dem Radius zugewandte Seite des Unterarms (Richtung Daumen); Gegensatz zu *ulnar*
Redressionstherapie	unblutige Korrektur einer Deformität (Fehlstellung)
Rekurvation	Verschiebung der Knochen mit nach hinten offenem Winkel
reponieren	in die Ursprungsform zurückführen; einrichten
Supination	Auswärtsdrehung (Handfläche nach oben, vorne); Gegensatz zu *Pronation*
Symphyse	Verbindung der Schambeine durch Faserknorpel
Tenotomie	operative Durchtrennung einer Sehne
thorakolumbaler Übergang	Übergang von der Brustwirbelsäule zur Lendenwirbelsäule

Tibia	Schienbein
Ulcus	Geschwür, Druckstelle
ulnar	innenseitig, der Elle (oder dem Kleinfinger) zugewandte Seite des Unterarms; Gegensatz zu *radial*
Ulnarabduktion	seitliches Wegführen (der Hand, der Finger) Richtung Elle
Valgus-Stellung	Fehlstellung der Extremität(en): über das Normalmaß von der Körpermittellinie nach außen weisend; bei den Beinen kurz „X-Bein" genannt
Varus-Stellung	Fehlstellung der Extremität(en): von der Normalstellung abweichend Richtung Körpermitte zeigend; bei den Beinen kurz „O-Bein" genannt
ventral	bauchseitig, vorne liegend

Inhalt